全国高职高专卓越医生教育培养规划教材

供临床医学、口腔医学、护理等其他相关医学专业使用

临床综合实训

主　编　吴　昌　黄文杰

副主编　娄　庆　刘春娥　邱　平

编　者　（以姓氏笔画为序）

马　晖（汉中职业技术学院）

王晓红（汉中职业技术学院）

冯晓云（山东万杰医学院）

刘春娥（大连大学附属新华医院）

齐生智（汉中职业技术学院）

李钟峰（漳州卫生职业学院）

吴　昌（汉中职业技术学院）

邱　平（雅安职业技术学院）

陈瑄瑄（漳州卫生职业学院）

林丽萍（曲靖医学高等专科学校）

孟凡勇（漯河医学高等专科学校）

赵红梅（商洛职业技术学院）

娄　庆（漯河医学高等专科学校）

袁　俊（汉中职业技术学院）

徐媛媛（山东万杰医学院）

高欢玲（山西医科大学汾阳学院）

黄文杰（怀化医学高等专科学校）

黄民江（怀化医学高等专科学校）

第四军医大学出版社·西安

图书在版编目（CIP）数据

临床综合实训/吴昌，黄文杰主编. —西安：第四军医大学出版社，2013.7
全国高职高专卓越医生教育培养规划教材
ISBN 978 - 7 - 5662 - 0339 - 7

Ⅰ. ①临…　Ⅱ. ①吴…　②黄…　Ⅲ. ①临床医学 - 高等职业教育 - 教材　Ⅳ. ①R4

中国版本图书馆 CIP 数据核字（2013）第 157067 号

linchuang zonghe shixun

临床综合实训

出版人：富　明　　　　责任编辑：曹江涛　崔宝莹　　　　责任校对：杜亚男

出版发行：第四军医大学出版社
　　　　　地址：西安市长乐西路 17 号　邮编：710032
　　　　　电话：029 - 84776765　　　传真：029 - 84776764
　　　　　网址：http://press. fmmu. sn. cn

制版：新纪元文化传播
印刷：陕西兰力印务有限责任公司
版次：2013 年 7 月第 1 版　2013 年 7 月第 1 次印刷
开本：787×1092　1/16　　印张：16　　字数：370 千字
书号：ISBN 978 - 7 - 5662 - 0339 - 7/ R · 1210
定价：31. 00 元

出版说明

　　根据教育部、卫生部下发《教育部 卫生部关于实施卓越医生教育培养计划的意见》(教高〔2012〕7 号,以下简称《意见》),指出要"深化三年制临床医学专科教育人才培养模式改革,探索'3＋2'(三年医学专科教育加两年毕业后全科医生培训)的助理全科医生培养模式"。第四军医大学出版社与承担"卓越医生教育培训计划'3＋2'项目"的高职高专院校及部分相关教改院校于 2012 年 11 月共同启动了"全国高职高专卓越医生教育培养规划教材"的建设工作。经过对我国全科医学发展需求的研究,结合院校教学实际,共同创新,顺利完成了编写与出版工作。

　　本系列教材重点突出以下三点:

　　1. 以培养全科医生能力为核心。努力做到找准全科方向,重视专业理论,强化应用能力,培养解决基层临床工作的专业能力。以常见病、多发病的诊治和公共卫生服务内容为重点,从教材体系改革入手,重点突出,取舍得当,适合全科医学专业的实际需要。

　　2. 覆盖国家临床执业助理医师的专业能力标准。研究国家临床执业助理医师考试标准,编写内容覆盖并深化执业助理医师准入标准。为便于复习考试,还在章后安排综合测试题,书后编制模拟测试卷,其题目紧扣临床执业助理医师考试大纲要求,提高学生综合应试能力。

　　3. 与临床衔接,重视学生临床思维培养。医学生建立临床思维十分关键,也是学习难点,为此在临床部分的各系统疾病之后专门设置"典型疾病诊疗思维",以典型病例的临床表现为线索,按照临床疾病诊治过程,进行问诊、体格检查的要点、辅助检查项目、诊断与鉴别诊断的依据、临床过程观察等进行归纳,帮助学生举一反三,运用所学知识模拟临床诊治过程,强化学生临床思维培养,并增加学习兴趣。

　　本教材分为两套,分别适用于三年制临床医学专业的两类课程体系。即传统临床分科制课程结构,教学内容改革更新的新课程;国际化教改趋势的器官系统结构,内容完善更适合基层医疗工作的创新课程,以此满足卫生职业院校教学改革的需求。本教材主要供高职高专临床医学、全科医学及其他相关医学专业参考使用。

全国高职高专卓越医生教育培养规划教材编审委员会

前　言

　　《临床综合实训》教材系全国高职高专卓越医生教育培养规划教材之一，内容涵盖诊断学、内科学、外科学、妇产科学、儿科学、五官科学、临床常用护理技术等学科所涉及的临床基本实践技能部分，是一门跨学科、多层次、综合性的全新实践技能课程教材。

　　本教材主要供三年制高职高专临床医学专业、口腔医学专业（兼顾护理及相关医学专业）使用，还可作为相关专业实习指导、执业助理医师应试参考和低年资住院医师的岗位培训用书，同时也可以作为基层医务工作者工作中的参考书籍。设计教学从第一学年第二学期一直持续到第二学年第四学期，并与临床实习相衔接，目的是让学生早期接触临床实践，接受系统的临床技能和临床思维训练。内容围绕专业培养目标和岗位需求，结合全国执业助理医师技能考核内容及要求，确立实践教学目标，安排实训项目，强调针对性和适用性，涉及的技能是基层临床医生和社区医生从事医疗、预防、保健工作的基本技能。突出以技能培训为目标，以实际操作为重点，注重学生通科技能和临床素质的培养。

　　在实践教学设计上，以有利于提高医学生的职业技能和综合素质为原则而进行，形成了"基本技能训练、仿真模拟训练、临床环境训练"的实践教学体系，将基础理论、基础知识和基本技能融会贯通，培养正确的临床诊断思维方法和分析问题、解决问题的能力。遵循应用型人才培养规律，突破实验教学依附于理论教学的传统观念，力求使技能教学从单一纵向转变为多学科、全方位，从授课为主转变为技能培养为主，注重培养学生的实践能力和创新能力，独立思考能力和动手能力。为了客观的评价教学效果，本教材每一实训项目均设有考核及评价标准，每一项操作步骤均设有相应分值，供教师、学生进行评价。

　　本教材编写力求准确、清楚、严谨、层次分明、重点突出、实用性强、临床性强，力求反映临床新进展，力求将人文素质教育、创新思维训练和实践能力培养贯穿其中。由于编写时间短，加之编者水平有限，书中难免有不妥之处，祈望同行不吝指正。

吴　昌

2013 年 4 月

目　　录

第一章　临床实训管理制度

第一节　临床技能实训室学生管理制度

实训室是进行教学和科研的重要基地，为了营造实训室良好的学习和科研氛围，培养学生的集体主义观念，特此制订管理制度如下，凡进入实训室学习的学生必须遵守。

1.学生进入实训室必须穿工作服、戴帽子，根据实训课需要戴口罩，按时进入指定的实训室，不得迟到、早退。

2.学生在实训课前必须认真预习，明确实训目的、要求、步骤，了解仪器设备的性能、使用方法和安全事项。未经预习的学生，指导教师有权停止其实训。

3.进入实训室严禁喧哗、打闹、吸烟、吃零食、随地吐痰、乱扔纸屑，不得做与实训无关的活动，保持室内安静、整洁。

4.实训前按指定的实训桌或实训床号检查每项仪器设备、用物是否齐全完好。如有缺损，应及时向指导教师报告，不准随意动用实训室其他仪器设备。

5.实训中严格遵守操作规程，服从指导教师指导，不得擅自脱离岗位，按规定格式做好原始记录，经指导教师审阅同意后，方可结束实训，并按要求完成实训报告。

6.实训过程中爱护仪器设备，节约用品及材料，如损坏或丢失实训室的设备器材，应立即向指导教师报告，进行登记，并按相关规定进行处理。

7.实训课后，应将实训仪器设备及用物按原样摆放整齐，并将室内打扫干净，按照要求关好水、电、气、门、窗，保证实训室的安全。

第二节　临床技能实训室安全管理制度

根据《高等学校实验室工作规程》的有关规定，为认真做好临床技能实训室安全防护工作，切实保障国有资产和师生员工的安全，特制订本制度，凡进入实训室工作、学习的人员必须予以遵守。

1.实训室安全实行主任负责制，抓好安全教育和安全检查，及时发现安全隐患，同时要切实将安全责任落实到人，落实到每一间实训室，保证实训室安全运行。

2.实训室要根据仪器设备的性质配备必需的消防设备与器材，实验室工作人员均应学会正确使用配备的消防器材。消防器材要放在规定的位置，严禁挪作他用。

3.进入实训室工作和学习的人员，必须遵守实训室安全管理制度。未经实训室管理人员同意不得擅自动用实训室的设备、设施，学生实训时要服从指导，遵守仪器设备操作规程，不得违规操作或擅离职守。

4.实训室对存放危险品和安全用电的部位要有明显的警示标记。要根据仪器设备的性能要求,做好水电供应,并根据仪器设备的不同情况分别做好防火、防潮、防热、防冻、防震、防磁、防腐蚀、防辐射等技术措施。

5.对易燃、易爆、剧毒、致病微生物、麻醉品和放射性物质等危险品,要按规定设专用库房,做到专室专柜储存,并指定专人、双人双锁妥善保管,要有可靠的安全防范措施。

6.实训室内禁止吸烟,不得用明火取暖,严禁违章搭电或超载用电。实训室内严禁放置私人物品,未经许可不得私自带陌生人进入实训室。

7.如发生事故应及时补救并如实报告,保护好现场,配合保卫处、资产管理处及上级有关部门查明原因。从事故原因中吸取教训,防微杜渐。对隐瞒不报或缩小事故真相者,应按有关规定予以从严处理。

8.实训室设备的设置和器材的存放必须遵循安全、科学、规范、整洁、有序的原则。实训室管理人员下班前或最后一个离开实训室的人员,要认真检查仪器设备以及门窗、水、电等有关设施的关闭情况,确认安全无误后,方可离开实训室。

第三节 临床技能实训室仪器设备管理制度

为加强实训室仪器设备的管理,维护仪器设备的完整、安全和有效使用,避免损坏和丢失,使之更好地为教学、科研服务,特制订本管理办法。

一、仪器设备管理使用制度

1.实训室所有仪器设备由专人保管,定期检查。仪器设备要建立统一的账册,做到账、物相符,账务清楚。各种大型精密仪器设备必须悬挂操作使用流程,便于使用者操作。

2.实训室管理人员要根据各仪器设备的保养、维护要求,进行定期的充电、维护、校验等,确保仪器设备的正常运转及完好率。

3.实训室仪器实行谁管理谁负责,谁使用谁负责制。使用者严格执行仪器设备的操作规程,不准盲目使用仪器设备。凡对拟使用的仪器的操作无把握者,务必请教实训室管理人员指导,在熟悉仪器设备的性能与操作程序后方可操作。

4.使用者必须严格执行仪器设备运行记录制度,记录仪器运行状况、开关机时间,凡不及时记录者,一经发现,停止使用资格。

5.使用者发现仪器设备有故障时,有义务立即向指导教师或管理员报告,严禁擅自处理、拆卸、调整仪器主要部件,凡自行拆卸者一经发现将给予严重处罚。

6.下课后要检查仪器设备,切断电源、水源,各种按钮回到原位,并做好清洁工作、锁好门窗。

二、实训室仪器设备损坏、丢失赔偿办法

1.对实训室所属的仪器设备实行层层负责制。凡使用仪器设备均应执行安全操作

规程,遵守管理制度,如发生损坏或丢失仪器设备,应立即报告实训室管理人员,填写报告单,视实际情况予以处理。

2.因实训过程中嬉笑打闹、故意损坏丢失者照原价赔偿。

3.未经实训室管理人员允许拆改仪器设备、非工作原因造成仪器设备损坏者赔偿仪器设备价值的50%～100%。

4.因实训过程中不按照操作规程使用,造成仪器设备损坏者,根据情节按原价的30%～60%赔偿,如能维修者,赔偿维修费用。

5.因公借用或者携带仪器设备离开实训场所发生丢失者,赔偿实验仪器当时折旧价值的10%～60%。

6.损坏或丢失仪器设备,无人承担或分不清责任时,由共同使用人或管理人共同承担赔偿。

7.由于不可避免的因素造成仪器设备损坏者,由实训管理人员、主管部门共同认定向学校报告,免于赔偿。

（吴　昌　黄文杰）

第二章　诊断学基本技能

实训项目一　体格检查的基本方法

体格检查是医生运用自己的感官或借助简单的工具对被检者进行全面、系统检查的一种基本检查法。其目的是获取被检者的客观资料,为诊断提供依据。体格检查的基本方法有视诊、触诊、叩诊、听诊、嗅诊五种,是医生必须掌握的基本功,必须反复实践,才能熟练掌握。

一、目的要求

1. 掌握五种基本检查法的内容、操作方法及临床应用。
2. 熟悉基本检查法的注意事项。

二、实训内容

（一）五种基本检查法的内容

1. 视诊　一般状态、皮肤和黏膜、头颈部、胸部、腹部等。
2. 触诊　皮肤、血管、淋巴结、甲状腺、胸部、腹部等。
3. 叩诊　肺部、心肺界、肺肝界、腹部等。
4. 听诊　肺部、心脏、腹部等。
5. 嗅诊　皮肤、黏膜、呼吸道、胃肠道等。

（二）五种基本检查法的临床应用

操作方法及其适用范围,操作前准备及操作过程中注意事项。

三、教学模型及仪器设备

1. 必备用物　计算机、教学光盘、多媒体课件、学生或模拟人、检查床、治疗盘、手电筒、压舌板、血压计、体温计、听诊器、叩诊锤、直尺、卷尺、棉签、大头针、笔、纸等。
2. 选择用物　检眼镜、检耳镜、检鼻镜、视力表、音叉、手套、润滑油等。

四、教学方法

1. 观看体格检查的基本方法教学光盘或幻灯等。
2. 教师复习讲解五种基本检查法内容、操作方法与技巧、临床应用,以及操作过程中注意事项。
3. 示范五种基本检查法的操作方法和步骤。

4.每4位学生一组，扮演医生者穿好工作服、戴帽，扮演被检者穿普通装，"医生"在"被检者"或者模拟人身上进行基本检查法的互相练习。

5.教师检查各组的互相练习情况，及时纠正学生出现的各种错误手法，并进行反馈、小结。

五、操作前准备

1.医生准备　详细询问病史；体检前先与被检者简短交谈，自我介绍，说明目的，建立良好的医患关系；体检前剪指甲、洗手、穿衣戴帽，必要时穿隔离衣，戴口罩和手套，以避免医源性交叉感染；医生站于被检者右侧。

2.被检者准备　在医生的指导下摆好体位，必要时排空膀胱；适当暴露被检部位，体现爱伤观念。

3.环境准备　室温适宜，光线充足，环境安静。

六、操作方法

(一)视诊

用视觉观察被检者全身或局部表现的诊断方法。

1.全身视诊　用视觉对被检者一般状态进行概括性观察，如年龄、性别、意识状态、发育体型、营养、面容表情、体位步态等。

2.局部视诊　用视觉对被检者的某一局部进行更为细致的观察，如皮肤颜色、胸廓外形、呼吸节律、心尖搏动等。

(二)触诊

用右手全手掌、手掌尺侧(小鱼际肌)或示指、中指及环指指腹皮肤的感觉来判断所触内脏器官及躯体部分物理特征的一种诊断方法。触诊适用于全身各部，但以腹部触诊最重要。

1.感觉触诊法　用手掌感触被检查部位的体表震动，如语音震颤、胸膜摩擦感、心尖搏动、震颤等。

2.浅部触诊法　将右手放于被检查部位，利用掌指关节和腕关节协同动作，轻轻地按压进行触摸和感知。适用于浅表组织和病变的检查，如淋巴结、浅表软组织、血管、关节、腹部压痛、抵抗感等。

3.深部触诊法　利用右手的示指、中指、环指指端或两手重叠，由浅入深，逐渐加压至深部脏器或病变，以确定深部病变部位和性质。适用于腹部病变和脏器的检查。

(1)深部滑行触诊法　被检者取仰卧位，双下肢屈曲，张口平静呼吸，使腹肌松弛，医生右手四指并拢或用另一手加压重叠于触诊的手背上，逐渐加压触向包块或脏器，并在被触及包块或脏器表面做上下左右的滑行触摸。适用于腹腔深部包块和胃肠病变的检查。

(2)深压触诊法(插入触诊法)　用并拢的示指和中指，垂直慢慢向深部施压，用以探测腹腔深在的病变部位或确定腹部压痛点，如阑尾压痛点、胆囊压痛点、溃疡病压痛点等。

（3）冲击触诊法（浮沉触诊法）　被检者取仰卧位,以并拢的示指、中指、环指的手指与腹壁呈70°～90°角,置于腹部相应的部位上,作急速而较有力的冲击动作,在冲击时出现肿大的脏器在指端浮沉的感觉。仅用于大量腹水肝、脾或肿块难以触及者。

（4）双手触诊法　左手置于被检查脏器或肿块的背部,并将被检部位推向右手方向,以起到固定作用,同时使被检脏器或肿块更接近体表以利右手触诊。适用于肝、脾、肾及肿块的触诊。

（三）叩诊

运用手或叩诊锤叩击被检者体表某部,使之震动产生音响,根据音响和震动的特点,来判断被检部位的脏器状态有无异常的一种诊断方法。叩诊主要用于心肺、腹部等部位。

1. 直接叩诊法　用右手并拢的示指、中指、环指的掌面或屈曲的右手中指指端直接拍击或叩击身体某部表面,根据指下的震动感和音响不同来判断病变的情况。适用于胸部或腹部大面积的病变,如胸膜粘连或增厚、气胸、大量胸腔积液或腹腔积液等的检查。

2. 间接叩诊法（指板）　临床常用。医生左手中指第二指节紧贴于叩诊部位,其他手指稍微抬起,勿与体表接触;右手指自然弯曲,以右手中指指端叩击左手中指第二指骨的前端,叩击方向与叩诊部位的体表垂直,叩击后右手中指应立即抬起,每次叩2～3次,叩击力量均匀适中。叩诊时应以腕关节与指掌关节的活动为主,避免肘关节及肩关节参与运动,叩击动作要灵活、短促又富有弹性。适用于肺、心界和腹部等的检查。

临床上将叩诊音分为清音（正常肺部）、过清音（肺气肿）、鼓音（正常腹部、气胸、较大肺空洞、气腹）、浊音（肺肝界、心肺界、肺实变等）、实音（大量胸腔积液、胸膜增厚等）等五种。

（四）听诊

直接用耳或借助于听诊器听取身体各部发出的声音是否正常的一种诊断方法。常用于心血管、肺及腹部等检查。

1. 直接听诊法　医生直接用耳贴附于被检者的体表进行听诊,这种方法听到的体内声音很弱,临床上很少使用。目前主要用于倾听被检者发出的各种声音,如语声、呻吟、咳嗽、呃逆、嗳气、喊叫等。

2. 间接听诊法　借助于听诊器对被检者体表某一部位进行听诊的检查方法。临床上除了广泛用于心、肺、腹部的听诊外,还适用于身体其他部位如血管、皮下捻发音、肌束颤动音、关节活动音、骨折摩擦音等的听诊。

（五）嗅诊

医生用嗅觉来判断来自被检者的异常气味与疾病之间关系的一种诊断方法。其正确方法是用手将被检者散发的气味扇向自己的鼻部,仔细判断气味的性质和特点。其异常气味多来自被检者的皮肤、黏膜、呼吸道、胃肠道、呕吐物、排泄物、分泌物、脓液与血液等。

七、注意事项

1. 体检应在适宜的室温、充足的光线和安静的环境中进行。

2. 医生应站在被检者的右侧，必要时要有第三者在场。体检动作要细致、轻柔、规范、准确、全面而有重点。切忌主观片面，尽量避免被检者受凉或增加被检者的痛苦。

3. 视诊最好在自然光线下进行，夜间和灯光下常不易辨别黄疸和发绀，苍白和皮疹也不易看清楚。侧面来的光线对观察搏动或肿物的轮廓很有帮助。

4. 触诊腹部，被检者一般取仰卧屈膝位，尽量放松腹肌，必要时可采取不同体位。触诊应由浅到深，由轻到重，先检查健康的部位，再检查可能有病变的部位。检查过程中应注意观察被检者的表情变化。

5. 叩诊应注意对称部位的比较与鉴别，以便准确判断病变部位及范围。叩诊力度通常应根据不同的检查部位、病变组织的性质、范围、深浅等情况可轻叩或重叩，但同一部位叩诊力量要一致。

6. 正确使用听诊器。听诊器耳件应与耳道走向一致，体件应直接接触皮肤，严禁隔着衣服听诊。听诊时应注意力集中，认真辨别正常生理音、病理性声音以及外界干扰声音。

7. 嗅诊时，医生宜用手将被检者散发的气味扇向自己的鼻部，以判断气味的性质和特点，不可将鼻部直接近距离靠近被检者发出气味的部位。

8. 为了减少来回翻动被检者，体检应按照一般状态、头、颈部、前胸部（包括胸廓、肺脏、心脏）、后胸部（包括脊柱、肾区压痛和叩击痛）、腹部（包括腹壁反射）、下肢（包括关节、各种生理反射和病理反射）等顺序进行，做到有条不紊不重复或遗漏。

八、教学考核及评分标准（表2-1）

表2-1 体格检查基本方法及评分标准

项目	分值	操作内容与操作方法	评分标准	扣分说明
准备工作	20分	1. 医生准备：①体检前，详细询问病史	2分	1. 全部做到，手法正确规范，得满分。
		②自我介绍，说明检查目的，争取配合	2分	
		③剪指甲、洗手、穿衣、戴帽、戴口罩	5分	
		④医生站在被检者右侧	1分	
		2. 被检者准备：指导被检者摆好体位，适当暴露检查部位，有爱伤观念	3分	
		3. 环境准备：室温适宜，光线充足，环境安静	2分	
		4. 用物准备：①必要用物：手电筒、叩诊锤、听诊器等	3分	
		②选择用物：检眼镜、检耳镜、检鼻镜等	2分	

续表

项目	分值	操作内容与操作方法	评分标准	扣分说明
操作项目	60分	1. 视诊:		2. 有做,手法不规范,酌情扣0.5分。 3. 有遗漏,酌情扣1分。 4. 没有做或做错不给分
		①全身视诊:检查方法、内容	2	
		②局部视诊:检查方法、内容	2	
		2. 触诊:		
		①感觉触诊法		
		检查方法:双手触诊方法、姿势正确	2	
		适用范围(语音震颤、胸膜摩擦感、心尖搏动、震颤等)	2	
		②浅部触诊法		
		检查方法:触诊方法正确	3	
		适用范围:淋巴结、浅表软组织、血管、关节、腹部压痛、抵抗感等	3	
		③深部滑行触诊法		
		检查方法:触诊方法正确	4	
		适用范围:腹腔深部包块和胃肠病变的检查	3	
		④深压触诊法		
		检查方法:触诊方法正确	3	
		适用范围:阑尾压痛点、胆囊压痛点、溃疡病压痛点等	3	
		⑤冲击触诊法		
		检查方法:触诊方法正确	3	
		适用范围:大量腹水肝、脾或肿块难以触及者	3	
		⑥双手触诊法		
		检查方法:触诊方法正确	4	
		适用范围:肝、脾、肾及腹腔肿块的触诊	3	
		3. 叩诊:		
		①直接叩诊法		
		检查方法:用中指掌侧或将手指并拢以其指尖对被检部位进行叩击,双侧对比	2	
		适用范围:胸部或腹部大面积的病变,如胸膜粘连或增厚、气胸、大量胸腔积液或腹腔积液等的检查	2	
		②间接叩诊法		
		检查方法:手指动作、方法、顺序、姿势正确、力量适中	4	
		适用范围:胸部和腹部等常规检查	4	
		4. 听诊:		
		检查方法:正确使用听诊器(耳件方向、体件是否紧贴皮肤、听诊顺序)	2	
		适用范围:肺、心、腹部等	2	
		5. 嗅诊:		
		检查方法:将被检者散发的气味扇向自己的鼻部	2	
		适用范围:异常气味多来自被检者的皮肤、黏膜、呼吸道、胃肠道、呕吐物、排泄物、分泌物、脓液与血液等	2	

续表

项目	分值	操作内容与操作方法	评分标准	扣分说明
操作注意事项	20分	1.手法正确、规范、熟练	4	
		2.注意对照检查	4	
		3.建立规范的检查顺序	4	
		4.局部查体内容完整,无遗漏	4	
		5.检体中注意与被检者进行交流	2	
		6.体检完毕洗手	2	
合计			100	

九、思考题

1.体格检查应按照怎样的顺序进行?

2.触诊的方法有哪些?分别适用于什么检查?

3.清音、浊音、实音、鼓音、过清音等五种叩诊音分别见于哪些情况(包括生理性和病理性)?

4.嗅诊的正确方法应怎样?

5.听诊的注意事项。

执业助理医师技能考试链接

病史:患者,男,28岁。半小时前被汽车撞伤,自觉左胸疼痛,呼吸急促,吸氧情况下仍呼吸紧迫,病情加重,伴口唇青紫,来院急诊,接诊医师在观察患者一般状态、神志、测过血压及做胸部透视检查后诊断为"左侧性气胸"。围绕上述病史,试述患者体检还应特别检查哪些部位和项目?结果如何?

答:一、颈部(8分)

1.检查气管位置。(2分)

2.做气管位置检查并能表达何谓气管正中或偏移?(6分)

(1)查体前,爱伤意识。(态度、语言告知、动作)(1分)

(2)检查气管位置的方法正确。(4分)

指导被检者取舒适坐位或仰卧位,使颈部处于自然直立状态,(1分)医生将一手示指与环指分别置于两侧胸锁关节上,然后将中指置于气管之上,观察中指是否在示指与环指中间,(1分)或以中指于气管与两侧胸锁乳突肌之间的间隙,据两侧间隙是否等宽来判断气管有无偏移。(2分)

(3)检查结束爱伤意识。(态度、语言告知、动作)(1分)

二、肺部(9分)

1.检查肺部:视、触、叩、听。(2分)

2.做肺部检查并能表达肺部四诊所见?(7分)

(1)视诊:左胸廓饱满,左肋间隙增宽,(1分)左胸呼吸运动较右胸弱。(1分)

（2）触诊:心尖搏动,气管可移向右侧,(1分)同时可触觉到左肋间隙增宽,(1分)左胸语颤减弱。(1分)

（3）叩诊:左胸呈鼓音。(1分)

（4）听诊:左肺呼吸音消失。(1分)

三、提问(3分)

导致气管向右偏移的胸部病变可能有哪些?

答:左侧大量胸腔积液,(0.5分)积气,(0.5分)纵隔肿瘤以及甲状腺左叶肿大,(0.5分)或者右侧肺不张,(0.5分)右侧肺纤维化,(0.5分)右胸膜粘连等。(0.5分)

（陈瑄瑄）

实训项目二 一般检查

一般检查(general examination)是对生命体征、发育、体型、营养状态、面容表情、姿势步态、意识状态及淋巴结的检查。

一、目的要求

1.掌握体温、脉搏、呼吸和血压的测量方法,浅表淋巴结的检查方法与顺序。

2.熟悉一般状态检查的顺序、内容及方法。

二、实训内容

1.一般状态检查,皮肤、浅表淋巴结检查。

2.一般检查的项目、一般检查前的准备、具体检查的顺序及方法。

三、教学模型及仪器设备

手电筒、压舌板、体温表、血压计、听诊器、体重计、皮尺。

四、教学方法

1.讲解检查的项目、临床意义。

2.示范检查的顺序、方法。

3.同学间分组互相进行操作实践。

4.个别辅导,解答疑问。

五、操作前准备

1.操作者准备 详细询问病史。向患者说明一般检查的目的和配合技巧,以解除患者的顾虑,与患者取得合作。掌握一般检查的方法及沟通技巧。穿工作衣、戴工作帽。

2.患者准备 使患者了解一般检查的目的及方法,学会配合技巧并愿意配合。

3．物品准备　手电筒、压舌板、体温表、血压计、听诊器、体重计、皮尺。

六、操作方法

1．用物携至床旁，核对患者，解释操作目的及操作方法。

2．生命体征

（1）体温　测量前将体温计水银柱甩至35℃以下。腋温测量法：擦干腋窝汗液，体温计水银端放于腋窝深处，屈臂过胸夹紧，10分钟取出读数，正常值为36℃～37℃。

（2）脉搏　操作者以示指、中指、环指的指端并拢放于桡动脉近腕处触诊。脉率正常值为60～100/min，并注意其节律、紧张度、强弱及动脉壁的情况。

（3）呼吸　视诊每分钟呼吸的次数，观察患者胸部或腹部的起伏，一起一伏为一次呼吸，正常值为16～20/min，并注意其节律、深度及有无特殊呼吸型态。

（4）血压　让患者休息15分钟，取坐位或卧位，暴露一侧手臂，将衣袖卷至肩部，以不影响血流为宜。伸直肘部，手掌向上。放平血压计，袖带缠于肘窝上2～3cm处，松紧以能插入两指为宜。将听诊器膜型体件置于肱动脉搏动最明显处，另一手握加压气球，关闭气门开关，充气至肱动脉搏动音消失，再升高20～30mmHg，然后慢慢放开气门，使汞柱以每秒3～4mmHg匀速下降，听到第一声搏动，此时汞柱指的刻度，即为收缩压，随后搏动声继续存在并增大，搏动声突然变弱或消失时所指刻度为舒张压。记录以分数式，即收缩压/舒张压。正常成人收缩压在90～140mmHg，舒张压在60～90mmHg。

3．一般状态

（1）发育与体型　通过身高、体重、年龄与智力之间的关系综合判断发育正常或不正常。成人的体型分为：瘦长型（体高肌瘦、颈细长、扁平胸、腹上角＜90°）；矮胖型（体格粗壮、颈粗短，胸宽阔、腹上角＞90°）；均匀型（体格各部分结构匀称）。

（2）营养状态　根据皮肤、毛发、皮下脂肪及肌肉的发育情况综合判断为良好、中等、不良。良好指皮肤黏膜红润，皮下脂肪丰满有弹性，毛发、指（趾）甲有光泽，肌肉发达结实；不良指皮肤黏膜干燥，皮下脂肪菲薄，肌肉松弛无力，毛发稀疏无光泽，指（趾）甲粗糙；中等指介于两者中间。

（3）意识状态　正常人意识清楚，反应敏捷，思维合理，表达正常。意识障碍按程度不同可分为嗜睡、意识模糊、昏睡和昏迷。

（4）面容与表情　表情有正常、淡漠、烦躁不安、痛苦及忧郁。面容有急性面容、慢性面容、贫血面容、病危面容、二尖瓣面容、肝病面容、肾病面容、甲亢面容等。

（5）体位　体位有自主体位、被动体位与强迫体位。

（6）姿势与步态　正常人举止端庄，肢体活动自如，步态稳健。疾病时可引起异常步态（如蹒跚步态、醉酒步态、共济失调步态等）。

4．皮肤

（1）色泽　视诊判断皮肤发绀、苍白、发红、黄染、色素沉着、色素脱失等。

（2）弹性　用拇指和示指捏起手背或上臂内侧皮肤，松手后皱折立即消失为正常，皱折平复缓慢为弹性减弱。

（3）温度　触诊判断温度正常、增高、冰冷。

（4）湿度　触诊判断湿度正常、湿润、干燥。

（5）皮疹　视诊判断有无皮疹，若有注意其类型，如斑疹、丘疹、斑丘疹、荨麻疹等。

（6）出血　视诊判断有无出血点、紫癜、瘀斑、血肿。

（7）蜘蛛痣　用火柴棒或指尖压迫蜘蛛痣的中心，若其辐射小血管网褪色即可判断。

（8）水肿　用手指按压检查部位，受压组织发生凹陷即可判断，其程度不同可分为：轻度、中度、重度。

（9）瘢痕　视诊判断有无结缔组织增生形成的斑块。

5. 淋巴结

（1）检查顺序　耳前、耳后、乳突区、枕骨下区、颌下区、颏下区、颈部（颈前、后三角）、锁骨上窝、腋窝、滑车上、腹股沟等。

（2）检查内容　注意肿大淋巴结的部位、大小、数目、硬度、红肿、压痛、移动度、有无瘢痕及瘘管等。

（3）检查方法　使检查部位的皮肤或皮下组织松弛，检查者示、中、环三指并拢紧贴检查部位由浅入深滑动触诊，检查皮下淋巴结是否肿大。检查颌下淋巴结时，被检查者低头；检查颈部淋巴结时，被检查者稍低头并偏向检查侧；检查锁骨上淋巴结时，被检查者取坐位或卧位，头稍向前屈，左手触右侧，右手触左侧；检查腋窝淋巴结时，左手抓住被检查者左腕向外上屈肘外展抬高约45°，右手指并拢，掌面贴近被检查者左侧胸壁向上逐渐至腋窝顶，依次至腋窝后、内、前壁，再翻掌向外使被检查者外展的上臂下垂，触诊外侧壁，同法检查右侧；检查腋窝前壁时，在胸大肌深面触诊；检查腋窝后壁时，在腋窝后壁肌群深面触诊；检查滑车上淋巴结时，右手扶住被检查者的右前臂，用左手小指抵住肱骨内上髁上，其余三指并拢在肱二头肌与肱三头肌间沟触诊，同法检查左侧。

七、注意事项

1. 生命体征测量前应让被检查者安静休息15分钟以上。

2. 淋巴结检查应按检查顺序、内容做全面检查，避免漏诊。

3. 操作前剪指甲，以免损伤皮肤。

八、教学考核及评分标准（表2-2）

表2-2　一般检查基本方法及评分标准

操作内容	操作步骤与方法	评分标准
准备工作（10分）	1. 操作者准备：衣、帽整洁，洗手；详细询问病史；说明一般检查的目的和配合技巧，取得合作；掌握一般检查的方法及沟通技巧	4分
	2. 患者准备：了解一般检查的目的及方法，愿意配合	3分
	3. 物品准备：物品齐全、功能完好	3分
操作步骤（70分）	1. 用物携至床旁，核对患者信息，解释	2分
	2. 生命体征检查：体温、脉搏、呼吸、血压	12分
	3. 一般状态检查：发育与体型、营养状态、意识状态、面容与表情、体位、姿势与步态	18分

续表

操作内容	操作步骤与方法	评分标准
操作步骤 （70分）	4. 皮肤检查:色泽、弹性、温度、湿度、皮疹、出血、蜘蛛痣、水肿、瘢痕 5. 淋巴结检查:按耳前、耳后、乳突区、枕骨下区、颌下区、颏下区、颈部（颈前、后三角）、锁骨上窝、腋窝、滑车上、腹股沟顺序检查各部位淋巴结,注意肿大淋巴结的部位、大小、数目、硬度、红肿、压痛、移动度、有无瘢痕及瘘管等	18分 20分
终末评价 （20分）	注意事项:熟悉注意事项,操作中无不良反应发生	10分
	操作程序:动作规范、熟练、准确	5分
	人文关怀:关心爱护患者,沟通有效	5分

九、思考题

1. 淋巴结检查的顺序及内容是什么?
2. 一般检查的项目包括哪些?

（高欢玲）

实训项目三 头、颈部检查

头颈部检查(head and neck examination)是对头颅、眼、鼻、口腔、颈部气管及甲状腺的检查。

一、目的要求

掌握头颈部检查的项目、方法及顺序,头颈部检查的注意事项。

二、实训内容

头颈部检查的项目,头颈部检查前的准备,具体检查的顺序及方法。

三、教学模型及仪器设备

手电筒、压舌板、鼻镜、额镜、音叉、听诊器。

四、教学方法

1. 讲解头颈部检查的项目、临床意义。
2. 示范头颈部检查的顺序、方法。
3. 同学间分组互相进行操作实践。
4. 个别辅导,解答疑问。

五、操作前准备

1. 操作者准备　详细询问病史。向患者说明头颈部检查的目的和配合技巧,以解除患者的顾虑取得合作。掌握头颈部检查的方法及沟通技巧。穿工作衣、戴工作帽。

2.患者准备　患者了解头颈部检查目的及方法,学会配合技巧并愿意主动配合。

3.物品准备　手电筒、压舌板、鼻镜、额镜、音叉、听诊器备齐、功能完好。

六、操作方法

1.用物携至床旁,核对患者,协助患者舒适坐位。

2.头颅　前后左右观察,并让患者做前后左右的旋转活动,观察头颅的大小、有无畸形及活动异常。

3.眼

(1)眉毛　观察双侧眉毛有无稀疏、脱落。

(2)眼睑　观察双侧眼睑有无充血、水肿,内翻,上睑下垂,闭合障碍。

(3)结膜与巩膜　翻转眼睑,用示指和中指捏住上睑中部边缘,让患者向下看,示指向下压迫眼睑上缘,拇指将眼睑上翻,观察睑结膜有无充血、苍白、出血点、颗粒滤泡,巩膜有无黄染。

(4)眼球　双侧眼球有无突出或下陷。检查者将手指置于患者前方30~40cm处,让患者头固定,眼球随手指目标方向左、左上、左下、右、右上、右下转动,观察有无运动障碍。让患者眼球随手指所示方向运动,观察有无眼球震颤。

(5)瞳孔　让患者向前直视,观察瞳孔大小、形状、是否等大等圆及直接对光反射与间接对光反射(直接对光反射:一手固定一侧上下眼睑,另一手用手电筒光源直接照射瞳孔,观察其变化,移开光源再观察其变化,同样的方法观察对侧瞳孔。间接对光反射:一手固定一侧上下眼睑,另一手用手电筒光源照射另一侧瞳孔,观察对侧瞳孔的变化)。

4.鼻

(1)外形　观察皮肤颜色是否正常,有无酒糟鼻、马鞍鼻、鼻翼扇动。

(2)鼻腔黏膜　有无出血、充血、水肿、分泌物。

(3)鼻窦　双手固定双侧耳后,拇指分别置于左右颧部向后按压,检查上颌窦有无压痛。双手固定双侧耳后,拇指分别置于眼眶上缘内侧向后向上按压,检查额窦有无压痛。双手固定双侧耳后,拇指分别置于鼻根部与眼内眦之间向后按压,检查筛窦有无压痛。

(4)乳突　拇指分别置于双侧乳突压迫,检查有无压痛。

5.口腔

(1)观察口唇有无深红、苍白、发绀、干燥、疱疹,口角有无糜烂、唇裂。

(2)观察黏膜的颜色,有无溃疡、出血点、斑点。

(3)观察有无龋齿、残根、义齿、缺牙,其色泽和形状。观察牙龈有无出血、水肿、溢脓。

(4)观察舌的位置、大小、舌质、舌苔、运动。

(5)观察咽部有无充血、红肿、淋巴滤泡增殖、分泌物等。

(6)观察腭扁桃体的大小,有无充血、分泌物及假膜。

6.颈部

(1)视诊判断颈部是否对称,有无斜颈、运动障碍。

(2)触诊判断颈部有无包块,并注意大小、数目、部位、活动度、质地。

(3)视诊判断有无颈动脉搏动、颈静脉搏动、颈静脉怒张,听诊有无血管杂音。

(4)甲状腺　站在被检查者背后,双手拇指放在颈后,其余指头从甲状软骨两侧进行触诊,让被检查者配合做吞咽动作,注意甲状腺的大小、形态、质地、有无结节,血管杂音及震颤。

(5)气管　被检查者坐位或仰卧位,头端正,检查者用示指和环指分别置于其两侧胸锁关节处,中指置于锁骨上窝触诊,触到气管后,中指放在气管前正中,观察中指是否在示指和环指的中间,以判断气管的位置有无偏移。

七、注意事项

1.头部检查的顺序自上而下,由表及里。

2.操作前剪指甲,以免损伤皮肤。

八、教学考核及评分标准(表2-3)

表2-3　头、颈部检查基本方法及评分评准

操作内容	操作步骤与方法	评分标准
准备工作 (10分)	1. 详细询问病史;说明头颈部检查的目的和配合技巧,取得合作;掌握头颈部一般检查的方法及沟通技巧 2. 穿工作衣、戴工作帽、口罩 3. 患者了了头颈部检查的目的及方法,学会并愿意配合 4. 物品备齐、功能完好	第1项3分,第2项1分,第3项3分,第4项3分
操作方法 (70分)	1. 用物携至床旁,核对患者 2. 头颅 3. 眼 4. 鼻 5. 口腔 6. 颈部	第1项2分,第2项4分,第3项15分,第4项13分,第5项18分,第6项18分
注意事项 (20分)	1. 头部检查的顺序自上而下,由表及里 2. 操作前剪指甲,以免损伤皮肤	各10分

九、思考题

1.如何进行鼻窦的检查?

2.如何进行瞳孔对光检查?

(高欢玲)

实训项目四　胸壁、乳房检查

一、目的要求

1. 掌握乳房的检查方法。
2. 熟悉胸廓的正常形态及异常变化。
3. 了解胸部的体表标志、标志线和分区。

二、教学仪器

听诊器。

三、教学方法

1. 观看《胸部检查》教学录像。
2. 教师示教胸部检查内容和方法,并讲解注意事项。
3. 将学生分组,2 人一组,在教师指导下学生互相检查。
4. 指导学生规范记录检查内容。

四、实训内容

(一)胸部的体表标志

1. 骨骼标志(表 2 - 4)

表 2 - 4　胸部骨骼的部位及临床意义

骨骼标志	部　位	临床意义
胸骨柄	为胸骨上端的方形骨块	
胸骨上切迹	胸骨柄的上方	气管位于切迹正中
胸骨角	为胸骨柄与胸骨体交界处的突起,也称 Louis 角	平第二肋软骨,为计数肋骨的标志 相当于主动脉弓上缘,气管分叉部和第四胸椎水平
剑突	为胸骨体下端的突出部分	
第 7 颈椎棘突	低头时突出最明显的棘突	其下即为胸椎的起点,可以此为计数胸椎的标志
肩胛下角	被检查者呈直立位,两上肢自然下垂时肩胛骨的最下端	肩胛下角平对第 7 或第 8 肋骨水平,或相当于第 8 胸椎水平
肋骨	1 ~ 12 肋骨	
肋间隙	两肋之间的间隙	第 1 对肋骨前部因与锁骨重叠,常不能在胸壁触及

2.胸部垂直标志线

（1）前正中线　为通过胸骨正中的垂直线。

（2）锁骨中线（左、右）　为通过锁骨的肩峰端与胸骨端两点连线中点的垂直线。

（3）腋前线、腋中线、腋后线（左、右）　分别为通过腋窝前皱襞、腋窝中央和腋窝后皱襞的垂直线。

（4）肩胛下角线（左、右）　坐位两臂自然下垂时，通过肩胛下角的垂直线。

（5）后正中线　为通过脊椎棘突的垂直线。

3.自然陷窝及解剖区域

（1）胸骨上窝　为胸骨柄上方的凹陷部分，气管位于其后正中。

（2）锁骨上窝（左、右）　为锁骨上方的凹陷部分，相当于两肺尖的上部。

（3）锁骨下窝（左、右）　为锁骨下方的凹陷部分。

（4）腋窝（左、右）　为上肢内面与胸壁相连的凹陷部分。

（5）肩胛上区（左、右）　背部肩胛冈以上的区域。

（6）肩胛下区（左、右）　背部两肩胛下角边线与第十二胸椎水平线之间的区域。

（7）肩胛间区（左、右）　在肩胛下角水平以上两肩胛骨之间的区域。

（8）腹上角　两侧肋弓汇合于胸骨下端所构成的夹角。成人一般为直角，瘦长者常为锐角，矮胖者常为钝角。

（9）肋脊角（左、右）　为背部第12肋骨与脊柱构成的夹角。肾脏及输尿管的上端位于该角的前方。

（二）胸壁、胸廓检查

嘱患者取坐位或仰卧位，暴露胸部，主要用视诊方法，观察皮肤、脂肪、肌肉、营养状态及淋巴结等情况；还要着重注意有无静脉曲张、皮下气肿、胸部压痛、肋间隙变化等异常情况。

1.胸壁浅静脉　正常胸壁浅静脉不易见到。若有明显的胸壁静脉曲张或充盈则为异常，多见于上、下腔静脉梗阻，通过应检查血流方向判断。

鉴别上、下腔静脉梗阻方法是将右手示指和中指并拢压在一段无分支的静脉上，然后将一手指沿着静脉压紧并向外移动，将静脉中的血流挤出，到一定距离后放松这一手指，另一指仍紧压静脉，观察这一段静脉充盈的快慢、判断血流方向。当血流方向自下而上时，为下腔静脉梗阻；反之，则为上腔静脉梗阻。

2.皮下气肿　如有皮下气肿用手按压时有握雪感或捻发感；或用听诊器体件加压听诊，可听到类似的捻发音。多见于肺、气管、胸膜受损，气体逸出积存于皮下所致。

3.胸部压痛　用右手拇指腹或示指、中指、环指指腹轻压胸壁，观察有无压痛。

4.胸廓外形　嘱患者暴露胸部，注意观察胸廓外形，测量胸廓前后及左右径线。正常胸部外形两侧大致对称、锁骨稍突出、胸骨平直、胸骨角突出。胸廓前径与左右径之比，正常为1：1.5。

若胸廓前后径略长于左右径，其上下距离较短，胸骨下端常前突，胸廓前侧壁肋骨凹陷称为鸡胸；胸骨剑突处显著内陷，形似漏斗，称漏斗胸；沿胸骨两侧各肋软骨与肋骨交接处异常隆起,形成串珠状,称肋骨串珠;下胸部前面的肋骨常外翻,沿膈附着的部位其胸壁向内凹陷形成的沟状带称肋膈沟。若胸廓前后径与左右径几乎相等,甚或超过左右径,呈圆桶状,为桶状胸。另外还应注意观察胸廓有无一侧或局限性凹陷、隆起等畸形。

(三)乳房检查

1.乳房视诊　正常女性两乳房基本对称。

一侧乳房明显增大见于先天畸形、炎症或肿瘤等;一侧乳房明显缩小多因发育不全所致。儿童与男子乳头位于两侧锁骨中线上第4肋间,青春期女子乳房呈半球形、乳头呈圆柱形,孕妇与哺乳期乳房前突或下垂。

应注意观察乳房皮肤色泽、有无回缩,乳头位置、大小、是否对称、有无倒置或内陷,详细观察腋窝和锁骨上窝有无红肿、包块、溃疡、瘘管和瘢痕等。

2.乳房触诊　嘱患者平卧或取坐位,双手叉腰,检查者站在其右侧。女性乳房常规触诊由正常乳房开始先查检测,后查患侧。医生手指和手掌平放其乳房上,指腹轻向胸壁按压,并以乳头为中心按四个象限分别在内上、外上、外下、内下环形滑动触诊(不可用手指将乳房捏起触摸),再触诊外上方的乳房尾部,注意硬度、弹性、压痛、包块等。

执业助理医师技能考试链接

患者,女,47岁。已婚,无生育史,右侧乳房触及"肿块"2天,来外科门诊。(18分)

考试与评分标准:

1.考官问:你作为接诊医师,在体检时,乳房视诊主要内容有哪些?(3分)

考生答:观察两侧乳房是否对称,(0.5分)乳房有无溢液。(0.5分)

2.乳房表观情况:皮肤颜色,皮下浅表静脉,皮肤有无红肿,"橘皮"征,"酒窝"征,溃疡等。(1分)

3.乳头:位置、大小、对称、内陷等。(1分)

考官指示考生做乳房触诊演示:(在人体模具上操作)(12分)

(1)查体前,爱伤意识。态度、语言(告知)、动作(1分)

(2)触诊手法正确。(4分)

被检查者取仰卧位,双臂放松平放于身体两侧,可以用一小枕头垫高肩部有助于检查;(1分)检查者首先将自己双手对搓使之暖和,(1分)然后将一手的手掌和手指平置在乳房上,用指腹轻施压力,(1分)以旋转或来回滑动进行触诊。(1分)

(3)触诊顺序正确:(6分)

先由健侧乳房开始,后检查患侧,结合本病例,应先检查左侧乳房,(1分)后检查右侧乳房,(1分)(若左、右次序颠倒,则不能得分)检查左侧乳房时,由外上象限开始,(1分)然后顺时针方向进行由浅入深触诊,直至四个象限检查完毕为止,最后触诊乳头;(1分)以同样方式检查右侧乳房,但沿逆时针方向进行。(左、右或顺、逆方向相反则不能得分)(2分)

(4)检查结束后爱伤意识。态度、语言(告知)、动作(1分)

4.提问:触诊乳房时应注意哪些物理征象?(3分)

答:硬度和弹性,(1分)压痛,(1分)包块(部位、大小、外形、硬度、压痛、活动度)。(1分)

(徐媛媛)

实训项目五　肺部检查

一、目的要求

1. 掌握肺部视、触、叩、听诊检查方法、顺序及检查内容。
2. 熟悉肺脏解剖及生理变异,肺部常见症状和体征,并分析其临床意义。

二、教学仪器

教学光盘、高仿真心肺听触诊模拟人、听诊器、标记笔、直尺。

三、教学方法

1. 观看《肺脏检查》教学录像。
2. 教师示教肺部视、触、叩诊检查内容和方法,并讲解注意事项。
3. 将学生分组,2 人一组,在教师指导下学生互相检查。
4. 利用高仿真心肺听触诊模拟人进行肺脏听诊检查方法和内容的示教、练习。
5. 指导学生规范记录检查内容,并按照病历格式书写肺脏检查实验报告。

四、实训内容

(一)肺脏视诊

嘱患者取仰卧位,医生在其侧方或略下蹲,保持两眼与患者胸廓在同一水平面注意观察呼吸运动、呼吸频率、呼吸节律。

1. 呼吸运动　呼吸运动是借膈肌和肋间肌的收缩和松弛来完成,胸廓随呼吸运动的扩大和缩小,带动肺的扩张和收缩。正常人静息呼吸时同时存在两种呼吸运动方式,即胸式呼吸和腹式呼吸。两者的特点见表 2-5:

表 2-5　呼吸运动两种方式比较

呼吸运动类型	支配呼吸肌	运动特点	生理性差异
胸式呼吸	肋间肌运动为主	胸廓起伏运动明显	多见于女性、妊娠晚期
腹式呼吸	膈肌运动为主	胸廓下部和上腹部起伏运动明显	多见于男性和儿童

胸式呼吸减弱,腹式呼吸增强——肺炎、重症肺结核、胸膜炎、肋间神经痛、肋骨骨折等。

腹式呼吸减弱,胸式呼吸增强——腹膜炎、大量腹水、肝脾重度肿大、腹腔内巨大肿瘤等。

2. 呼吸频率　通过视诊记录一分钟患者胸廓起伏的次数即为呼吸频率。正常成人静息状态下,呼吸频率 12～20/min,新生儿呼吸频率约为 44/min,儿童略快,呼吸节律规整,随年龄的增长而逐渐减慢。常见呼吸类型及特点见表 2-6:

表2-6 常见呼吸类型

呼吸类型	临床特点	病因
正常呼吸	呼吸频率12~20/min,规则而舒适	
呼吸过缓	呼吸频率<12/min	麻醉剂或镇静剂过量、颅内压增高
呼吸过速	呼吸频率>20/min	发热、疼痛、贫血、甲亢、心衰
Kussmaul呼吸	呼吸加深	糖尿病酮症酸中毒等

3.呼吸节律 正常成人静息状态下,呼吸节律基本上规整,深浅适度。病理情况下,往往会出现各种呼吸节律的变化。常见呼吸节律改变类型见表2-7:

表2-7 常见呼吸节律改变类型

呼吸类型	临床特点	病因
Cheyne's	不同呼吸深度的周期性变化,间插呼吸停顿	呼吸抑制、充血性心衰
Biot's	规则呼吸后出现长周期呼吸停止,又开始呼吸	呼吸抑制、颅内压增高
叹气样	频繁间插深呼吸	神经衰弱、精神紧张、抑郁症
抑制性	剧烈疼痛导致吸气突然中断,呼吸运动短暂受到抑制	急性胸膜炎、肋骨骨折等
呼吸停止	呼吸消失	心脏停搏

(二)肺脏触诊

1.胸廓扩张度

(1)检查方法

①前胸廓扩张度:嘱患者取仰卧位或坐位,医生将两手掌平放在患者前胸壁下外侧,两拇指在前正中线处对称或对齐,手掌和伸展的手指置于前侧胸壁,嘱患者用力深呼吸运动,观察和感觉两拇指距前正中线的活动距离是否对称。

②后胸廓扩张度:嘱受检者取坐位,检查者站在受检者背部。检查者将两手置于受检者背部约第10肋骨水平,拇指与后正中线平行,并将两侧皮肤向中线轻推;嘱受检者做深呼吸运动,观察比较两手的运动度是否一致。

(2)临床意义 正常成人两侧胸廓扩张度对称等距。若一侧胸廓扩张受限,见于大量胸腔积液、气胸、胸膜增厚和肺不张等。

2.语音震颤(触觉语颤) 检查语音震颤时,常采用双手对称检查法,即嘱患者用同样强度的语调重复发长音"yi",医生将左右手掌掌面或尺侧缘平贴在患者胸壁的对称部位(以前正中线为对称线),然后自上而下,从内到外,左右对比并交叉,沿前胸→侧胸→背部。

正常人语音震颤一般是对称部位相等,但在生理情况下也有差异,如前胸上部因距声带较近,语颤较前胸下部增强等。语音震颤强度受传导距离、气道是否通畅等病理因素的影响,如肺气肿、大量胸腔积液、阻塞性肺不张等可致语颤减弱;肺内大空腔、肺实变等可致语颤增强。

3.胸膜摩擦感 医生将手掌或手掌尺侧缘平贴于患者前胸下前侧部或腋中线第5、6肋间,嘱患者做深慢呼吸,在吸气相和呼气相均能触及粗糙的摩擦感即为胸膜摩擦感。

其特点是类似两张皮革摩擦的感觉。常见于纤维素性胸膜炎。

（三）肺脏叩诊

1. **叩诊方法**　广泛采用间接叩诊法,将一手中指的第 1 指节和第 2 指节作为叩诊板,平贴于叩诊胸壁上,其余手指微微翘起,另一手的中指指端作为叩诊锤,活动腕关节及掌指关节,以垂直的方向叩击于板指上,力度适中,有节律的叩击 2 ~ 3 次,判听叩诊音的变化。

2. **叩诊顺序**　自肺尖开始,向下逐个肋间隙进行叩诊,从外向内,叩诊前胸→侧胸→后背,对称部位进行对比叩诊。

3. **肺脏正常叩诊音**　正常肺脏叩诊音为清音。清音受肺脏含气量多少、胸壁的厚薄和邻近器官的影响略有差异。前胸上部较下部稍浊、右肺较左肺稍浊、背部较前胸稍浊、右侧腋下因肝脏影响叩诊音稍浊、左侧腋前线下方有胃泡存在,叩诊呈鼓音(Traubes 鼓音区),几种叩诊音的比较见表2-8。

当肺、胸膜、膈或胸壁出现病变均可导致异常叩诊音的出现。

表2-8　几种叩诊音的比较

叩诊音	产生机制	临床意义
过清音	肺内气体含量增多	肺气肿
浊音或实音	肺脏含气量减少、肺内不含气、胸膜病变	肺炎、肺不张、肺水肿、肺结核、胸腔积液、胸膜增厚
鼓音	肺张力减弱而含气量增多	空洞型肺结核、液化的肺脓肿、气胸

4. **肺界叩诊**

(1)肺上界叩诊　肺上界即肺尖的上界,叩诊方法是自斜方肌前缘的中点开始叩诊,逐渐叩向外侧,当清音变为浊音时作一标记,即为肺上界的外侧终点;然后再由上述中点部位转向内侧叩诊,当清音变为浊音时作一标记,即为肺上界的内侧终点。测量两标记点间的距离既是肺尖的宽度,正常范围为 4 ~ 6cm,又称 Kronig 峡。

(2)肺下界叩诊　患者平静呼吸,取仰卧位,医生沿患者胸壁锁骨中线、腋中线、肩胛下角线自上而下逐一肋间隙叩诊,当由清音变为浊音的位置即为肺下界,正常肺下界分别位于第 6、8、10 肋间隙。

需要注意的是,右锁骨中线上叩诊音由清音变为浊音时的肋间是肝上界,继续向下一肋间叩诊,出现实音的肋间隙为肺下界。

(3)肺下界移动范围　肺下界移动范围常取肩胛下角线进行叩诊。首先在平静呼吸时在肩胛下角线上叩出肺下界位置,然后嘱患者深吸气后屏气,自肩胛下角线由上向下叩至清音变浊音时做一标记;恢复平静呼吸后,再做深呼气后屏气,向下叩诊至清音变浊音时做一标记。两标记之间的距离即为肺下界移动范围,正常为 6 ~ 8cm。

肺下界移动范围减小见于肺实变、胸腔积液、胸膜粘连等疾病。

（四）肺脏听诊

1. **听诊顺序**　嘱患者取坐位或卧位,微张口做均匀呼吸。听诊时,从肺尖开始,自上而下,逐一肋间,由前胸部(沿锁骨中线和腋前线)→侧胸部(沿腋中线和腋后线)→背部(沿肩胛线)。

听诊部位注意上下对比和左右对称部位对比。

2. 正常呼吸音(表 2-9)

表 2-9 正常呼吸音的比较

特 征	支气管呼吸音	支气管肺泡呼吸音	肺泡呼吸音
强度	响亮	中等	柔和
音调	高	中等	低
吸气:呼气	1:3	1:1	3:1
性质	管样	沙沙声,但管样	柔和的沙沙声
正常听诊区域	胸骨柄	主支气管	大部分肺野
产生机制	吸入的空气在声门、气管或主支气管形成湍流产生的声音	兼有支气管呼吸音和肺泡呼吸音特点的混合性呼吸音	是由于空气在细支气管和肺泡内进出移动的结果

3. 异常呼吸音

(1)异常肺泡呼吸音 肺泡呼吸音的强弱与肺泡内的空气流量多少、流速大小、通气功能、传导功能有关。当肺泡内空气流量大、流速快、通气功能增强时肺泡呼吸音增强;反之,肺泡空气流量小、流速减慢、传导障碍时肺泡呼吸音减弱或消失。

(2)异常支气管呼吸音 也称管样呼吸音,是指在正常肺泡呼吸音部位听到支气管呼吸音。见于肺组织实变、肺内大空腔、压迫性肺不张。

(3)异常支气管肺泡呼吸音 是指在正常肺泡呼吸音的区域听到支气管肺泡呼吸音。见于支气管肺炎、肺结核、大叶性肺炎初期等。

4. 啰音 啰音是呼吸音以外的附加音,该音正常时并不存在。按性质不同分为湿啰音和干啰音,两者的比较见表 2-10。

表 2-10 湿啰音与干啰音的比较

	湿啰音	干啰音
产生机制	是由于吸气时气体通过呼吸道内的分泌物,形成的水泡破裂所产生的声音	是由于气管、支气管或细支气管狭窄或部分阻塞,空气吸入或呼出时发生湍流所产生的声音
听诊时相	于吸气时或吸气末较明显,有时也出现在呼气早期	吸气及呼气均可听到,但以呼气时明显
部位性质	部位较恒定,性质不易变,可中小湿啰音同时存在	部位易变换,在瞬间内数量可明显增强
分类	按啰音响亮程度分为响亮性、非响亮性湿啰音,另分为粗、中、细湿啰音和捻发音	按音带高低分为高调、低调干啰音

5.语音共振 语音共振的产生方式与语音震颤基本相同。嘱患者重复发长音"yi"，喉部发音产生的振动经气管、支气管、肺泡传至胸壁，由听诊器听及。语音共振一般在气管和大支气管附近听到的声音最强，在肺底较弱。语音共振减弱多见于支气管阻塞、胸腔积液、胸膜增厚、胸壁水肿、肥胖及肺气肿等疾病。

胸膜摩擦音:呼吸时胸膜脏层和壁层之间相互摩擦无声响发生。当胸膜由于炎症变得粗糙,呼吸时可出现胸膜摩擦音。胸膜摩擦音最常听到的部位是前下侧胸壁,呼吸两相均可听到,一般于吸气末或呼气初较明显,屏气时消失。胸膜摩擦音出现的临床意义同胸膜摩擦感。

执业助理医师技能考试链接

患者,男,30岁。半小时前被汽车撞伤,觉左胸疼痛,呼吸急促,吸氧情况下仍呼吸紧迫,病情加重,伴口唇青紫,怀疑"气胸",来院急诊。(10分)

考试与评分标准:

考官问:你作为接诊医师,在观察患者一般状态,神志及测过血压,做心脏检查后,还应特别检查哪些部位和项目?(3分)

答:颈部:气管位置检查,(1分)胸部:有否骨折、胸壁疼痛,骨擦感,(1分)肺部检查:视、触、叩、听。(1分)

考官问:如果本病例为左侧张力性气胸,左侧胸廓视诊时能见到什么?触诊、叩诊时有什么发现?听诊时又有何发现?(7分)

答:视诊:左胸廓饱满,左肋间隙增宽,(1分)呼吸运动较右胸弱。(1分)

触诊:心尖搏动,(1分)气管可移向右侧,(1分)同时可触觉到左肋间隙增宽,(0.5分)左胸语颤减弱。(0.5分)

叩诊:左胸呈鼓音。(1分)听诊:左肺呼吸音消失。(1分)

(徐媛媛)

实训项目六 心脏检查

心脏检查是诊断心血管疾病的基本手段,对于初步判定有无心脏疾病及心脏疾病的原因、性质、部位与程度等具有重要意义。尽管现代心血管检查方法不断更新,心脏的视、触、叩、听诊,仍然是每个医生必须熟练掌握的基本检查方法。

一、目的要求

1.掌握心脏视、触、叩、听诊检查方法、顺序及检查内容。

2.熟悉心脏解剖及生理变异,心脏常见症状和体征,并分析其临床意义。

二、教学仪器

教学光盘、高仿真心肺听触诊模拟人、听诊器、标记笔、直尺。

三、教学方法

1. 观看《心脏检查》教学录像。

2. 教师示教心脏视、触、叩诊检查内容和方法，并讲解注意事项。

3. 将学生分组，2人一组，在教师指导下学生互相检查。

4. 利用高仿真心肺听触诊模拟人进行心脏听诊检查方法和内容的示教、练习。指导学生规范记录检查内容，并按照病历格式书写心脏检查实验报告。

四、实训内容

(一)心脏视诊

患者尽可能取仰卧位，充分袒露胸部，医生站在被检者的右侧，视线与患者胸廓同高或呈切线位置。

1. 心前区外形　正常心前区（相当于心脏在前胸壁上的投影）与右侧胸壁对应部位基本对称，无凹陷与隆起。

2. 心尖搏动　心尖搏动是由心室收缩时心尖向前冲击前胸壁相应部位而形成。顺着切线位置观察心尖搏动的位置、范围、强度、节律和频率有无异常。正常成人心尖搏动位于左侧锁骨中线与第五肋间隙交界内侧 0.5～1.0cm 处。其搏动范围的直径为 2.0～2.5cm。但也有少数人受肋间隙或肥胖体型的影响而看不到心尖搏动，因此心尖搏动应结合心脏触诊进行检查。

在生理情况下，心尖搏动的位置、范围可有一定的变异。心尖搏动受生理和病理因素的影响可发生位置、范围、强度的变异（表 2-11）。

表 2-11　系统疾病的心尖搏动变异特点及临床意义

系统疾病		心尖搏动变异	临床意义
心脏疾病	左心室肥大	位置左下移位、搏动增强、范围弥散，呈抬举性	常见于主动脉瓣关闭不全、主动脉瓣狭窄
	右心室肥大	位置向左移位、严重右室肥大可见负性心尖搏动	常见于肺动脉瓣狭窄、二尖瓣狭窄
	心包积液	心尖搏动减弱或消失	结核性心包炎
肺脏疾病	胸腔积液、气胸、肺不张	心尖搏动位置和纵隔位置同向移位、搏动减弱或消失	
腹部疾病	大量腹水、腹腔内巨大肿瘤	心尖搏动位置上移	

3. 心前区异常搏动　除心尖搏动位置之外的其他心前区部位出现的搏动，称为心前区异常搏动，观察心前区常搏动位置和出现时期（表 2-12）。

表 2 - 12　心前区异常搏动的时期及临床意义

异常搏动部位	时　期	临床意义
胸骨左缘 2、3 肋间搏动	收缩期	肺动脉扩张、肺动脉高压、正常年轻人体力活动或情绪激动时
胸骨左缘第 3~4 肋间搏动	收缩期	右心室肥厚、房间隔缺损等先天性心脏病
胸骨右缘第 2 肋间搏动	收缩期	升主动脉扩张、升主动脉瘤、主动脉弓动脉瘤
剑突下搏动		右心室肥大,特别是伴有肺气肿者;也可见于腹主动脉的搏动

(二)心脏触诊

心脏触诊既可进一步验证视诊内容,又可触及视诊未能发现的搏动。检查时,医生先用右手全手掌置于心前区开始检查,然后示指和中指指腹并拢触诊心尖搏动、右手小鱼际肌触诊心前区异常搏动和震颤。检查中应注意观察心尖搏动的位置、范围、强度;异常心前区搏动出现的位置、时期及有无震颤或心包摩擦感等。

1.心尖搏动　心尖搏动位置、范围、异常变化及临床意义同心脏视诊检查。触及心尖搏动标志着心室收缩期的开始,因此可利用触诊心尖搏动来判定心音、杂音、震颤的出现时期。

2.心前区异常搏动　医生用右手小鱼际紧贴心前区,沿着主动脉瓣听诊区→肺动脉瓣听诊区→主动脉第二听诊区→三尖瓣听诊区→心左界的顺序触诊。注意观察心前区搏动出现的位置、时期并掌握异常心尖搏动常见的临床意义等。

3.震颤(thrill)　血液流经狭窄的口径或血流方向异常形成涡流造成瓣膜、血管壁或心室壁震动传导至胸壁时,手掌感到的一种细小震动感称为震颤(也称猫喘)。正常人心前区触不到震颤。

凡触及震颤者,均可认为心脏有器质性病变。触及震颤时多数可伴有听到响亮的杂音,常见于某些先天性心脏病和心脏瓣膜狭窄时,而瓣膜关闭不全时震颤少见,仅在房室瓣重度关闭不全时可触及震颤。触及震颤时,应注意其出现的部位及时期。按出现的时期可分为收缩期震颤、舒张期震颤和连续性震颤三种,三种震颤的比较见表 2 - 13。

表 2 - 13　三种震颤的比较

震颤部位	时　期	临床意义
胸骨右缘第 2 肋间	收缩期	主动脉瓣狭窄
胸骨左缘第 2 肋间	收缩期	肺动脉瓣狭窄
胸骨左缘第 3、4 肋间	收缩期	室间隔缺损
心尖部	舒张期	二尖瓣狭窄
胸骨左缘第 2 肋间	连续性	动脉导管未闭
心尖部	收缩期	重度二尖瓣关闭不全

心包摩擦感:心包摩擦感是纤维素性心包炎时在心前区可触到的一种摩擦振动感,常见于感染性和非感染性心包炎。在心前区和整个心动周期都可触及。一般在胸骨左缘3～4肋间处较易触及;在心脏收缩期更明显;坐位前倾或呼气末时更易触及。

(三)心脏叩诊

心脏叩诊可以确定心界大小和形态。心浊音界包括相对浊音界及绝对浊音界两部分,心脏左右缘被肺遮盖的部分,叩诊呈相对浊音,而不被肺遮盖的部分则叩诊呈绝对浊音界。叩诊心脏相对浊音界反映心脏的实际大小(图2-1)。

1.叩诊方法 嘱被检查者取坐位或仰卧位,平静呼吸。采用间接叩诊法,仰卧位时板指与肋间隙平行或坐位时板指与心脏边缘平行。

2.叩诊顺序 自下而上、由外向内、先左界后右界。①左心界:从心尖搏动所在肋间隙,自左锁骨中线外2～3cm开始沿肋间隙向内叩诊,清音变浊音作标记,然后逐一肋间隙向上叩诊,直至第二肋间隙。②右心界:沿右锁骨中线先叩出肝上界,在其上一肋间由外向内叩诊,逐一肋间隙向上叩诊,直至第二肋间隙。

3.心浊音界的测量方法 首先用直尺测量出前正中线距左锁骨中线的距离,正常人为8～10cm。

①左心界测量:先测量心尖搏动所在肋间隙标记点距前正中线的距离,逐个肋间向上测量。

②右心界测量:先测量肝上界上一肋间隙标记点距前正中线距离,逐个肋间向上测量。

4.正常心浊音界及组成(表2-14,图2-2)

表2-14 正常心浊音界及组成

心浊音右界组成	右界(cm)	肋间	左界(cm)	心浊音左界组成
升主动脉和上腔静脉	2～3	Ⅱ	2～3	肺动脉段
右心房	2～3	Ⅲ	3.5～4.5	左心耳
右心房	3～4	Ⅳ	5～6	左心室
		Ⅴ	7～9	左心室

正常人左锁骨中线至前正中线的距离为8～10cm

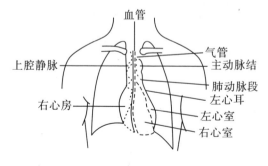

图2-1 心脏在胸壁投影

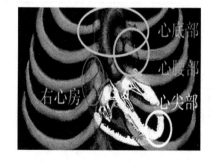

图2-2 心界的组成

5.心浊音界的改变及临床意义 心浊音界的大小和形态可受心脏本身病变和心外

因素的影响(表2-15)。

表2-15 心浊音界改变的影响因素及临床意义

影响因素	大小、形态	临床意义
心因性	心界向左下扩大,心腰加深,呈"靴形"(图2-3)	见于主动脉瓣关闭不全、高血压性心脏病等导致的左心室肥大
	心界向左、右两侧增大	常见于肺源性心脏病或房间隔缺损等导致的右心室肥大
	心界向两侧扩大,且左界向左下增大,呈普大型	常见于扩张型心肌病、重症心肌炎、全心衰竭等
	心腰部膨出,浊音界呈"梨形"(图2-4)	常见二尖瓣狭窄导致的左心房肥大
	浊音界向左右两侧扩大,坐位时呈"三角烧瓶形";仰卧位时呈"球形"	见于心包积液
非心因性	心浊音界变小	胸壁较厚或肺气肿
	心脏浊音区无法辨别	胸腔积液、肺浸润或实变
	患侧的心界叩不出,健侧心浊音界外移	大量胸腔积液、积气
	心脏横位,心界向左扩大	大量腹腔积液或腹腔巨大肿瘤

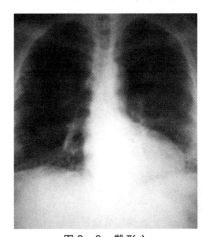

图2-3 靴形心

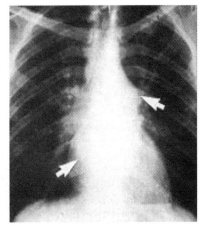

图2-4 梨形心

(四)心脏听诊(表2-16)

表2-16 心脏听诊的区域和位置

瓣膜听诊区	听诊区位置
二尖瓣听诊区	位于左锁骨中线与第5肋间交界处内侧
主动脉瓣听诊区	位于胸骨右缘第2肋间
肺动脉瓣听诊区	位于胸骨左缘第2肋间
主动脉瓣第二听诊区	位于胸骨左缘第3、4肋间
三尖瓣听诊区	位于胸骨体下端近剑突稍偏右或稍偏左处

心脏听诊是心脏检查的重要方法,有助于心血管疾病的诊断与鉴别诊断。嘱患者采取仰卧位或坐位,听诊器紧贴皮肤,为了更好地听清心音或杂音,有时需要让被检查者改变体位,做深吸气或深呼气,或适当的运动。

1.听诊部位　心脏瓣膜活动时产生的声音在前胸壁听诊最清楚的区域,称为瓣膜听诊区(图2-5)。

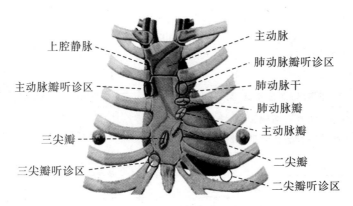

图2-5　瓣膜听诊区

2.听诊顺序　听诊顺序可根据个人习惯所定,不管采用何种顺序听诊,目的即听诊过程中避免遗漏。如"逆时针"听诊顺序:二尖瓣听诊区→肺动脉瓣听诊区→主动脉瓣听诊区→主动脉瓣第二听诊区→三尖瓣听诊区(图2-6)。

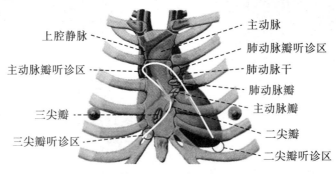

图2-6　听诊顺序

3.听诊内容

(1)心率　指每分钟心跳的次数,计数以第一心音(S1)为准;正常成人心率范围为60~100/min。

(2)心律　指心脏跳动的节律。正常成人心律基本规整。部分青年人可出现随呼吸改变的失常是期前收缩和心房颤动。心律,吸气时心率增快,呼气时心率减慢,称为窦性心律不齐。

(3)心音　正常成人心前区可闻及第一心音(S1)和第二心音(S2),部分健康儿童和青少年可听到第三心音(S3)。S1与S2的比较见表2-17。

表 2 - 17　S1 与 S2 的比较

	S1	**S2**
主要产生机制	二尖瓣、三尖瓣关闭引起	主动脉瓣和肺动脉瓣关闭引起
临床意义	心室收缩开始	心室舒张开始
音调	较低	较高
音响	较强	较弱
性质	较钝	较清脆
时限	较长	较短
最响部位	心尖部	心底部
与心尖搏动的关系	与心尖搏动同时出现	在心尖搏动之后出现

　　生理性第三心音是指心室舒张早期、快速充盈期之末时,快速充盈的血液冲击心室壁是心室壁、腱索、乳头肌振动发出的声音,正常情况下只在部分儿童和青少年中听到。听诊特点为短而弱、音调低、在 S2 之后出现、在心尖部或其内上方,呼气末听得较清楚。

　　(4)心音改变及临床意义　心音改变主要表现为强度、性质改变和心音的分裂(表2 - 18)。

表 2 - 18　心音强度变化的影响因素及临床意义

心音强度变化	影响因素	临床意义
S1 增强	心肌收缩力增强;心室充盈量减少;瓣膜狭窄	心动过速、二尖瓣狭窄、高热、甲亢、贫血
S1 减弱	心肌收缩力减弱;心室充盈量多;瓣膜关闭不全	二尖瓣关闭不全、主动脉瓣关闭不全、心肌炎、心肌病、心梗、心衰
S1 强弱不等		房颤、完全性房室传导阻滞
S2 增强	主动脉和肺动脉压力增高	高血压、肺心病、房缺、室缺、动脉导管未闭
S2 减弱	主动脉和肺动脉压力减小	低血压、主动脉瓣狭窄、肺动脉瓣狭窄

心音性质改变的类型及临床意义(表2 - 19):

表 2 - 19　心音性质变化的特点及临床意义

心音性质变化	变化特点	临床意义
单音律	S1 失去原有性质并且减弱,S2 也减弱,S1 和 S2 变得性质相似	见于心肌严重病变
钟摆律(胎心律)	当心率增快时,收缩期和舒张期时限几乎相等时,听诊类似钟摆声	见于大面积急性心肌梗死和重症心肌炎

　　(5)心音分裂及临床意义　正常情况下,两个瓣膜的关闭几乎是同步的,当两个瓣膜的关闭出现明显不同步,之间间隔大于 0.04 秒时,听起来变成两个声音,即心音分裂。

$$
\text{心音分裂}
\begin{cases}
\text{第一心音分裂} \\
\text{第二心音分裂}
\begin{cases}
\text{生理分裂——见于大多数正常人,深吸气末可听诊。} \\
\text{通常分裂——最常见,深吸气末听诊明显。} \\
\text{固定分裂——不受呼吸影响。} \\
\text{反常分裂(逆分裂)——P2 在前,A2 在后。}
\end{cases}
\end{cases}
$$

（6）额外心音　指正常第一心音、第二心音之外听到的病理性附加心音,与心脏杂音不同,多数为病理性。根据出现的周期不同分为舒张期额外心音和收缩期额外心音(表2-20)。

表2-20　额外心音的特点比较

类　型	发生机制	听诊特点	临床意义
奔马律	心室舒张负荷过重,心室舒张时血液冲击室壁震动所致	音调较低、强度弱	心力衰竭、急性心梗、重症心肌炎
开瓣音	舒张早期血液自高压的左房快速流向左室,导致弹性尚好的瓣叶迅速开放后又突然停止使瓣叶振动引起	音调高、短促而响亮,呈拍击性,在心尖内侧听诊清楚	二尖瓣狭窄
心包叩击音	舒张早期心室快速充盈时,由于心包增厚,阻碍心室舒张致心室被迫骤然停止,室壁振动产生声音	响亮、短促	缩窄性心包炎
肿瘤扑落音	黏液瘤在舒张期随血流进入左心室,碰撞房、室壁和瓣膜,瘤蒂柄突然紧张产生振动所致	在心尖或内侧胸骨左缘第3~4肋间听诊清楚。类似开瓣音性质,但音调低,可随体位改变而改变	心房黏液瘤

（7）心脏杂音　在心音和额外心音之外,在心脏收缩或舒张过程中产生的异常声音即为心脏杂音。是由心腔内血液因流动加速或异常通道等因素导致血液湍流,撞击心腔壁或血管壁而产生。杂音听诊时应注意时相(收缩期、舒张期、连续性)、部位、性质、传导方向及强度,是否伴有震颤。

（8）心包摩擦音　指脏层和壁层心包由于理化因素或生物因素致纤维蛋白沉积而粗糙,致使在心脏搏动时产生摩擦而出现的声音。心前区或胸骨左缘3、4肋间最响亮,坐位前倾或呼气末摩擦音最明显。心包摩擦音发生在收缩期和舒张期,与呼吸无关,屏气时摩擦音仍存在。

（徐媛媛）

实训项目七　腹部检查

一、目的与要求

1.掌握腹部检查的顺序及方法,并了解其正常状态;腹部视、触、叩、听诊的检查方法

（重点掌握肝、脾、触诊）；腹部常见体征及临床意义。

2.熟悉腹部体表标志、分区与腹部内脏的对应关系。

二、教学模型及仪器设备

心肺听触诊模拟人、教学软件、听诊器、软尺、消毒棉签、标记笔等。

三、教学方法

1.观看腹部检查教学录像。

2.教师示教体表划线及分区，讲解腹部视、触、叩、听诊的检查方法、内容、顺序及临床意义。

3.分组练习，每2人一组，相互检查反复练习，教师巡回指导。

4.记录检查内容，并书写腹部检查部分的实验报告。

四、教学内容

【腹部体表标志及分区】

（一）体表标志

包括剑突、肋弓下缘、腹中线、脐、腹股沟韧带、髂前上棘、髂棘、十二肋骨、肋脊角耻骨联合、腹上角等。

（二）腹部分区

腹部分区常用四区法及九区法。

1.四区法 通过脐做水平线与垂直线将腹部分为右上腹、右下腹及左上腹、左下腹四区。

2.九区法 分别从左、右髂前上棘至腹中线连线的中点上各引一垂直线，大约相当于两侧腹直肌外缘；另外在两侧肋弓下缘及两侧髂前上棘间各引一条水平线，四线相交将腹部分为"井"字形九区，即中部三区为上腹部、脐部及下腹部；两侧各三区分别为左、右季肋部、左、右腰部及左、右髂部，见图2-7。

【腹部视诊】

（一）视诊注意事项

1.室内光线温度应适宜，嘱被检者排尿排便、取仰

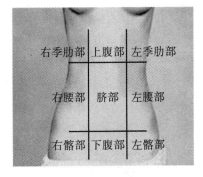

图2-7 腹部体表标志

卧位，两腿屈曲并稍分开，两手自然置于躯干两侧，裸露全腹，上自剑突，下至耻骨联合，躯体其他部分应遮盖，平静呼吸，使腹壁放松。

2.医师站于被检者右侧，按一定顺序做全面观察，一般是自上而下视诊，有时为查出细小隆起或蠕动波，视线需降低至腹平面，自侧面呈切线方向观察。

（二）视诊内容

1.腹部外形、腹围 正常人腹部平坦对称（腹部平坦系指前腹壁与肋缘至耻骨联合

大致位于同一水平面）。全腹隆起见于腹腔积液、胃肠胀气等，局部隆起见于脏器肿大、肿瘤、疝等，全腹凹陷见于消瘦、恶病质等。

腹围测量，排尿后平卧，软尺绕脐一周的周径，观察腹围变化应在同条件下测量。

2.呼吸运动　男性及儿童以腹式呼吸为主，女性以胸式呼吸为主。腹式呼吸减弱见于腹膜炎、腹水、急性腹痛腹腔巨大肿物等，腹式呼吸消失见于胃肠穿孔所致急性腹膜炎。

3.腹壁静脉　病理情况下可见腹壁静脉曲张。判断曲张静脉的血流方向对病因诊断有并很大帮助，方法为选择一段没有分支的腹壁静脉，用一手示指和中指指腹压在静脉上，然后一指紧压不动，另一指紧压静脉向外滑动，挤出该段静脉内血液，至一定距离后抬起该手指，看静脉是否迅速充盈，帮助判断血流方向。门静脉高压血流方向以脐周为中心向四周伸展，上腔静脉阻塞时上腹壁和胸壁静脉血流方向向下；下腔静脉阻塞时血流方向向上。

4.胃肠型和蠕动波以及其他情况（皮疹、色素、腹纹、瘢痕、疝）等。

【腹部触诊】

（一）触诊注意事项

1.触诊是重要的腹部检查手段。为达到满意的触诊效果，被检者应排尿排便后取低枕仰卧位，两手自然置于躯干两侧，两腿屈起并稍分开，使腹部松弛，做张口缓慢腹式呼吸，吸气时膈肌向下而腹部上抬隆起，呼气时腹部自然下陷，可使膈下脏器随呼吸上下移动。必要时还可取左、右侧卧位、坐位或立位。

2.医师站于被检者右侧，前臂应与腹部表面在同一水平，检查者手要温暖，指甲剪短，先以全手掌放于腹壁上部，使患者适应片刻，并感受腹肌紧张度。然后以轻柔动作按顺序触诊，一般先从左下腹开始，沿逆时针方向，由下向上、先左后右进行，原则是先从健康部位开始，逐渐移向病变区域。边触诊边观察被检者的反应与表情，也可边触诊边交谈，转移其注意力而减少腹肌紧张，以保证顺利完成检查。

（二）触诊方法

1.先用轻触诊法进行浅表触诊，看其腹壁肌肉是否有局部紧张与压痛，然后用深触诊法按顺序检查各区域。

2.在腹部触诊中应该按"平、紧、轻"要求。平：医生手掌平放腹部。紧：医生手掌紧贴腹壁。轻：触诊时动作要轻柔。

（三）触诊内容

腹壁紧张度、压痛及反跳痛、波动感、腹部肿块及肝、胆囊、脾、肾等主要脏器。

腹壁紧张度：

1.局限性腹壁紧张　见于炎症波及局部腹膜；如急性胆囊炎、急性阑尾炎等。

2.普遍性腹壁紧张

（1）板状腹　见于弥漫性腹膜炎，由急性胃肠穿孔或脏器破裂所致。

（2）揉面感　见于干性结核性腹膜炎、癌性腹膜炎。

（3）压痛和反跳痛　采用浅部触诊及深部触诊法。

①压痛:正常腹部触压时没有疼痛感。压痛来自于腹壁或腹腔内病变,两者的鉴别方法是:腹壁病变比较表浅,抓捏腹壁或仰卧位做屈颈抬肩动作使腹壁肌肉紧张时腹痛更明显,而有别于腹腔内病变引起者。

常见的压痛点:胃炎或溃疡病,常见剑突下压痛;急性胆囊炎时,常在右上腹有压痛;阑尾炎时,右下腹有压痛;脐部压痛,见于小肠、肠系膜、横结肠等病变:左、右下腹部压痛,常见于膀胱、女性生殖器及周围组织病变。

②反跳痛:腹部触诊出现压痛时,用并拢的 2~3 个手指于原处稍停片刻,使压痛感趋于稳定,然后迅速将手抬起,如果被检查者感觉腹痛骤然加重并伴有痛苦表情或呻吟,称为反跳痛,是腹膜壁层受到炎症累及的征象,见于腹内脏器病变累及邻近腹膜、腹膜炎。腹膜炎时患者可同时出现压痛、反跳痛和肌紧张,称为"腹膜炎三联征"。

3.肝脏触诊　肝脏触诊主要用于了解肝脏下缘的位置和肝脏的质地、表面、边缘及波动等。

(1)被检查者仰卧、两腿屈曲,检查者站在被检查者右侧,嘱被检查者作腹式呼吸。

(2)单手法触诊肝脏时,在右锁骨中线上,右手掌平放于被检查者右侧腹壁,右手四指并拢,掌指关节自然伸直,使示指和中指的桡侧缘与肋缘平行,也可使示指和中指的指端指向肋缘,自右髂前上棘水平开始逐渐向上移动触诊,见图 2-8。

(3)触诊应与呼吸配合,呼气手指压向腹深部,再次吸气时,手指向上迎触下移的肝缘;如此反复进行,手指逐渐向肋缘移动,直至触到肝缘或肋缘为止。

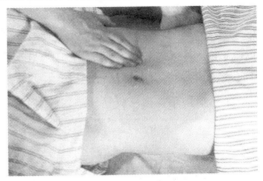

图 2-8　肝脏触诊

(4)双手法触诊时,用左手托住被检查者右后腰部(相当于第 11、12 肋骨与其稍下方的部位),拇指张开置于肋部,触诊时左手向上推,使肝下缘紧贴前腹壁下移,并限制右下胸扩张,以增加膈下移的幅度,这样吸气时下移的肝脏就容易碰到右手指,右手的触诊方法同前。

(5)钩指触诊法　使用于儿童和腹壁薄软者。触诊时,医师位于受检者右肩旁,面向足部,将右手掌搭在其右前胸下部,右手第二至第五指屈曲成钩状,嘱受检者做深而慢的腹式呼吸运动,医师手指随吸气而进一步屈曲指关节,这样手指指腹容易触到下移的肝下缘。

(6)触诊时勿将腹直肌和肾脏认为成肝脏;手指上抬速度要慢于吸气速度。触及肝脏时应注意其大小、质地、压痛、表面形态及边缘、搏动、震颤等情况。

正常肝脏:肋下≤1cm,剑突下≤3cm,上下径 9~11cm。

> 提示:肝脏大小记录方法:在自然、平静的呼吸状态下,在右锁骨中线及前正中线上分别记录肝下缘至右肋下和剑突下的距离,常以 cm 表示。

弥漫性增大:见于肝炎、肝瘀血、脂肪肝、白血病等。

局限性增大:见于肝脓肿、肝囊肿、肝肿瘤等。

4.脾脏触诊 正常情况下脾不能被触及。脾明显肿大而位置又较表浅时,用单手浅部触诊即可查到。如果肿大的脾位置较深,应用双手触诊进行检查。

(1)被检查者取仰卧位,两腿屈曲或右侧卧位,检查者站在被检查者右侧。

(2)检查者左手绕过被检查者前方,手掌置于其左腰部第7~10肋处,试将脾从后向前托起,右手掌平放于上腹部,与肋弓呈垂直方向,嘱受检者深呼吸,以手指弯曲的力量下压腹壁,随腹部起伏自下而上触诊,见图2-9。

(3)在脾轻度肿大而仰卧位不易触到时,嘱被检查者右侧卧位,右下肢伸直,左下肢屈髋、屈膝,则较易触到。

5.胆囊触诊

(1)被检查者取仰卧位,两腿屈曲,检查者站在被检查右侧。

(2)检查者左手掌平放在被检查者右肋缘以上,左手拇指放在腹直肌外缘与肋弓交界处(胆囊点),四指与肋骨垂直交叉。

> **提示**:脾脏位置较浅,手法要轻柔,用力过大可能将脾脏推入腹腔深部,或影响脾脏随呼吸下降导致漏检。脾大时应注意其大小、质地、形态、表面情况、有无压痛及摩擦感等。脾大的测量见课本。

(3)拇指用力按压腹壁,然后嘱被检查者深吸气,见图2-10。

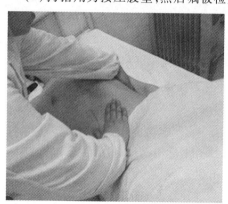

图2-9 脾脏触诊

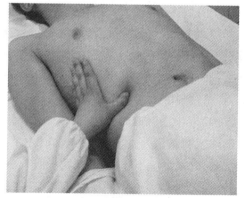

图2-10 胆囊触痛征检查方法

(4)观察被检查者的面部表情,如表情痛苦,突然停止深吸气动作称 Murphy(莫菲)征阳性,见于急性胆囊炎。

(5)只有压痛而无吸气动作中断或停止,则称胆囊压痛。

6.液波震颤 被检者平卧,医生以一手掌面贴于被检者一侧腹壁,另一手四指并拢屈曲,用指端叩击对侧腹壁(或以指端冲击式触诊),如有大量液体存在,且贴于腹壁的手掌有被液体波动冲击的感觉,即波动感。为防止腹壁本身的震动传至对侧,可让另一人将手掌尺侧缘压于脐部腹中线上即可阻止之。此法检查腹水,腹水量需在3000ml以上。

7.腹部包块触诊 触及异常包块时应注意:位置、大小、形态、质地、压痛、移动度与邻近组织的关系。

【腹部叩诊】

正常腹部大部分区域的叩诊音为鼓音。

(一)肝脏叩诊

1. 被检查者取坐位或仰卧位,检查者站在被检查者右侧。

2. 由肺区在右锁骨中线、右腋中线和肩胛下角线上分别向下叩,当清音变为浊音时,即为肝上界,在上述三条线上分别为第 5、7、10 肋间。再往下叩变为实音,为肝绝对浊音界。

3. 继续向下叩,由实音变为鼓音时,即为肝下界,确定肝下界时,最好由腹部鼓音区沿右锁骨中线向上叩,由鼓音转为浊音处为肝下界。在右锁骨中线和右腋中线上分别为右肋弓下和第 10 肋骨水平。在右锁骨中线上,肝上缘至下缘的距离正常约为 9 ~ 11cm。叩诊得肝下界位置往往较触诊所得的位置要上移 2 ~ 3cm。

4. 肝浊音界扩大各种原因引起的肝大,肝界缩小或消失见于胃肠穿孔、人工气腹等。

(二)脾脏叩诊

被检查者取右侧卧位,应用轻叩法,指法要准确,在左腋中线上,自上而下叩诊,脾浊音区在第 9 ~ 11 肋间,其前后宽度 4 ~ 7cm,前方不超过腋前线。脾界缩小见于左侧气胸、胃扩张、鼓肠等。

> **提示:** 体型矮胖者肝浊音界上移一个肋间,体型瘦长者则可下移一个肋间。

(三)肾区叩击痛

被检查者取坐位,检查者站在被检查者背面,医生左手掌平放于被检查者的肾区(肋脊角处),右手握拳用轻至中等度的力量叩击左手背,双侧力量要均等,用于检查肾区有无叩痛。叩击痛阳性见于肾炎、肾盂肾炎、肾结石等。

【腹部听诊】

腹部听诊,将听诊器膜形体件置于腹壁上,全面听诊各区。尤其注意上腹部、脐部、右下腹部及肝、脾区。听诊内容主要有:肠鸣音、血管杂音、摩擦音和搔弹音等。

(一)肠鸣音

将听诊器胸件置于右下腹或中腹脐周,一般听诊 1 分钟,计录肠鸣音次数。正常情况下,每分钟可听到肠鸣音 4 ~ 5 次,为连续的咕噜声。当肠蠕动增强时,每分钟大于 10 次,称肠鸣音亢进,3 ~ 5 分钟才听到一次或仍听不到者,即为减弱或消失。

(二)振水音的检查

1. 被检查者取仰卧位,双下肢屈曲,检查者站在被检查者右侧。

2. 检查者将听诊器体件放于腹部,然后用稍弯曲的手指连续迅速冲击上腹部(也可用手掌晃动上腹部),如听到胃内气体和液体相碰撞而发出的声音,称为振水音。

3. 正常人空腹或餐后 6 小时以上无振水音,若有则提示胃内液体潴留。

(三)血管杂音

动脉血管杂音:将听诊器胸件分别置于下列听诊部位:①左右上腹部听诊肾动脉杂音;②双下腹听诊髂动脉杂音;③双腹股沟听诊股动脉杂音;

> **提示:** 腹部检查时,腹部触诊和叩诊可能影响肠鸣音的活跃程度,可根据专科情况将腹部检查改为视、听、触、叩诊的顺序进行,但记录顺序仍然是视、触、叩、听诊。

④腹中部听诊腹主动脉杂音。收缩期血管杂音(喷射性杂音)常提示动脉狭窄或动脉瘤。当左叶肝癌压边肝动脉或腹主动脉时,亦可在包块部位听到吹风样杂音。

静脉血管杂音:将听诊器胸件置于脐周或上腹部,听诊有无静脉嗡鸣声。此音常提示门静脉高压时的侧支循环形成。

五、教学考核及评分标准(表2-21)

表2-21 腹部检查教学考核及评分标准

项目	分值	操作内容与操作方法	评分标准
准备工作	10分	1. 与患者交流,取得患者合作,有爱伤观念	3分
		2. 正确暴露腹部,上至剑突,下至耻骨联合	2分
		3. 请受检者屈膝仰卧、放松腹肌、双上肢置于躯干两侧,张口腹式呼吸	2分
		4. 熟悉重要体表标志及分区法	3分
操作项目	70分	1. 观察腹部外形、对称性、皮肤、脐及腹式呼吸等	5分
		2. 浅触诊全腹部	5分
		3. 深触诊全腹部	5分
		4. 腹壁紧张度、压痛、反跳痛的触诊	5分
		5. Murphy(莫菲)检查	5分
		6. 肝脏双手法触诊	10分
		7. 肝颈静脉回流征检查	5分
		8. 脾脏双手法触诊	5分
		9. 检查液波震颤	5分
		10. 检查移动性浊音	5分
		11. 检查肝脏有无叩击痛	5分
		12. 听诊肠鸣音至少1分钟	5分
		13. 听诊腹部有无血管杂音	5分
操作注意事项	20分	1. 为了避免触诊引起胃肠蠕动增加,使肠鸣音发生变化,腹部检查的顺序为视、听、触、叩,但记录时为了统一格式仍按视、触、叩、听的顺序记录	10分
		2. 触诊过程中注意配合腹式呼吸,吸气时横膈向下而腹部上抬隆起,呼气时腹部自然下陷,可使膈下脏器随呼吸上下移动	10分

执业助理医师技能考试链接

患者,男,40岁。20年前患过乙型肝炎,近半年来渐觉纳差、乏力、消瘦,至今体重减少6kg,时有肝区疼痛且向右肩放射。(20分)

考试与评分标准:

1. 考官问:你作为接诊医师,在触诊肝脏时重点注意那些体征?(3分)

答:肝脏是否肿大,(1分)注意肝质地,(1分)有无结节或肿块。(1分)

2. 考官指定考生在被检查者人体上做肝脏触诊(单手触诊和双手触诊均做)和做肝上界叩诊和肝上下径测量(沿右锁骨中线)。(12分)

(1)查体前,爱伤意识。(态度、语言告知、动作)(1分)

(2)肝脏触诊:(6分)

①单手触诊手法正确:(4分)

首先将自己双手搓擦暖和,(1分)检查者站在其右侧,(1分)然后将右手四指并拢,掌指关节伸直,与肋缘大致平行地放在被检查者右上腹部或脐上方,估计肝下缘的下方。(1分)随被检查者呼气时,手指压向腹深部,吸气时,手指向前上迎触下移的肝缘。(1分)如此反复进行中手指不能离开腹壁并逐渐向肝缘滑动,直到触及肝缘或肋缘为止。

②双手触诊法正确:(2分)

检查者右手位置同单手触诊手法,(1分)而用左手托住被检查者右腰部,拇指张开置于肋部,触诊时左手向上托推,使肝下缘紧贴前腹壁下移,并限制右下胸扩张,以增加膈下移的幅度,可提高触诊的效果。(1分)

(3)肝上界叩诊及肝上下径测量:(4分)

①沿右锁骨中线,由肺区向腹部叩。当由清音转为浊音时即为肝上界。(2分)

②测量肝上下径:用尺测量肝上界至肝下缘(触诊时触及的肝缘)的垂直距离。(2分)(因肝下界与胃、结肠等重叠,很难叩准,故多用触诊确定肝下缘)

(4)查体结束,爱伤意识。(态度、语言告知、动作)(1分)

3.体检时正常成人的肝脏大小标准,如何鉴别肝肿大与肝下垂?(5分)

答:体检时正常成人的肝脏,一般在肋缘下触不到,(2分)但腹壁松软的患者于深吸气时可于肋弓下触及肝下缘,但在1cm以内,在剑突下可触及3cm之内的肝下缘,(2分)在腹上角较锐的瘦高者在剑突根部下可达5cm。肝肿大与肝下垂的区别在于肝上下径是否超过正常值(9～11cm)。(1分)

(冯晓云)

实训项目八　脊柱、四肢及神经系统检查

一、目的与要求

1.掌握神经反射系统深反射、病理反射、脑膜刺激征的检查内容、方法及临床意义。

2.熟悉脊柱、四肢检查的内容、方法及常见体征的临床意义。

二、教学模型及仪器设备

棉签、叩诊锤。

三、教学方法

1.观看神经系统检查的教学录像,讲解神经系统检查的方法、目的、注意事项及临床意义。

2.以学生为模拟患者,教师示教,学生分组练习,教师指导总结。

3.记录检查内容,并书写神经系统检查的部分实验报告。

四、教学内容

【脊柱检查】

(一)脊柱弯曲

暴露背部,观察患者背部是否对称及四个生理弯曲是否存在,注意有无脊柱异常弯曲及畸形(前凸、后凸及侧凸),有无局限性肿胀;检查脊柱有无侧弯时,用手指沿脊柱棘突,以适当压力从上向下划压,划压后皮肤即出现一条红色充血线,此可观察脊柱有无侧弯。

正常人脊柱有四个生理性弯曲,即颈椎稍向前凸,胸椎稍向后凸,腰椎有较明显前凸,骶椎有较大幅度后凸。

(二)脊椎压痛、叩击痛

1. 脊椎压痛　用右手拇指自上而下逐个按压脊椎棘突,观察有无压痛。脊椎出现压痛提示病变存在。

2. 脊椎叩击痛　患者取端坐位,医生左手掌面放在患者头顶,右手半握拳,以小鱼际肌部叩击左手,观察患者有无叩痛。或以叩诊锤或手指直接叩击各个脊椎棘突。正常脊椎无叩击痛,脊椎有病变,在病变部位可出现叩击痛。

(三)脊柱活动度

嘱患者做前屈、后伸、侧弯、旋转等动作,以观察脊柱的活动情况,注意是否有活动受限现象。

(四)脊柱检查的几种特殊试验

1. 屈颈试验(Linder 征)检查方法　患者仰卧,也可端坐或者直立位,检查者一手置于患者胸部前,另一手置于枕后,缓慢、用力地上抬其头部,使颈前屈,若下肢出现放射痛,则为阳性。阳性者主要见于腰椎间盘突出症的"根肩型"患者。其主要机制是屈颈时,硬脊膜上移,脊神经根被动牵扯,加重了突出的椎间盘对神经根的压迫,因而出现下肢的放射痛。

2. 拾物试验　将一物品放在地上,嘱患者拾起。脊椎正常者可两膝伸直,腰部自然弯曲,俯身将物品拾起;如患者先以一手扶膝蹲下、腰部挺直地用手接近物品,屈膝屈髋而不弯腰的将物拾起,此即为拾物试验阳性。多见于腰椎病变如腰椎间盘突出、腰肌外伤等。

【四肢与关节检查】

(一)肢体形态异常

1. 杵状指(趾)(acr,pachy)　手指或足趾末端增生、肥厚、增宽、增厚,呈杵状膨大。杵状指(趾)常见于:①呼吸系统疾病,如慢性肺脓肿、支气管扩张和支气管肺癌;②心血管疾病,如发绀型先天性心脏病、亚急性感染性心内膜炎;③营养障碍性疾病,如肝硬化。

2. 匙状甲(koilo,ycna)　又称反甲,特点为指甲中央凹陷,边缘翘起,指甲变薄,表面粗糙有条纹。常见于缺铁性贫血和高原疾病,偶见于风湿热。

3. 水肿　全身水肿见皮肤部分。单侧肢体水肿见于:①静脉血回流受阻:见于深静脉血栓形成、肢体瘫痪或营养不良;②淋巴回流受阻:常见于丝虫病或其他原因所致淋巴管阻塞,指压无凹陷,称淋巴性水肿或象皮肿。

4.下肢静脉曲张　多见于小腿,下肢浅静脉回流受阻所致。

（二）关节形态异常

1.指关节及腕关节　类风湿关节炎可致近端指间关节呈梭形肿胀;骨关节病多累及远端指间关节。爪形手见于尺神经损伤、进行性肌萎缩、脊髓空洞症等;垂腕征见于桡神经损伤;猿手见于正中神经损伤。

2.膝关节　两侧不对称红、肿、热、痛或活动受限见于关节炎;受轻伤后关节肌肉或皮下出血见于血友病;中等量以上关节腔积液时浮髌试验显阳性。

3.其他　痛风为尿酸盐沉积于关节附近的骨骼或滑膜腔、腱鞘所致。最常累及跗趾及跖趾关节,其次为踝、腕、膝、肘等关节,可表现为关节红、肿、热、痛。

【神经系统检查】

（一）运动功能

1.肌力　肌肉运动时的最大收缩力。检查时嘱被检者做肢体伸屈运动,医师从相反方向施以阻力,测试其对抗阻力的力量。肌力分为0~5级。0级为完全瘫痪,无肌力收缩,5级为正常肌力。

2.肌张力　是指静息状态下的肌肉的紧张度。即正常骨骼肌受到外力牵拉时由于牵张反射而出现肌肉收缩反应。检查方法:嘱患者肌肉放松,医师通过触摸肌肉硬度及被动伸、屈其受检肢体感知其肌肉阻力进行判断。

（1）肌张力增高　①锥体束损害:特征为被动伸屈被检者肢体时,起始阻力大,终末阻力突然减弱,呈"折刀现象";②锥体外系损害:伸肌和屈肌的肌张力均增高,呈"铅管样强直"。

（2）肌张力降低　见于下运动神经元病变（如周围神经炎、脊髓前角灰质炎等）、小脑病变和肌源性病变等。

3.运动障碍　包括随意障碍和不随意障碍。

（1）瘫痪　随意运动功能丧失。分为以下几种:

①偏瘫:一侧肢体随意运动丧失,并伴有同侧中枢性面瘫及舌瘫。见于脑出血、脑动脉血栓形成、脑栓塞、蛛网膜下腔出血、脑肿瘤等。

②单瘫:单一肢体随意运动丧失。见于脊髓灰质炎。

③截瘫:为双侧下肢随意运动丧失,多为脊髓横贯性损伤的结果。见于脊髓外伤、脊髓炎、脊髓结核。

④交叉瘫:为一侧脑神经损害所致同侧周围性脑神经麻痹及对侧肢体中枢性偏瘫。

（2）不随意运动　为两组拮抗肌交替收缩引起的不自主动作,可表现为:

①静止性震颤:静止时表现明显,而在运动时减轻,睡眠时消失张力增高,见于震颤麻痹。

②意向性震颤:又称动作性震颤。震颤在休息时消失,动作时发生,愈近目标物愈明显,多见于老年动脉硬化患者。

③手足抽搐:发作时手足肌肉呈紧张性痉挛,上肢表现为腕部屈曲、手指伸展、指掌关节屈曲、拇指内收靠近掌心并与小指相对,形成"助产士手",下肢表现为踝关节与趾关

节皆呈屈曲状。

(二)神经反射

1. 浅反射 刺激皮肤、黏膜引起的反应称为浅反射。

(1)角膜反射 反射中枢在桥脑,传出神经为面神经。被检查者向内上方注视,医师用细棉絮由角膜外缘轻触患者的角膜。正常时,被检者眼睑迅速闭合,称为直接角膜反射;如刺激一侧角膜,对侧也出现眼睑闭合反应,称为间接角膜反射。直接角膜反射与间接角膜反射皆消失见于被检查侧的三叉神经病变;直接反射消失,间接反射存在,见于被检查侧的面神经病变。深昏迷患者角膜反射消失。

(2)腹壁反射 反射中枢在胸髓,上腹壁为7～8节,中腹壁为9～10节,下腹壁11～12节,传入、传出神经皆为肋间神经。被检者仰卧,下肢稍屈曲,使腹壁松弛,然后用钝头竹签迅速由外向内轻划上腹部(左右肋缘下),中腹部(左右脐水平),下腹部(左右腹股沟上方)的皮肤。正常反应是受刺激部位的腹壁肌收缩,记录方法为正常、减弱、消失。若在正常老年人、肥胖者或腹壁松弛的产妇未能检查出来时,可记录为"未引出"。

(3)提睾反射 反射中枢腰髓1～2节,传入、传出神经皆生殖骨神经。用钝头竹签由下向上轻划股内侧上方皮肤,可以引起同侧提睾肌收缩,使睾丸上提。记录方法为正常、减弱、消失。在正常老年人此反射可不明显,应记录为"未引出"。

(4)跖反射 反射中枢在骶髓1～2节,传入、传出神经为胫神经。患者仰卧,下肢关节轻度屈曲,医生用钝头竹签由后向前划足底外侧至小趾掌关节处再转向蹈趾侧,正常表现为足趾向跖面屈曲。记录方法为正常或未引出。

(5)肛门反射 反射中枢为骶髓4～5节,传入、传出神经为肛尾神经。检查者用棉签轻划或用大头针轻刺患者肛门周围皮肤,正常时,即刻见肛门外括约肌收缩。若上述反应迟缓或不发生反应,即为肛门反射减弱或消失。

2. 深反射 刺激骨膜、肌腱引起的反应称为深反射。

(1)肱二头肌反射 反射中枢在颈髓5～6节,传入、传出神经皆为肌皮神经。医生以左手托扶患者屈曲的肘部,并将拇指置于肱二头肌肌腱上,其余四指托住肘关节,然后用右手持叩诊锤直接叩击左手拇指,正常反应为肱二头肌收缩,前臂快速屈曲。

(2)肱三头肌反射 反射中枢在颈髓6～8节,传入、传出神经皆为桡神经。

患者肘部屈曲,医生以左手托住该臂肘部下方,用叩诊锤直接叩击尺骨鹰嘴突上方的肱三头肌肌腱,见图2-11,正常反应为肱三头肌收缩,前臂稍伸展。

(3)桡骨骨膜反射 反射中枢在颈髓5～8节,传入神经为桡神经,传出神经为正中神经、桡神经、肌皮神经。医生用左手轻托患者的腕部,并使腕关节自然下垂,以叩诊锤轻叩桡骨下1/3处或桡骨茎突,见图2-12,正常反应为前臂旋前、屈肘。

(4)膝腱反射 反射中枢在腰髓2～4节,传入、传出神经皆为股神经。

坐位检查时,小腿完全松弛,自然悬垂。卧位时医生用左手在腘窝处托起两下肢,使髋、膝关节稍屈,以叩诊锤叩击髌骨下方的股四头肌肌腱。正常反应为小腿伸展。若被检者过于紧张,反射引不出,可嘱其双手扣起并用力拉紧再试。

(5)跟腱反射 反射中枢在骶髓1～2节,传入、传出神经皆为胫神经。

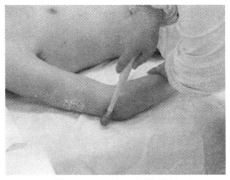

图2-11 肱三头肌反射

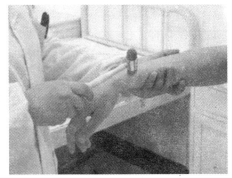

图2-12 桡骨膜反射

患者仰卧,髋、膝稍屈曲,下肢取外旋外展位,医生用左手扶持患者足掌,并向背屈成直角,右手持叩诊锤叩击跟腱,正常反应为腨肌收缩,足向面跖屈曲。

3.病理反射

（1）巴宾斯基征（Babinski） 用竹签或叩诊锤柄的尖端,由足跟开始沿足底外侧向前轻划,至小趾跟部再转向蹬趾侧,正常反应为蹬趾及其他四趾跖屈,如表现为蹬趾背曲,其余四趾呈扇形展开,简称"开扇征"即为巴宾斯基征阳性,此征见于锥体束疾患,亦可在意识不清或深睡时出现。

> **提示**:深反射记录方法为亢进,正常、减弱、消失,部分正常人检查反射可不明显,应记录为"未引出"。深反射增强的患者尚可出现阵挛、霍夫曼征等体征,多见于锥体束损害。

（2）奥本海姆征（Oppenhiem） 医生用拇指及示指沿患者胫骨前缘用力由上向下推动数次,如拇趾背曲、四趾展开者为阳性。

（3）戈登征（Gordon） 握挤腓肠肌时,有巴宾斯基征反应者为阳性。

（4）查多克征（Chaddock） 用竹签划足背外侧时,有巴宾斯基征反应者为阳性。

（5）霍夫曼征（Hoffmann） 医生用左手握住患者前臂近腕关节处,右手示指和中指夹住患者中指,并向前上方提拉,再用拇指的指甲急速弹刮患者中指的指甲,见图2-13,如有拇指屈曲内收,其余手指末节有屈曲动作,即为阳性反应。

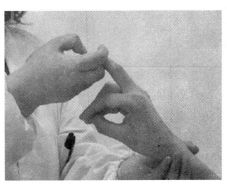

图2-13 霍夫曼征

（三）脑膜刺激征

1.颈强直 嘱患者去枕仰卧,以手托扶患者枕部作被动屈颈动作,颈强直表现为被动屈颈时抵抗力增强,其下颏不能接近于胸骨。注意应与颈椎疾病加以区分。

2.克尼格征（Kemigssign） 嘱患者仰卧,下肢髋、膝关节屈曲90度,再用手抬高小腿伸膝,正常人可将膝关节伸达135°以上,阳性表现为伸膝受限,并伴有疼痛与屈肌痉挛。

3.布鲁津斯基征（Brudzinskissign） 嘱患者仰卧,下肢自然伸直,医生一手托患者枕部,一手置于患者胸前,然后突然而迅速的屈颈,阳性表现为两侧膝关节和髋关节屈曲。

(四)拉赛格征(laseguessign)

就是直腿抬高试验,患者仰卧,双下肢平伸,医生一手握踝部,一手置于大腿伸侧,做双侧直腿抬高动作(正常可达到80°~90°)小于70°见于腰椎间盘突出征或者是坐骨神经痛。

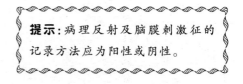

提示:病理反射及脑膜刺激征的记录方法应为阳性或阴性。

五、注意事项

1.脊柱、四肢检查应将检查部位充分暴露。

2.神经反射的检查应注意两侧对比。

六、教学考核及评分标准(表2-22)

表2-22　脊柱、四肢及神经系统检查教学考核及评分标准

项目	分值	操作内容与操作方法	评分标准
准备工作	10分	1.与患者交流,取得患者合作,有爱伤观念 2.准备用物:棉签、叩诊锤	每项5分
浅反射	20分	1.检查角膜反射(直接、间接角膜反射) 2.检查腹壁反射 3.检查跖反射 4.检查提睾反射 5.检查肛门反射	每项4分
深反射	30分	1.检查肱二头肌反射 2.检查肱三头肌反射 3.检查桡骨膜反射 4.检查膝腱反射 5.检查跟腱反射 6.检查踝阵挛、髌阵挛	每项5分
病理反射	25分	1.巴宾斯基征(Babinski) 2.奥本海姆征(Oppenhiem) 3.戈登征(Gordon) 4.查多克征(Chaddock) 5.霍夫曼征(Hoffmann) 注:操作后请说出上述阳性体征临床表现	每项5分
脑膜刺激征	15分	1.颈强直 2.克尼格征(Kemig'ssign) 3.布鲁津斯基征(Brudzinski'ssign) 注:操作后请说出上述阳性体征临床表现	每项5分

执业助理医师技能考试链接

患者,女,52 岁,汉族,已婚。昨天下午打羽毛球后突感头部剧烈胀痛,伴恶心、呕吐。呕吐为喷射性,量不多,为胃内容物,与头痛发作伴同。今晨出现精神恍惚,躁动不安,自言自语,答非所问。既往有高血压病史。你认为该患者需要做哪些检查?

考试与评分标准:

1.考官问:你作为体检医师,除 CT、腰椎穿刺、眼底等检查外,还应注意检查哪些内容?(2 分)

答:应进行四肢运动功能及脑膜刺激征的检查。(2 分)

2.考官问:脑膜刺激征有哪几种检查方法?(1 分)

答:检查方法有 3 种,分别为颈强直、克尼格征、布鲁津斯基征。(3 分)

3.考官指示考生做脑膜刺激征(在被检查者人体上操作)(12 分)

(1)查体前,爱伤意识,态度、语言(告知)、动作。(1 分)

(2)颈强直:患者去枕平卧位,两腿伸直,医生立于患者左侧,右手掌托扶患者枕后,以较轻快手法托起患者头部,使下颌向胸骨柄方向抵触。如发现有抵抗感或不能前屈者则为颈项强直阳性。(2 分)

克尼格征:患者取仰卧位,令其一侧下肢的髋关节及膝关节屈曲或直角,然后用手抬高小腿使膝关节伸直,若在 135°内出现抵抗感或沿坐骨神经发生疼痛为阳性。(2 分)

布鲁津斯基征:嘱患者仰卧位,两下肢自然伸直,医生一手托患者枕部,一手平置患者胸前,使头部前屈,若两侧髋关节、膝关节有反射性的屈曲为阳性。(2 分)

(3)查体结束,爱伤意识,态度、语言(告知)、动作。(1 分)

(4)克尼格征与拉塞格征得区别是什么?其临床意义是什么?(2 分)

答:克尼格征为屈腿抬高试验,拉塞格征为直腿抬高试验,操作者分别演示。(1 分)

脑膜刺激征主要见于脑炎、脑膜炎、蛛网膜下腔出血、颅内压增高等患者,拉塞格征多见于神经根受刺激,如坐骨神经痛、腰椎间盘突出患者。(1 分)

(冯晓云)

实训项目九 心电图检查

心电图(electrocardiogram,ECG)是利用心电图机从体表记录心脏电活动变化的曲线。

一、目的要求

1.掌握正常心电图各波段的识别与测量。

2.熟悉心电图机的使用及心电图导联的连接,心电图的阅读和分析方法。

3.辨认及测量几种常见的异常典型心电图。

4.写出正常心电图的报告。

二、实训内容

心电图机的操作步骤,正常心电图的波形及各部分的意义。心电图的测量和分析方法,识别几种常见心电图。

三、教学模型及仪器设备

心电图机(最好是多种型号、类型),分规,正常心电图及心电图报告单每人一套。

四、教学方法

1.讲解、示范心电图机的操作步骤。

2.同学间相互操作实践。

3.个别辅导,解答疑问。

五、操作步骤

【操作前准备】

1.室内要求保持温暖(不低于18℃),以避免因寒冷而引起的肌电干扰。

2.使用交流电源的心电图机必须接可靠的专用地线(接地电阻应低于0.5Ω)。

3.放置心电图机的位置应使其电源线尽可能远离诊察床和导联电缆,床旁不要摆放其他电器具(不论通电否)及穿行的电源线。

4.对初次接受心电图检查者,必须事先做好解释工作,消除紧张心理。

5.在每次做常规心电图之前受检者应充分休息,解开上衣,在描记心电图时要放松肢体,保持平静呼吸。

6.如果放置电极部位的皮肤有污垢或毛发过多,则应预先清洁皮肤或剃毛。

7.用电膏(剂型分为糊剂、霜剂和溶液等)涂擦放置电极处的皮肤,不要只把导电膏涂在电极上。

8.严格按照国际统一标准,准确安放常规12导联心电图电极。必要时应加做其他胸壁导联,女性乳房下垂者应托起乳房,将 V_3、V_4、V_5 电极安放在乳房下缘胸壁上,而不要安置在乳房上。

【描记心电图基本步骤】

1.核对　认真核对被检者的姓名、申请单等。

2.接电　打开电源开关,将导联变换器转至"0"点,预热 1~2 分钟打开输入开关。不论使用哪一种机型的心电图机,为了减少心电图波形失真,应该尽量不使用交流电滤波或"肌滤波"。

3.涂液　用导电液、电膏、盐水涂擦放置电极处的皮肤。

4.导联　安放12导联心电图电极,心电图机导联线有 5 条,线头分别为红、黄、绿、黑、白 5 种颜色的导联线组成。常规红色线接右手,黄色线接左手,绿色线接左脚,黑色线接右脚,白色线接胸前,其中 V_1 在胸骨右缘第四肋间,V_2 在胸骨左缘第四肋间,V_3 在 V_2 至 V_4 两点连线的中点,V_4 在左锁骨中线与第五肋间相交处,V_5 在左腋前线 V_4 水平处,V_6 在左腋中线 V_4 水平处(图 2 – 14)。

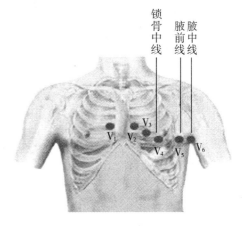

图 2 – 14 胸导联位置

5. 定标 常规为纸速 25mm/s,标准电压 $1mV = 10mm$。

6. 记录 一般为依次记录 I、II、III、aVR、aVL、aVF、V_1、V_2、V_3、V_4、V_5、V_6 导联图形,用手动方式记录心电图时,要先打标准电压,每次切换导联后,必须等到基线稳定后再启动记录纸,每个导联记录的长度不应少于 3~4 个完整的心动周期(即需记录 4~5 个 QRS 综合波)。

7. 检查 观察记录的心电图有无干扰、脱落等。

8. 标记 在记录纸上注明姓名、年龄、性别、记录时间、各导联名称等。

【正常心电图的波形及各部分的意义】

正常心脏的活动,其兴奋传导的电活动过程是由窦房结到心房、房室结、房室束、左,右束枝、普肯耶纤维、心室肌纤维。在每一心动周期内,一个典型的心电图有 5 个(或 6 个)波自左至右称为 P、QRS、T 波及 U 波,并可分为下列部分,P – R 间期 QRS 间期、Q – T 间期,及 PR 段 ST 段等(图 2 – 15)。

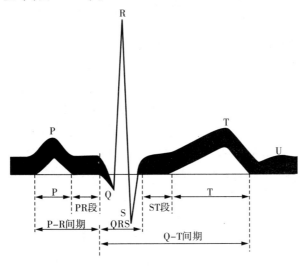

图 2 – 15 典型模式心电图组成

(一)P 波

心房肌除极波,反映左右心房的电激动过程电位和时间的变化。

P 波为右心房的除极波和左心房的除极波的相加融合波,一般心电图上可以看 P 波前 1/3 代表右心房除极,中 1/3 代表左右心房共同除极,后 1/3 代表左心房除极。

1. 形态 在大部分导联上呈钝圆形,有时可有轻度切迹。P 波方向在 I、II、aVF、

$V_4 \sim V_6$ 导联上向上,aVR 导联上向下,其余导联上呈双向、倒置或低平均可。

2.时间　正常人 P 波时间一般小于 0.12 秒。

3.振幅　P 波振幅在肢体导联上一般小于 0.25mV,胸导联上一般小于 0.2mV。

(二)P - R 间期

从 P 波的起点至 QRS 波群的起点,代表心房开始除极至心室开始除极的时间。

心率在正常范围时,P - R 间期为 0.12 ~ 0.20 秒,在幼儿及心动过速时 P - R 间期相应缩短。在老年人及心动过缓时,P - R 间期可略延长,但不超过 0.22 秒。

(三)QRS 波群

代表心室肌除极的电位变化。

1.时间　正常成年人 QRS 时间小于 0.12 秒,多数在 0.06 ~ 0.10 秒。

2.波形和振幅　正常人 V_1、V_2 导联多呈 rS 型,V_1 的 R 波一般不超过 1.0mV。V_5、V_6 导联 QRS 波群可呈 qR、qRs、Rs 或 R 型,且 R 波一般不超过 2.5mV。正常人胸导联的 R 波自 V_1 至 V_6 逐渐增高 S 波逐渐变小,V_1 的 R/S 小于 1,V_5 的 R/S 大于 1。6 个肢体导联的 QRS 波群振幅一般不应小于 0.5mV,6 个胸导联的 QRS 波群振幅一般不应小于 0.8mV,否则为低电压。

3.Q 波　除 aVR 导联外,正常人的 Q 波时间小于 0.04 秒,Q 波振幅小于同导联中的 R 波的 1/4。正常人 V_1、V_2 导联不应出现 Q 波,但偶尔可呈 QS 波。

(四)ST 段

自 QRS 波群的终点至 T 波起点间的线段,代表心室缓慢复极过程。

正常的 ST 段多为一等电位线,有时亦可有轻微的偏移,但在任意导联,ST 段下移一般不超过 0.05mV;ST 段上抬在 $V_1 \sim V_2$ 导联一般不超过 0.3mV,V_3 不超过 0.5mV,在 $V_4 \sim V_6$ 导联及肢体导联不超过 0.1mV。

(五)T 波

代表心室快速复极时的电位变化。

1.方向　在正常情况下,T 波的方向大多与 QRS 主波的方向一致。T 波方向在 I、II、$V_4 \sim V_6$ 导联向上,aVR 导联向下,III、aVL、aVF、$V_1 \sim V_3$ 导联可以向上、双向或向下。若 V_1 的 T 波方向向上,则 $V_2 \sim V_6$ 导联就不应再向下。

2.振幅　除 III、aVL、aVF、$V_1 \sim V_3$ 导联外,其他导联 T 波振幅一般不应低于同导联 R 波的 1/10。T 波再胸导联有时可高达 1.2 ~ 1.5mV 尚属正常。

(六)Q - T 间期

指 QRS 波群的起点至 T 波终点的间距,代表心室肌除极和复极全过程所需的时间。

Q - T 间期长短与心率的快慢密切相关,心率越快,Q - T 间期越短,反之则越长。心率在 60 ~ 100/min 时,Q - T 间期的正常范围为 0.32 ~ 0.44 秒。由于 Q - T 间期受心率的影响很大,所以常用校正的 Q - T 间期(QTc),QTc 就是 R - R 间期为 1 秒(心率 60/min)时的 Q - T 间期。Q - Tc 的正常上限值设定为 0.44 秒,超过此值即认为延长。一般女性的 Q - Tc 间期较男性略长。

(七)U 波

在 T 波之后 0.02 ~ 0.04 秒出现的振幅很低小的波称为 U 波,代表心室后继电位,其产生机制目前尚未完全清楚。U 波方向大体与 T 波一致。U 波在胸导联较易见到,以 $V_3 \sim V_4$ 导联较为明显。U 波明显增高常见于血钾过低。

【心电图的测量和分析】

(一)心电图的测量方法

心电图多是直接描记在印有许多纵线和横线交织而成的小方格纸上,小方格的各边细线间隔均为 1mm,纸上的横向距离代表时间,用以计算各波和间期所占的时间,因为心电图纸移动的速度一般为每秒 25mm,所以每 1mm(一小格)代表 0.04 秒;粗线间隔内有 5 小格,故每两条粗线之间代表 0.2 秒。纸上的纵向距离代表电压,用以计算各波振幅的高度或深度,当输入定准电压为 1mV 使曲线移位 10mm 时 1 小格为 1mm,代表 0.1mV。

(二)心率的计算方法

1.测定邻近 2 个 P - P 间隔的时间(代表一个心动周期),然后代入以下公式:

心率 = 60/P - P 或 R - R 间期(秒)

2.数 30 大格相当于 6 秒钟距离中 P 或 R 波的数目,乘以 10,便得出 1 分钟心房或心室率,此法常用于计算心率不齐者的平均心率。

(三)各波振幅及时间的测量

1.各波时间的测量 测量各波的时间应选择波形比较清晰的导联。从波形的起始部内缘测量至波形的终末部分的内缘。

2.各波振幅的测量 如测量一个向上波形的高度,应从等电线的上缘垂直地量到波的顶端,测量一个向下波形的深度时,应从等电线(基线)的下缘垂直地量到波的最低处。测量一个双向的 P 波,应将等电线的上缘垂直地量到波的顶点,加上自等线下缘垂直地量到波的最低处振幅算术和。

(四)平均心电轴

1.心电轴 是指平均 QRS 电轴,它是心室除极过程中全部瞬间向量的综合。通常可用任何两个肢体导联的 QRS 波群的电压或面积计算出心电轴。

2.测量方法

(1)目测法 Ⅰ 和 Ⅲ 导联 QRS 波群的主波方向,估测电轴是否发生偏移:如 Ⅰ 和 Ⅲ 导联的 QRS 主波均为正向波,可推断电轴不偏;如 Ⅰ 导联出现较深的负向波,Ⅲ 导联主波为正向波,则属电轴右偏;如 Ⅲ 导联出现较深的负向波,Ⅰ 导联主波为正向波,则属电轴左偏。

(2)作图法 根据 Ⅰ、Ⅲ 导联 QRS 波群正向波与负向波的代数和,用作图法在 Ⅰ、Ⅲ 导联的相应幅度处分别作两垂直线相交,即可测得额面平均心电轴角度。

(3)查表法 根据 Ⅰ 导联及 Ⅲ 导联正负波幅值代数和的两个数值,从一专用的心电轴表中直接查得相应的额面心电轴。

3.临床意义 正常心电轴范围为 -30° ~ +90°,电轴位于 -30° ~ -90°,范围为心电轴左偏,位于 +90° ~ +180°范围为心电轴右偏。

(五)分析心电图的方法

1.全面的一般性阅读 观察各导联心电图描记是否清晰、准确,有无干扰,基线有无移动,定标电压是否准确。

2. 找出 P 波,确定心律,测量 P - P 或 R - R 间距计算出心率。

3. 确定心电轴的方向。

4. 观察和测量各波段间期,判定是否正常。

5. 阅读临床提供的申请单,综合分析做出心电图诊断。正常心电图、心电图大致正常,不正常心电图。

【识别几种常见心电图】

(一)正常窦性心律

窦房结是心脏正常的起搏点,凡起源于窦房结的心律称为窦性心律(图 2 - 16)。

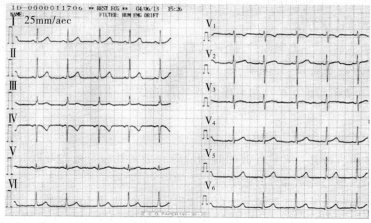

图 2 - 16　窦性心律

心电图特点:

1. P 波规律出现,60 ~ 100/min。

2. P 波的形态表明激动来自窦房结(即 P 波在 Ⅰ、Ⅱ、aVF、V$_4$ ~ V$_6$ 导联直立,在 aVR 导联倒置)。

3. P - R 间期在 0.12 秒以上。

4. P - P 间期互相差异不超过 0.12 秒。

(二)窦性心律不齐(图 2 - 17)

窦性心律的起源未变,但节律不整,在同一导联上 P - P 间期差异大于 0.16 秒或 0.12 秒;其余诊断条件同正常窦性心率,窦性心律不齐常与窦性心动过缓存在。

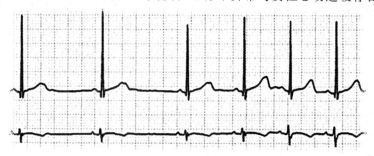

图 2 - 17　窦性心律不齐

(三)窦性心动过速(图 2 - 18)

成人窦性心律频率 >100/min,称为窦性心动过速。

心电图特点：

1. P 波在 Ⅰ、Ⅱ、aVF 导联直立，在 aVR 导联倒置。

2. P - R 间期 0.12 ~ 0.20 秒。

3. P 波频率大于 100/min。

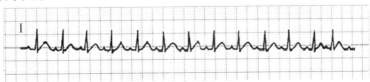

图 2 - 18　窦性心动过速

(四)窦性心动过缓(图 2 - 19)

窦性心律的频率 <60/min 时，称为窦性心动过缓。

心电图特点：

1. P 波在 Ⅰ、Ⅱ、aVF 导联直立，在 aVR 导联倒置。

2. P - R 间期 0.12 ~ 0.20 秒。

3. P 波频率小于 60/min。

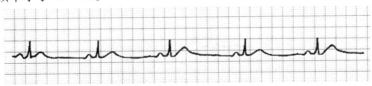

图 2 - 19　窦性心动过缓

(五)期前收缩

期前收缩是临床上最常见的一种心律失常，是指起源于窦房结以外的异位起搏点提前发出的激动，又称过早搏动，根据异位搏动发生的部位，可分为房性、交界性和室性期前收缩，其中以室性期前收缩最为常见(图 2 - 20)。

1. 室性期前收缩

(1)期前出现的 QRS - T 波前无 P 波或无相关的 P 波。

(2)期前出现的 QRS 形态宽大畸形，时限通常 >0.12 秒，T 波方向多与 QRS 的主波方向相反。

(3)往往为完全性代偿间歇，即期前收缩前后的两个窦性 P 波间距等于正常 P - P 间距的两倍。

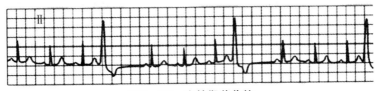

图 2 - 20　室性期前收缩

2. 房性期前收缩(图 2 - 21)

(1)期前出现的异位的 P 波，其形态与窦性 P 波不同。

(2)P - R 间期 >0.12 秒。

(3)大多为不完全性代偿间歇，即期前收缩前后两个窦性 P 波的间距小于正常 P - P 间距的两倍。

（4）某些房性期前收缩的 P－R 间期可以延长，如异位 P 后无 QRS－T 波，则称为未下传的房性期前收缩，有时 P 下传心室引起 QRS 波群增宽变形，多呈右束支阻滞图形，称为房性期前收缩伴室内差异性传导。

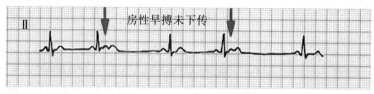

图 2－21　房性期前收缩

3.交界性期前收缩（图 2－22）

（1）期前出现的 QRS－T 波，其前无窦性 P 波，QRS－T 形态与窦性下传者基本相同。

（2）出现逆行 P'波（P 波在 Ⅱ、Ⅲ、aVF 导联倒置，aVR 导联直立）、可发生于 QRS 波群之前（P'－R 间期＜0.12 秒）或 QRS 波群之后（R－P'间期＜0.20 秒）或者与 QRS 相重叠。

（3）大多为完全性代偿间歇。

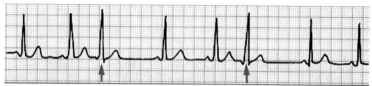

图 2－22　交界性期前收缩

（六）心房颤动

心房颤动（atrialfibrillation）简称房颤，是一种十分常见的心律失常。心房颤动时，心房内有异位兴奋灶高速度而又不规则地发出冲动，使心房仅有不规则的颤动而无整体的收缩。心室只能接受一部分由心房下传的冲动，故心室的搏动不规则。据统计，我国 30 岁以上人群，房颤患病率为 0.77%，并随年龄而增加，男性高于女性（图 2－23）。

心电图特点：

1.常 P 波消失，代之以大小不等、形状各异的颤动波（f 波），通常以 V_1 导联为最明显。

2.房颤波的频率为 350～600/min。

3.心室律绝对不规则，QRS 波群形态通常正常，当心室率过快，发生室内差异性传导，QRS 波群增宽变形。

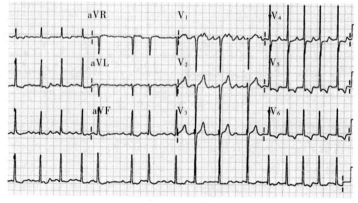

图 2－23　心房颤动

（七）心房扑动（atrialflutter）

简称房扑,正常 P 波消失,代之连续的大锯齿状扑动波（F 波）,F 波多数在 Ⅰ 、Ⅲ 、aVF 导联中清晰可见,F 波间无等电位线,波幅大小一致,间隔规则,频率多为 250 ~ 350/min,大多不能全部下传,而以固定房室比例（2∶1 或 4∶1）下传,故心室律规则。如果房室传导比例不恒定或伴有文氏传导现象,则心室律可以不规则（图 2 - 24）。房扑时 QRS 波时限一般不增宽,如果 F 波的大小和间距有差异,且频率 >350/min,称不纯性心房扑动。

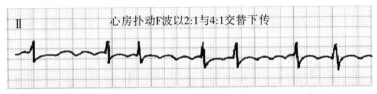

图 2 - 24　心房扑动（呈 2∶1 传导）

（八）阵发性室上性心动过速

连续三次或三次以上快速的 QRS 波群,QRS 形态一般正常,称室上型（即 QRS 波群不增宽变形,QRS 间期 <0.12 秒）,频率一般在 160 ~ 250/min,节律快而规则,心室律绝对整齐（图 2 - 25）。

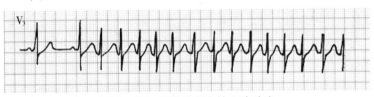

图 2 - 25　阵发性室上性心动过速

（九）阵发性室性心动过速

1.频率多在 140 ~ 200/min,节律可稍不齐。

2.QRS 波群宽大畸形,时限通常 >0.12 秒。

3.如能发现 P 波,并且 P 波频率慢于 QRS 频率,PR 无固定关系（房室分离）,则可明确诊断。

4.偶尔心房激动夺获心室或发生室性融合波,也支持室性心动过速的诊断（图 2 - 26）。

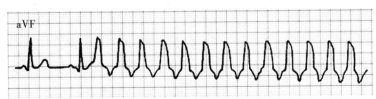

图 2 - 26　阵发性室性心动过速

（十）房室传导阻滞

1.一度房室传导阻滞　心电图主要表现为:P - R 间期延长。在成人若 P - R 间期 >0.20秒（老年人 P - R 间期 >0.22 秒）或对两次检测结果进行比较,心率没有明显变化而 P - R 间期延长超过 0.04 秒,可诊断为一度房室传导阻滞（图 2 - 27）。

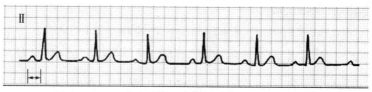

图 2 - 27　一度房室传导阻滞(P - R 间期 0.30 秒)

2. 二度房室传导阻滞　心电图主要表现为部分 P 波后 QRS 波群脱漏,分两种类型:

二度Ⅰ型房室传导阻滞(图 2 - 28):表现为 P 波规律出现,P - R 间期逐渐延长,直到 1 个 P 波后脱漏 1 个 QRS 波群,之后阻滞得到一定改善,P - R 间期又趋缩短,之后又复逐渐延长,如此周而复始,称为文氏现象。

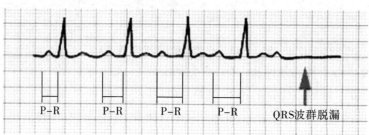

图 2 - 28　二度Ⅰ型房室传导阻滞

二度Ⅱ型房室传导阻滞(图 2 - 29):表现为 P - R 间期恒定,部分 P 波后无 QRS 波群。凡连续出现 2 次或 2 次以上的 QRS 波群脱漏者,称为高度房室传导阻滞。Ⅰ型较Ⅱ型常见。

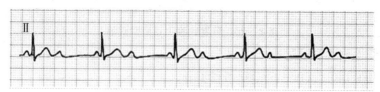

图 2 - 29　二度Ⅱ型房室传导阻滞

3. 三度房室传导阻滞　又称完全性房室传导阻滞。心电图表现为:P 波与 QRS 波群毫无关系,(P - R 间期不固定),心房率快于心室率。如果偶尔出现 P 波下传心室者,称为几乎完全性房室传导阻滞。出现交界性逸搏心律或室性逸搏心律,以交界性逸搏心律多见。如出现室性逸搏心律,往往提示发生阻滞的部位较低(图 2 - 30)。

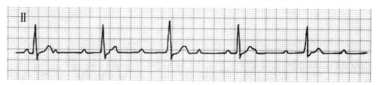

图 2 - 30　三度房室传导阻滞,交界性逸搏心律

(十一)室内传导阻滞

1. 右束支阻滞　右束支细长,由单侧冠状动脉分支供血,其不应期比左束支长,故传导阻滞较多见。

完全性右束支阻滞的心电图表现(图 2 - 31):①QRS 波群时限≥0.12 秒;②V₁ 或 V₂ 导联呈 rsR'型或 M 型,此为最具特征性的表现;Ⅰ、V₅、V₆ 导联 S 波增宽有切迹,其时限≥0.04

秒;aVR 导联呈 QR 型,其 R 波宽而有切迹;③V_1 导联 R 峰时间 >0.05 秒;④V_1、V_2 导联 ST 段轻度压低,T 波倒置;I、V_5、V_6 导联 T 波方向一般与终末 S 波方向相反,仍为直立。

不完全性右束支阻滞时,QRS 波群形态和完全性右束支阻滞相似,仅 QRS 波群时限 <0.12 秒。

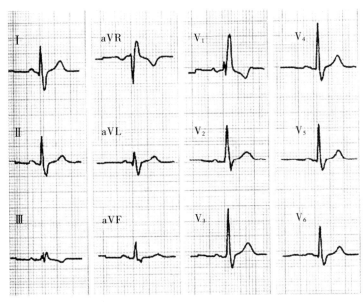

图 2-31 完全性右束支阻滞

2. 左束支阻滞 左束支粗短,由双侧冠状动脉分支供血,不易发生传导阻滞。

完全性左束支阻滞的心电图表现(图 2-32):①QRS 波群时限 ≥0.12 秒;②V_1、V_2 导联呈 rS 波(其 r 波极小,S 波明显加深增宽)或呈宽而深的 QS 波;③ I、V_5、V_6、aVL 导联 R 波增宽、顶峰粗钝或有切迹;心电轴可有不同程度的左偏;④ I、V_5、V_6 导联 q 波一般消失;⑤V_5、V_6 导联 R 峰时间 >0.06 秒;⑥ST-T 方向与 QRS 主波方向相反。如 QRS 波群时限 <0.12 秒,为不完全性左束支阻滞。

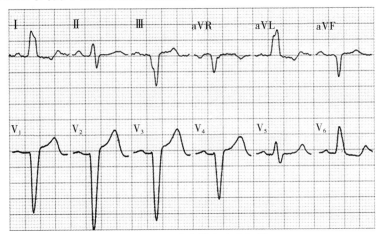

图 2-32 完全性左束支阻滞

预激综合征(preexcitationsyndrome)又称 Wolf-Parkinson-White 综合征(WPW 综合征),是指心电图呈预激表现,临床上有心动过速发作(图 2-33)。

①窦性心搏的 P-R 间期短于 0.12 秒;②某些导联之 QRS 波群超过 0.12 秒,QRS 波群起始部分粗钝(称 delta 波),终末部分正常;③ST-T 波呈继发性改变,与 QRS 波群主波方向相反。

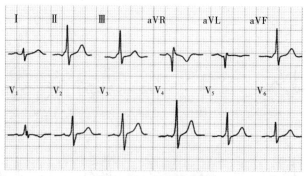

图 2-33 预激综合征

(十二)心房肥大

心房肥大表现在 P 波的改变,心电图上有两种类型的 P 波改变。

1. 左房肥大 Ⅰ、Ⅱ、aVL 导联 P 波增宽≥0.12 秒,常呈双峰型,峰距≥0.04 秒,称为"二尖瓣型 P 波"(图 2-34)。

V_1 导联上 P 波常呈先正后出现深宽的负向波。将 V_1 负向 P 波时间乘以负向波 P 波振幅,称为 P 波终末电势(Ptf)。左房肥大时,V_1 导联 Ptf≥0.04mm·s。

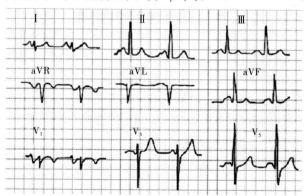

图 2-34 左心房肥大

2. 右房肥大 P 波尖而高耸,振幅≥0.25mV,以 Ⅱ、Ⅲ、aVF 导联最为突出,又称"肺性 P 波";时间不延长,右房除极时间随有延长,但与左房除极向量的时间相重叠,故两者合起来的总时间并未延长,即 P 波的宽度并不增加;Pv_1≥0.15mV;如 P 波呈双向,其振幅的算术和≥0.20mV(图 2-35)。

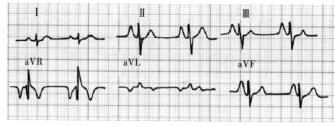

图 2-35 右心房肥大

3．双房肥大 P 波增宽≥0.12 秒,振幅≥0.25mV;V_1 的 P 波高大双向,上下振幅都超过正常范围。

(十三)心室肥大

1．左室肥大(图 2－36)

(1)左室高电压的表现 V_5 或 V_6 的 R 波 >2.5mV,或 V_5 的 R 波 + V_1 的 S 波 >4.0mV(男性)或 >3.5mV(女性);Ⅰ导联的 R 波 >1.5mV,aVL 的 R 波 >1.2mV,aVF 的 R 波 >2.0mV 或Ⅰ导联 R 波 + Ⅲ导联 R 波 >2.5mV。

(2)额面心电轴左偏,但一般不超过 -30°。

(3)QRS 总时间 >0.10(一般不超过 0.11 秒)。

(4)并存 ST－T 改变,ST－T 向量与 QRS 最大向量常呈对向趋势,心电图表现为在以 R 波为主的导联中,T 波低平、双向或倒置,同时可伴有 ST 段呈缺血型压低达0.05mV以上。

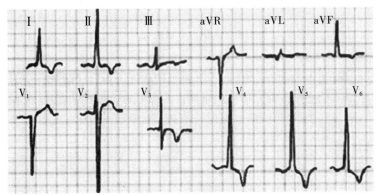

图 2－36 左心室肥大

2．右室肥大(图 2－37)

(1)V_1 导联 R/S≥1,呈 R 型或 Rs 型,重度右室肥大可使 V_1 导联呈 qR 型;V_5 导联 R/S≤1 或 S 波比正常加深,aVR 导联以 R 波为主,R/q 或 Q/S≥1。

(2)R_{V_1} + S_{V_5} >1.05mV,R_{aVR} >0.5mV。

(3)心电轴右偏≥ +90°。

(4)以上心电图改变常同时伴有右胸导联(V_1、V_2)ST 段压低及 T 波倒置,称为右室肥大伴劳损。

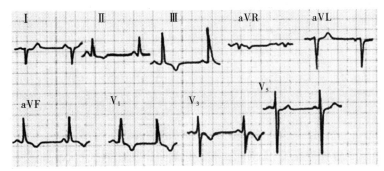

图 2－37 右心室肥大

3.双侧心室肥大　可能因为两侧心室的综合心电向量互相抵消而呈现大致正常的心电图(图2-38)。

仅表现为一侧心室肥大而掩盖另一侧心室肥大的存在。

双侧心室肥大,既表现为右室肥大图形(如:V_1导联 R 波为主,电轴右偏),又存在左室肥大的某些征象(如:V_1导联 R/S>1,R 波振幅增高等)。

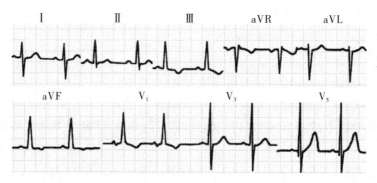

图2-38　心室肥大

(十四)急性心肌梗死

心肌梗死(myocardialinfarction,MI)是心肌缺血性坏死。为冠状动脉病变的基础上,发生冠状动脉血供急剧减少或中断,使相应的心肌严重而持久地急性缺血导致心肌坏死。

1.心电图诊断要点

基本图形:

(1)缺血型改变　T 波倒置。

(2)损伤型改变　ST 段弓背抬高。

(3)坏死型改变　病理型 Q 波(宽而深)。

2.图形演变及分期(图2-39)

(1)早期　ST 段上抬,T 波高尖(持续数分钟至数小时)。

(2)急性期　病理性 Q 波(或 QS 波)出现,ST 段弓背上抬,逐渐下降至基线或接近基线,T 波由直立逐渐变为双向、倒置(数小时—数周)。

(3)亚急性期　高的 ST 段回等电位线,Q 波持续存在,主要演变是缺血型 T 波由浅—深—浅,直至恢复正常或恒定(数周—数月)。

(4)陈旧期　ST-T 不再变化,留下坏死型 Q 波(3~6 个月或更长)。

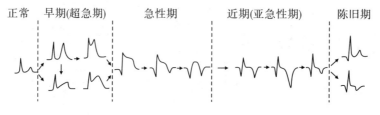

图2-39　急性心肌梗死的图形演变过程及分期

3.定位诊断　根据异常 Q 波、ST 段和 T 波改变出现在哪些导联决定的,其中,异常 Q 波为主要依据。

（1）前间壁心肌梗死的异常心电图出现在 V_1、V_2、V_3。

（2）前壁心肌梗死的异常心电图出现在 V_3、V_4、V_5。

（3）广泛前壁心肌梗死的异常心电图出现在 V_1、V_2、V_3、V_4、V_5（图 2 - 40）。

（4）侧壁心肌梗死的异常心电图出现在 I、aVL、V_6。

（5）下壁心肌梗死的异常心电图出现在 II、III、aVF（图 2 - 41）。

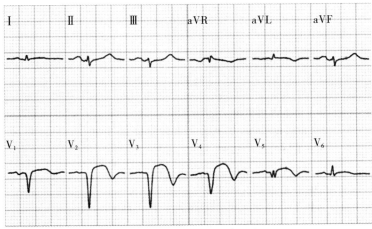

图 2 - 40　急性广泛前壁心肌梗死

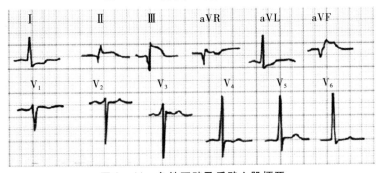

图 2 - 41　急性下壁及后壁心肌梗死

心电图检查的内容要求与评分标准见表 2 - 23。

表 2 - 23　心电图操作评分标准

项目	总分	内容要求	分值	得分	扣分原因
用物	10	心电图机、导电膏等	5		
		准备分规、直尺、笔、纸	5		
操作程序与步骤	80	核对被检者的姓名、申请单,仪表端庄,说检查的明目、意义	5		
		说出心电图的测量程序	5		
		心电图基本步骤:接电、常规安放 12 导联心电图电极,依次记录 I、II、III、aVR、aVL、aVF、V_1、V_2、V_3、V_4、V_5、V_6 导联图形	5		
		观测定标电压,查清走纸速度,常规为纸速 25mm/s,标准电压 1mV = 10mm	5		

续表

项目	总分	内容要求	分值	得分	扣分原因
操作程序与步骤	80	观测 P‒QRS‒T 相关性和 P‒R 间期,观测心律	5		
		依据 P‒P 或 R‒R 时间测量心率,确定基线(等电位线),以前后两个 T‒P 波连线为基准,以前后两个 P 波或 Q 波的起始点连线为准	10		
		观测 P 波、QRS 波、T 波的形态、时间、电压及 ST 段有无移位,正向波电压从基线上缘垂直测至该波峰。负向波电压从基线下缘垂直测至该波底端	10		
		P‒R 间期测量:从 P 波起点内缘量至 QRS 波群的起点内缘。通常选 II 导	5		
		ST 段测量;若 ST 段偏离基线时,从 J 点后 0.04 秒处测量其上移或下移的电压值。上移者:从基线上缘量至 ST 段上缘;下移者:从基线下缘量至 ST 段下缘	10		
		Q‒T 间期;从 QRS 波起点内缘量至 T 波终点内缘	5		
		计算校正 Q‒T 间期(Q‒Tc)= $QT/\sqrt{R‒R}$	5		
		测定心电轴:用目测法判定心电轴大致方位	5		
		判定钟向转位:据 $R/S \approx 1$ 的图形在 $V_1 \sim V_6$ 导联所在的位置,判断有无钟向转位	5		
提问	10				
总分					

(吴 昌)

实训项目十 问 诊

一、目的要求

1.掌握问诊的内容、方法和技巧。

2.了解问诊的重要性及在诊断疾病中的作用。

3.通过问诊,与被检者建立良好的医患关系。

二、实训内容

问诊的内容、方法和技巧,问诊的注意事项。

三、教学模型及仪器设备

计算机、多媒体设备、教学光盘、笔、纸等。

四、教学方法

1. 观看问诊教学光盘或幻灯等。

2. 教师复习讲解问诊的内容、方法与技巧,以及问诊注意事项。

3. 教师结合具体患者或标准化患者进行问诊示教。

4. 学生结合具体患者或标准化患者分组练习问诊,在教师指导下掌握问诊内容、方法与技巧。

5. 教师检查各组问诊情况,及时纠正学生出现的各种错误,并进行集体点评、归纳和总结。

6. 学生将问诊获得的病史按病历规范要求写成实训报告,交教师修改。

7. 嘱学生平时加强交流、沟通,掌握问诊的方法、技巧及注意事项。

五、操作前准备

1. 医生准备　态度和蔼、语言适当;着装整洁、举止端庄;问诊前先自我介绍,说明目的,以消除被检者的紧张情绪,争取被检者的配合;注意保护被检者的隐私。

2. 被检者准备　事先联系患者或标准化患者,着装整洁;按要求摆好体位。

3. 环境准备　室温适宜,光线充足,环境安静。

六、操作方法

(一)操作准备

介绍患者或标准化患者。

(二)复习讲解问诊内容

1. 一般资料　姓名、性别、年龄、婚姻、籍贯、职业、民族、住址、入院日期、病历写作日期、病史来源及可靠性。

2. 主诉　患者就诊最主要的症状或体征和持续时间(举 1~2 例说明)。

3. 现病史

(1)起病情况　起病日期、缓急、诱因或病因。

(2)主要症状的系统描述　部位、性质、持续时间、缓解方式、伴随症状。

(3)病情的发展及演变。

(4)伴随症状及有鉴别意义的病史。

(5)诊疗经过　检查、治疗时间、药名、剂量、疗程、疗效。

(6)病后的一般状况　精神状态、饮食、大小便、睡眠、体重改变及劳动力情况。

4. 既往史　既往的健康状况、与目前所患疾病有关情况、传染病史、外伤手术史、预防接种、过敏史。

系统回顾:呼吸、循环、消化、泌尿、造血、内分泌系统与代谢、神经精神、肌肉骨骼等系统。

5.个人史　出生地和居住地、工作环境与职业、习惯与嗜好、冶游史等。

6.月经史　指月经情况、有无痛经与白带、末次月经日期、闭经日期、绝经年龄等。

7.婚姻史　询问未婚或已婚、结婚年龄、配偶健康状况、性生活情况、夫妻关系等。

8.生育史　妊娠与生育次数、人工或自然流产的次数、有无死产、手术产、计划生育等。对男性应询问是否患过影响生育的疾病。

9.家族史　询问双亲与兄弟、姐妹及子女的健康情况、是否有与患者类似疾病、有无与遗传有关的疾病及传染病史。

(三)问诊方法与技巧

1.从礼节开始　先自我介绍,说明问诊目的,承诺对被检者提供资料给予保密。问诊一般先询问对方姓名,缩短医生与被检者之间的距离,争取配合医疗工作,使问诊能顺利地进行。

2.从主诉开始　交谈一般从主诉开始,先问感受最明显、最容易回答的问题,然后由浅入深、由简单到复杂、由常见到少见、由主要疾病到并发症,进行有目的、有层次、有顺序地询问。

3.注意时间顺序　问诊过程中,应注意被检者所陈述的症状或体征出现的时间顺序以及影响病情减轻或加重的各种因素(如环境、药物、饮食等),并随时分析、综合、归纳评估对象所陈述的各种症状中的内在联系,分清主次,辨明因果,抓住重点,以避免遗漏重要的资料。

4.态度诚恳耐心　交谈中,应细心听取,并对其回答的问题显示出感兴趣和关心的态度,对被检者的陈述表示理解、认可和同情。当被检者回答不确切时,要耐心启发,注意给予充分的时间回答问题。

5.语言通俗易懂　提问以获取真实,准确的资料为原则。语言要通俗易懂,避免使用有特定含义的医学术语,也不要因急于了解病情进行暗示性提问和诱问,以免被检者随声附和使资料失真,导致错误的结论。

6.注意核实疑问　对于被检者陈述中的不确切或有疑问的情况,如病情与时间、某些症状与检查结果等,要及时澄清、核实,提高病史的真实性。

7.区别对象问诊　一般患者,详细问诊;急危重者,先扼要询问和重点检查后,立即抢救,病情好转后再做补充;小儿或昏迷者,不能自述病史,由家长或知情人代述,但要注意代述的可靠性。

8.问诊结束小结　应谢谢被检者合作,告知或暗示被检者医患合作重要性,同时解答被检者提出的疑虑和要求,并说明下一步计划以及对被检者的要求和希望等。

七、注意事项

1.选择适当时间　问诊一般宜在被检者入院事项安排就绪后进行,以免引起被检者焦虑不安。

2.安排合适环境　尽量安排安静、舒适的场所,光线和温度应适宜。

3. 选择沟通方式　有针对性地选择对方易于接受的语言形式和内容,可多用解释性语言,体现对被检者理解和尊重。

4. 避免不良刺激　问诊不要直呼评估对象的姓名或床号,防止不良刺激的语言和表情对被检者的影响,以免增加被检者的思想负担,甚至引起病情加重。

5. 尊重患者隐私　能运用技巧询问被检者较敏感的问题,保护被检者隐私。

6. 做好隔离工作　不要坐在被检者床上,问诊结束后洗手,避免交叉感染。

八、教学考核及评分标准(表 2 - 24)

表 2 - 24　问诊(病史采集)教学考核及评分标准

项目	分值	操作内容及操作方法	评分标准	扣分说明
准备工作	20分	素质要求:着装整洁,举止得体,爱伤观念强,体现人文关怀,问诊口齿清楚	5	1. 能抓住重点围绕病情询问病史,条理性强,问诊语言正确,得90~100分
		自我介绍、说明目的,取得配合	5	
		医生准备:洗手,准备笔、纸等相应用品	5	
		环境准备:室温适宜,光线充足,环境安静	5	
问诊项目	60分	1. 一般项目(包括患者姓名、年龄、籍贯、民族、职业等,有漏项者酌情扣分)	4	2. 能围绕病情询问病史,条理基本清楚,问诊语言尚可,酌情扣10~15分
		2. 现病史 ①起病情况(发病时间、急缓、可能的诱因或病因)	5	
		②主要症状特点(部位、性质、程度和发作频率、缓解因素等)	5	
		③病情的发展与演变,以及导致病情加重或缓解的因素	5	
		④伴随症状,与鉴别诊断相关的隐性病史	5	
		⑤诊疗经过(是否到医院就诊,做过检查、诊断、治疗时间、药名、剂量、疗程、疗效)	5	3. 能围绕病情询问病史,但条理欠清楚,问诊语言欠恰当,酌情扣20~25分
		⑥病后一般情况(精神状态、饮食、大小便、睡眠、体重改变及劳动力情况)	5	
		3. 既往史(既往健康情况、与该病相关其他病史、传染病史、外伤手术史、预防接种史、输血及药物过敏史)	5	
		系统回顾:呼吸、循环、消化、泌尿、造血、内分泌与代谢、神经与精神、肌肉骨骼等系统	5	
		4. 个人史(出生地和居住地、工作环境与职业、习惯与嗜好、冶游史)	4	
		5. 月经生育史(月经情况、妊娠与生育次数、人工或自然流产的次数,有无死产、手术产、计划生育等。男性应询问是否患过影响生育的疾病)	4	
		6. 婚姻史(未婚或已婚、结婚年龄、配偶健康状况、性生活情况、夫妻关系等)	4	4. 没有围绕病情询问病史。不得分
		7. 家族史(询问双亲、兄弟姐妹及子女是否有类似疾病、遗传性疾病和传染病;已故者,需询问死亡时间、原因、年龄)	4	

续表

项目	分值	操作内容及操作方法	评分标准	扣分说明
问诊技巧	20分	1.问诊应有过渡语言、从一般到特殊的提问	2	
		2.语言通俗易懂(不用医学名词或术语提问,如果使用术语,立即向被检者解释)	3	
		3.问诊中能主导被检者回答与疾病相关的问题	2	
		4.无诱导性提问、暗示性提问、诘难性提问及连续性提问	2	
		5.询问者注意聆听,不轻易打断患者讲话,不出现难堪的停顿	2	
		6.思路清晰、全面细致、重点突出,能抓住病情主要特点并有相关鉴别	3	
		7.引证核实被检者提供的信息	2	
		8.能运用技巧询问被检者较敏感的问题,尊重被检者隐私	2	
		9.问诊应有结束语,问诊结束洗手	2	
合计			100	

九、思考题

1.何谓主诉?

2.问诊有哪些内容?

3.现病史应包括哪些内容?

4.简述既往史中系统回顾的临床意义。

5.简述月经史的内容及记录格式。

执业助理医师技能考试链接

病史:患者,女,65岁。咳嗽、咳痰、气喘反复发作20年,加重2天。要求:围绕上述主诉,试述如何询问该患者的现病史及相关史的内容。

参考答案:(20分)

一、问诊内容(15分)

(一)一般项目(2分)

(二)现病史(10分)

1.根据主诉了解从发病到就诊前疾病的发生、发展变化及相关的鉴别诊断:(6分)

(1)询问发病的时间,起病的缓急、病因和诱因。(2分)

(2)了解咳嗽、咳痰、气喘的主要症状的发生、发展、程度及演变情况。(2分)

(3)是否有恶寒、发热、咽痛,是否有夜间盗汗、乏力、咯血、胸痛,是否有心悸、下肢水肿、食欲不振、恶心呕吐等伴随症状。(2分)

2.诊疗经过:(2分)

(1)是否到医院诊治?是否作过血常规、胸部的 X 线或 CT 检查?

(2)用过何种药物?治疗效果如何?

3.病后的一般状况:(2分)

病后的精神状态、饮食、大小便、睡眠、体重改变及劳动力情况。

(三)既往史(2分)

1.既往的类似病史、与该病相关的其他病史等、传染病史、手术外伤史、预防接种史、药物过敏史等。(1分)

2.系统回顾。(1分)

(四)相关史(1分)

个人史、婚育史、家族史。(1分)

二、问诊技巧(3分)

1.条理性好,抓住重点。(1分)

2.围绕病情询问。(1分)

3.问诊的语言恰当。(1分)

三、提问(2分)

1.现病史重点询问哪些内容?

答:起病情况、主要症状的系统描述、病情的发展及演变、伴随症状及有鉴别意义的病史、诊疗经过、病后的一般状况。(1分)

2.个人史和家族史重点询问哪项?

答:被检者职业工种、习惯与嗜好,以及家族成员中(父母、兄弟姐妹及子女)是否有类似病史、遗传病史、传染病史(如肺结核)。(1分)

(陈瑄瑄)

实训项目十一 诊断方法与病历书写

一、目的要求

1.掌握住院病历的书写格式和内容,能独立写出格式正确、文字通顺、字体清楚,符合实际的住院病历。

2.了解病历在诊疗疾病、教学、科研、法律依据等方面的重要意义。

3.树立认真负责、实事求是编写病历的工作态度。

4.收集病史,归纳分析确定诊断。

二、实训内容

病历书写的基本规则和要求,住院病历格式和内容的书写要求。

三、教学模型及仪器设备

1.体检用物 手电筒、压舌板、血压计、体温计、听诊器、叩诊锤、直尺、卷尺、棉签、大头针等。

2.其他用物 计算机、多媒体设备、教学光盘、标准病历、病历记录纸、碳素墨笔等。

四、教学方法

1.教师复习讲解住院病历格式和内容的书写要求。

2.多媒体设备展示标准病历,分析住院病历格式和内容的书写要求。

3.学生分组对患者或标准化患者进行询问和全身体格检查,按照规定的格式和内容书写住院病历。

4.学生分组报告住院病历,相互指出错误及修改意见。

5.教师逐份讲解病历、点评,总结住院病历书写要点。

五、操作前准备

1.医生准备 态度和蔼、语言适当;着装整洁、举止端庄、洗手、避免交叉感染;采集病史前先自我介绍,说明目的,争取被检者的配合;注意保护患者的隐私。

2.被检者准备 事先联系患者或标准化患者,在医生的指导下摆好体位。必要时排空膀胱,适当暴露被检部位,体现爱伤观念。

3.环境准备 室温适宜,光线充足,环境安静。

六、操作方法

(一)操作前准备

复习讲授病历的重要性。

(二)多媒体展示标准病历,分析住院病历格式和内容的书写要求

1.病史部分

(1)一般项目 姓名、性别、年龄、婚姻、籍贯、职业、民族、住址、入院日期、病历写作日期、病史来源及可靠性。

(2)主诉 主要症状或体征和持续时间。

(3)现病史 起病情况及时间、诱因或病因、主要症状特点、病情的发展及演变、伴随症状及有鉴别意义的病史、诊疗经过、病后的一般状况。

(4)既往史 既往的健康状况、曾患疾病(特别是与目前所患疾病有关情况)、传染病史、外伤手术史、预防接种、过敏史。

系统回顾:呼吸、循环、消化、泌尿、造血、内分泌系统与代谢、神经精神、肌肉骨骼等系统。

(5)个人史 出生地和居住地、职业和工作条件、习惯与嗜好、冶游史等。

(6)月经史 月经情况、有无痛经与白带、末次月经日期、闭经日期、绝经年龄等。

(7)婚姻史 未婚或已婚、结婚年龄、配偶健康状况、性生活情况、夫妻关系等。

(8)生育史 妊娠与生育次数、人工或自然流产的次数、有无死产、手术产、计划生育等,对男性应询问是否患过影响生育的疾病。

(9)家族史 询问双亲与兄弟、姐妹及子女的健康情况,是否有与患者类似疾病、与

遗传有关疾病及传染病史。

2.体格检查

(1)生命征。

(2)一般状态。

(3)皮肤黏膜。

(4)淋巴结。

(5)头部及其器官(头颅、眼、耳、鼻、口腔、腮腺)。

(6)颈部。

(7)胸部(胸廓、肺部、心脏、血管)。

(8)腹部。

(9)肛门与直肠。

(10)外生殖器。

(11)脊柱与四肢。

(12)神经反射。

3.实验室及器械检查　记录与诊断有关的实验室及器械检查项目及结果,如系入院前所做的检查应注明检查地点及检查日期。

4.病历摘要　将病史、体格检查、实验室及器械检查的主要阳性发现和有重要鉴别诊断意义的阴性资料摘要综合,以提示诊断的根据。应简明扼要,字数以不超过300字为宜。

5.初步诊断　写在病历最后的右半侧。按疾病的主次列出,诊断除疾病全称外,还应尽可能包括病因、疾病解剖部位和功能的诊断。

6.医生签名。

七、注意事项

1.病历书写必须客观、真实、准确、及时、完整地记录患者病情的动态改变及相关的一切资料。

2.病历必须用蓝黑墨水钢笔书写;内容应完整,各种症状和体征应用医学术语记录,不得用医学诊断名词;语句简练、重点突出、层次分明,通俗易懂。

3.住院病历、入院记录于24小时内完成;危重患者的病历及时完成,抢救记录应在抢救结束后6小时内完成;门诊病历即时书写。

4.各项记录应注明年、月、日,急诊、抢救等记录应注明到时、分,采用24小时制和国际记录方法。

5.度、量、衡单位必须用法定计量单位。

6.药物过敏者,应在病历中用红墨水笔注明过敏药物名称。

7.病历书写字迹应该清楚、整洁、标点符号正确、无错别字、尽量不涂改。

8.实习医师、毕业后一年的住院医师写的住院病历要有上级医师签名,使用黑墨水。

9.疾病诊断、手术、各种治疗操作的名称和书写应符合国际编码要求。

八、教学考核及评分标准（表2-25）

表2-25　诊断方法与病历书写教学考核及评分标准

项目	分值	操作内容与操作方法	评分标准
准备工作	20分	1. 医生准备：①着装整洁、举止大方；②态度和蔼、语言恰当；③自我介绍、说明目的、争取被检者配合；④剪短指甲、洗手、避免交叉感染；⑤注意保护被检者隐私	5
		2. 被检者准备：指导被检者摆好体位，适当暴露被检部位，有爱伤观念	5
		3. 环境准备：室温适宜，光线充足，环境安静	5
		4. 用物准备：①体检用物：手电筒、压舌板、血压计、体温计、听诊器、叩诊锤、直尺、卷尺、棉签、大头针等；②其他用物：标准病历、病历书写记录纸、笔等	5
病历书写项目	60分	一般项目：项目齐全（姓名、性别、年龄、民族、籍贯、职业、婚姻、住址）	1
		主诉（简明扼要、重点突出、一目了然、用语恰当、时间准确）	6
		现病史	
		起病情况（起病时间、急缓、可能病因或诱因）	2
		详细记录主要症状（部位、性质、程度和发作频率等）	3
		疾病的发生、发展及演变过程要清楚	3
		伴随症状，有鉴别诊断的阴性症状记录	3
		诊疗过程（是否到医院就诊，做过检查、诊断、治疗时间、药名、剂量、疗程、疗效）	2
		病后一般情况（精神状态、饮食、大小便、睡眠、体重改变及劳动力情况）	2
		既往史（既往健康情况、与目前所患疾病有关情况、传染病史、外伤手术史、预防接种、过敏史）	2
		系统回顾：呼吸、循环、消化、泌尿、造血、内分泌系统与代谢、神经精神、肌肉骨骼等系统	2
		个人史（出生地、职业与工作条件、习惯与嗜好、冶游史等）	2
		月经史、婚姻史、生育史及家族史	2
		生命征（体温、呼吸、脉搏、血压）	1
		一般项目（营养、发育体型、面容表情、意识、体位、步态姿势）	2
		皮肤黏膜及淋巴结	1
		头颈部	2

项目	分值	操作内容与操作方法		评分标准
病历书写项目	60分	胸部8	胸廓、胸壁与乳房	1
			肺部	3
			心脏	3
			血管	1
		腹部6	肝脏	2
			脾脏	2
			其他	2
		脊柱四肢		1
		神经反射		1
		实验室及器械检查		1
		病历摘要(简明扼要、重点突出、提示诊断的根据)		1
		诊断:科学、完整、准确、多种病主次清楚		5
		医生签名(全名)		1
病历书写注意事项	20分	主诉内容、时间与现病史内容、时间相符		4
		现病史与诊断相符		4
		内容客观、真实、准确、无漏项、重点突出、层次分明		4
		医学用语准确、语句简练		4
		书写工整、清楚、标点符号正确、无错别字,无涂改		4
合计				100

九、思考题

1.试述病历书写的重要性。

2.怎样写好主诉?

3.病历书写的基本要求

4.住院病历书写的内容。

5.试述病历摘要记录的内容。

执业助理医师技能考试链接

　　病史:患者,男,30岁。一周前无明显诱因出现午后低热,体温37.5℃,夜间盗汗,伴右侧胸痛,深呼吸时明显,不放射,与活动无关,自服止痛药,于3天前胸痛减轻,但胸闷加重伴气短,故来院就诊,门诊以"右侧胸腔积液:结核性胸膜炎可能性大"收入院。请根据住院病历编写要求,收集资料编写一份完整病历。

一、收集资料

（一）病史（8分）

1. 一般项目：姓名、婚姻、籍贯、职业、民族、住址、入院日期、病历写作日期、病史来源及可靠性。（0.5分）

2. 主诉（归纳）：低热伴右侧胸痛1周。（2分）

3. 现病史：

（1）起病的时间及缓急。（0.5分）

（2）发热：发生与持续的时间、发热的程度等。（0.5分）

（3）流汗：发生的时间、流汗程度。（0.5分）

（4）胸痛：部位、性质和程度、持续时间、与呼吸、咳嗽和体位的关系。（0.5分）

（5）气促：性质、程度及出现的时间。（0.5分）

（6）伴随症状：有无咳嗽、咳痰、咯血、畏寒、乏力、食欲不振和体重减轻等。（0.5分）

（7）诊疗经过：是否到医院就诊？做过检查？诊断？是否治疗、药名、剂量、疗效？（0.5分）

（8）病后一般情况：精神状态、饮食、大小便、睡眠、体重改变等。（0.5分）

4. 既往史：重点既往健康情况，是否有结核病史或接触史、过敏性疾病和有害粉尘吸入史。（0.5分）

5. 个人史：重点询问有无吸烟嗜好（吸烟的时间长短及每天几支）。（0.5分）

6. 婚育史、家族史：重点询问未婚或已婚、结婚年龄、配偶健康状况、双亲与兄弟、姐妹及子女的健康情况、是否有结核病史及与遗传有关疾病。（0.5分）

（二）体格检查（5分）

1. 生命征、神志状态、面容表情、有无鼻翼扇动、发绀、端坐呼吸。（0.5分）

2. 皮肤有无皮疹及红斑；浅表淋巴结，尤其是颈部、右侧锁骨上淋巴结是否肿大，有无压痛和粘连；有无杵状指（趾）。（0.5分）

3. 气管的位置，有无颈静脉怒张、肝颈静脉回流征，颈部软组织有无水肿、肿胀及皮下捻发感（音）。（0.5分）

4. 胸廓检查，肺及心脏的四诊（视、触、叩、听）检查。（2.5分）

5. 腹部检查，有无肝脾大。（0.5分）

6. 脊柱与四肢、神经反射。（0.5分）

（三）实验室及器械检查（3分）

检查血常规与血沉、（0.5分）胸部X线检查、（0.5分）心电图检查、（0.5分）胸水常规检查、（0.5分）胸水结核菌培养、（0.5分）胸水找癌细胞等检查。（0.5分）

二、按规定格式书写住院病历（3分）

三、提问（1分）

住院病历规定何时完成？

答：住院病历于患者入院后24小时内完成。（1分）

（陈瑄瑄）

实训项目十二　胸腔穿刺术

胸腔穿刺术(thoracentesis)常用于检查胸腔积液的性质,抽液减压或通过穿刺给药等。

一、目的要求

掌握胸腔穿刺术的适应证、禁忌证,胸腔穿刺术的操作方法及步骤,胸腔穿刺术穿刺点的确定,术前准备,无菌操作。

二、实训内容

胸腔穿刺术的概念,适用证及禁忌证,术前需要做的相关检查,穿刺时患者应处于的体位,穿刺点的选择,术前麻醉,具体操作过程及术后处理,术前、术中、术后注意事项。

三、教学模型及仪器设备

胸腔穿刺术模型、胸积液:胸腔穿刺包一个(12 和 16 号胸腔穿刺针 1 个、消毒盘 1 个、血管钳 1 个、10ml 注射器 1 个),30 或 50ml 注射器一个。

气胸:胸穿包一个(胸腔穿刺针 1 个、消毒盘 1 个、血管钳 3 个、10ml 注射器 1 个、引流条 1 条、气胸箱 1 个)。

药物:2% 利多卡因 5～10ml。安定(valium)10mg,0.1% 肾上腺素 1.0ml。

四、教学方法

1.讲解胸腔穿刺术的目的、适应证、禁忌证、操作步骤和临床经验教训。

2.示范胸腔穿刺术的操作方法和操作步骤。

3.分组在模拟人上进行胸腔穿刺术的操作实践。

4.个别辅导,解答疑问。

五、适应证

1.大量胸腔积液或创伤性血胸引起心慌、胸闷、气促等压迫症状者。

2.需抽取胸腔积液检查以助诊断者。

3.脓胸患者,需抽脓及注药治疗。

4.气胸,肺压缩达 20% 以上者。

六、禁忌证

1.不合作的患者。

2.未经纠正的出凝血异常疾病。

3.呼吸功能不全或不稳定(除非是行治疗性胸腔穿刺术才能缓解)。

4. 心脏血流动力学不稳定或心律不齐;不稳定性心绞痛。

5. 相对禁忌证包括机械通气和大泡性肺疾病。

6. 在针穿入胸腔之前必须排除局部感染。

七、操作前准备

1. **医生准备**　详细询问病史、体格检查和超声波检查。向患者说明穿刺的目的和注意事项,以解除患者的顾虑取得其合作。术前患者的血压、脉搏、心率。术前一天查出凝血时间、血小板计数。戴无菌帽和口罩。

2. **患者准备或使用穿刺模型**　在医生的指导下摆好体位。在穿刺过程中,如果有咳嗽的感觉,应在医护人员的指导下做深呼吸动作,可有效控制咳嗽,以免造成穿刺针的脱落及气胸的发生。在穿刺过程中,如有心慌、气短、出冷汗等症状时,立即告诉医护人员,以及时采取相应的治疗措施。

3. **物品准备**　胸腔穿刺包1只。

八、操作方法

1. 嘱患者取坐位面向椅背,两前臂置于椅背上,前额伏于前臂上。不能起床者可取半坐卧位,患侧前臂上举抱于枕部。

2. 穿刺选在胸部叩诊实音最明显部位进行,一般常放肩胛线或腋后线第7～8肋间;有时也选腋中线第6～7肋间或腋前线第5肋间为穿刺点。包裹性积液可结合X线或超声波检查确定。穿刺点可用蘸龙胆紫的棉签在皮肤上做标记。

3. 常规消毒皮肤,戴无菌手套,覆盖消毒洞巾。

4. 用2%利多卡因(xylocaine)在下一肋骨上缘的穿刺点自皮至胸膜壁层进行局部浸润麻醉。

5. 术者以左手示指与中指固定穿刺部位的皮肤,右手将穿刺针的三通活栓转到与胸腔关闭处,再将穿刺针在麻醉处缓缓刺入,当针锋抵抗感突然消失时,转动三通活检使其与胸腔相通,进行抽液。助手用止血钳协助固定穿刺针,以防针刺入过深损伤肺组织。注射器抽满后,转动三通活栓使其与外界相通,排出液体。如用较粗的长针头代替胸腔穿刺针时,应先将针座后的胶皮管用血管钳夹住,然后进行穿刺,进入胸腔后再接上注射器,松开止血钳,抽吸胸腔内积液,抽满后再次用血管钳夹闭胶管,而后取下注射器,将液体注入弯盘中,以便计量或送检。

6. 抽液完成后,拔出穿刺针,覆盖无菌纱布,稍用力压迫穿刺部位片刻,用胶布固定后嘱患者静卧。

九、注意事项

1. **穿刺点应明确**　患者体位要正确,避免说话、咳嗽或深呼吸。

2. **严格无菌操作**,预防胸腔继发感染。精神紧张或频咳患者可酌情服用镇静剂及镇咳剂。

3. 进针不可太深,避免肺损伤,引起液气胸。

4. 抽液过程中要防止空气进入胸膜腔,始终保持胸膜腔负压。

5. 抽液过程中密切观察患者反应,如出现持续性咳嗽、气短、咳泡沫痰等现象,或有头晕、面色苍白、出汗、心悸、胸部压迫感或胸痛、昏厥等胸膜反应时,应立即停止抽液,并进行急救术。

6. 肺被压缩小于20%,临床上症状轻微者,一般无需抽气常能自行吸收。排气速度不宜过快,第一次抽气量以不超过1000ml为宜;一次抽液不可过多,诊断性抽液50~100ml即可,立即送检胸腔积液常规、生化、细菌培养、药敏试验及脱落细胞检查。治疗性抽液首次不超过600ml,以后每次不超过1000ml。

7. 避免在第9肋间以下穿刺,以免刺破膈肌损伤腹腔脏器。

8. 穿刺后胸腔注入药物的患者,每隔15分钟变换一次体位,有利于药物和胸膜充分的接触,更好地发挥疗效。

十、教学考核及评分标准(表2-26)

表2-26　胸腔穿刺的教学考核及评分标准

操作内容	操作步骤与方法	评分标准
适应证 (10分)	1. 诊断性穿刺以确定积液的性质。 2. 穿刺抽液以减轻其对肺脏的压迫。 3. 抽吸脓液治疗脓胸。 4. 胸腔内注射药物	每项2.5分
准备工作 (10分)	1. 取得患者的同意:应让患者了解胸穿抽液术的目的和必要性,了解穿刺过程,消除其顾虑;征得患者及其家属的同意和配合,并在手术同意书上签字。 2. 术者备白衣、帽子及口罩。 3. 消毒物品(如无菌棉棒、安而碘或碘附棉球、镊子)、2%利多卡因注射液、无菌手套、一次性使用无菌胸穿包(内含5ml注射器一支、洞巾一块、50ml注射器一支、敷贴一个、后接胶皮管的穿刺针2个)、送检胸水样本的容器(如试管、玻璃瓶、无菌培养瓶等)、无菌止血钳(无夹管器时用其夹闭胶皮管)、无菌纱布和胶布	第1项2分, 第2项1分, 第3项7分
操作方法 (60分)	1. 嘱患者取坐位面向椅背,两前臂置于椅背上,前额伏于前臂上。不能起床者可取半坐卧位,患侧前臂上举抱于枕部。 2. 穿刺选在胸部叩诊实音最明显部位进行,一般常放肩胛线或腋后线第7~8肋间;有时也选腋中线第6~7肋间或腋前线第5肋间为穿刺点。包裹性积液可结合X线或超声波检查确定。穿刺点可用蘸龙胆紫的棉签在皮肤上做标记。 3. 常规消毒皮肤,戴无菌手套,覆盖消毒洞巾。	

续表

操作内容	操作步骤与方法	评分标准
操作方法 （60分）	4. 用2%利多卡因（xylocaine）在下一肋骨上缘的穿刺点自皮至胸膜壁层进行局部浸润麻醉。 5. 术者以左手示指与中指固定穿刺部位的皮肤，右手将穿刺针的三通活栓转到与胸腔关闭处，再将穿刺针在麻醉处缓缓刺入，当针锋抵抗感突然消失时，转动三通活栓使其与胸腔相通，进行抽液。助手用止血钳协助固定穿刺针，以防针刺入过深损伤肺组织。注射器抽满后，转动三通活栓使其与外界相通，排出液体。如用较粗的长针头代替胸腔穿刺针时，应先将针座后的胶皮管用血管钳夹住，然后进行穿刺，进入胸腔后再接上注射器，松开止血钳，抽吸胸腔内积液，抽满后再次用血管钳夹闭胶管，而后取下注射器，将液体注入弯盘中，以便计量或送检。 6. 抽液毕拔出穿刺针，覆盖无菌纱布，稍用力压迫穿刺部位片刻，用胶布固定后嘱患者静卧	第1、6项5分，第2、3、4项10分，第5项20分
注意事项 （20分）	1. 操作前应向患者说明穿刺目的，消除顾虑，对精神紧张者，可于术前半小时给安定10mg，或可待因0.03g以镇静止痛。 2. 操作中应密切观察患者的反应，如有头晕、面色苍白、出汗、心悸、胸部压迫感或剧痛、昏厥等胸膜过敏反应；或出现连续性咳嗽、气短、咯泡沫痰等现象时，立即停止抽液，并皮下注射0.1%肾上腺素0.3～0.5ml，或进行其他对症处理。 3. 一次抽液不可过多、过快，诊断性抽液50～100ml即可；减压抽液，首次不超过600ml，以后每次不超过1000ml；如为脓胸，每次尽量抽净。疑为化脓性感染时，助手用无菌试管留取标本，行涂片革兰氏染色镜检、细菌培养及药敏试验。检查瘤细胞，至少需100ml，并应立即送检，以免细胞自溶。 4. 严格无菌操作，操作中要防止空气进入胸腔，始终保持胸腔负压。 5. 应避免在第9肋间以下穿刺，以免穿透膈损伤腹腔脏器	每项4分

十一、思考题

1. 胸腔穿刺术的适应证。
2. 胸腔穿刺术进针点为何要选择下一肋骨的上缘。
3. 胸膜过敏反应的表现和处理。
4. 胸膜腔穿刺术抽液量的原则。
5. 闭式胸腔引流术的适应证。

患者,男,21岁。突发气急一天,X线检查,确诊为左侧气胸,左肺压缩50%以上。急需实施胸膜腔穿刺(取胸穿包,在人体上进行模拟操作)。(20分)

1.患者体位正确:模拟患者取半卧位。(1分)

2.穿刺点选择正确:先做叩诊动作,确定穿刺点。(1分)穿刺点选在左锁骨中线第2～3肋间。(2分)

3.消毒、铺巾、局麻、无菌操作正确:(6分)

(1)常规消毒皮肤:范围以穿刺点为中心,消毒直径约15cm。(2分)

(2)戴无菌手套:打开手套包,取出手套,左手捏住手套反折处,右手对准手套5指插入戴好。已戴手套的右手,除拇指外4指插入另一手套反折处,左手顺势戴好手套,两手分别把反折部向上翻至袖口上。(2分)

(3)铺消毒洞巾:抽取2%利多卡因5ml,在第二肋间穿刺点的下一肋骨上缘,自皮至胸膜壁层进行局部浸润麻醉。(2分)

4.穿刺操作正确。(6分)穿刺前先测量血压。(1分)

施术者以左手示指与中指固定穿刺部位的皮肤,右手将穿刺针的三通活栓转到与胸腔关闭处,在麻醉处刺入胸膜腔,(2分)打开三通活栓缓慢抽气,也可用较粗的长穿刺针代替胸腔穿刺针,此时,应先将与针座后连接的胶皮管用血管钳夹住,穿刺针进入胸膜腔后再接上注射器,松开血管钳,抽气。注射器抽满后,夹闭橡皮管,排出气体,如此反复进行。每次抽气800～1000ml。(2分)

抽气结束时,将穿刺针的三通活栓转到与胸腔关闭处,拔出穿刺针,按压、消毒穿刺点、局部用消毒纱布覆盖、固定。(3分)。

5.术后处理正确:术后再测血压,严密观察。当可能发生胸部压迫、气胸症状未减轻或昏厥等症状需立即救治。(1分)

6.提问:(4分)

(1)术后注意事项?(2分)

答:严密观察,当可能发生胸部压迫,气胸症状未减轻或昏厥等症状需立即救治。

(2)当连续抽气达4000ml仍抽不尽时应如何处理?(2分)

答:考虑肺不张并呈交通性气胸,需改用其他方法如闭合性引流排气或负压引流排气术进行治疗。

(吴 昌)

实训项目十三 腹膜腔穿刺术

腹膜腔穿刺术(abdominocentesis)是用穿刺针经腹壁刺入腹膜腔的一种诊疗技术。

一、目的要求

1.掌握腹膜腔穿刺术适应证和禁忌证,腹膜腔穿刺术的操作要点,腹膜腔穿刺术的注意事项。

2. 熟悉腹膜腔穿刺术的术前准备。

二、实训内容

腹膜腔穿刺术的适应证及禁忌证,术前需要做的相关检查,穿刺时患者应处于的体位,穿刺点的选择,术前麻醉,具体操作过程及术后处理,术前、术中、术后注意事项。

三、教学模型及仪器设备

腹膜腔穿刺术模型、一次性腹腔穿刺包、无菌手套、胶布、75%酒精、2%碘附、消毒棉签、治疗盘、注射器,并备好血压计、听诊器、卷尺、腹带。

药物:2%利多卡因5~10ml、安定10mg、0.1%肾上腺素1.0ml。

四、教学方法

1. 讲解腹膜腔穿刺术的目的、适应证、禁忌证、操作步骤和注意事项。

2. 示范腹膜腔穿刺术的操作方法和步骤。

3. 分组在模拟人上进行腹膜腔穿刺术的操作实践。

4. 个别辅导、解答疑问。

五、适应证

1. 抽液做化验及病理检查,以确定腹腔积液的性质及病原,协助诊断。

2. 大量腹水时放液以减轻压迫症状。

3. 进行诊断性穿刺,以明确腹腔内有无积液、积脓、积血。

4. 腹腔内注射药物。

5. 行人工气腹作为诊断和治疗手段。

六、禁忌证

1. 严重肠胀气。

2. 结核性腹膜炎腹腔内广泛粘连。

3. 妊娠后期。

4. 躁动、不能合作或有肝性脑病先兆者。

5. 包虫病或巨大卵巢囊肿者。

七、操作前准备

1. 医生准备 了解病史,进行体格检查,包括测量腹围、脉搏、血压、腹部体征等。向患者和(或)法定监护人详细说明腹腔穿刺的目的、意义、安全性和可能发生的并发症。简要说明操作过程,解除患者的顾虑,取得配合,并签署知情同意书。术者及助手常规洗手,戴好帽子和口罩。

2. 患者准备 穿刺前嘱患者排空尿液,以免穿刺时损伤膀胱。

3. 物品准备 腹腔穿刺包 1 只。

八、操作方法

1. 体位 患者取卧位、半卧位或侧卧位,如放腹水,背部先垫好腹带。

2. 穿刺部位 ①脐与髂前上棘中外 1/3 交点,此处不易损伤腹壁下动脉,通常选择左侧穿刺点;②侧卧位可取脐水平线与腋前线或腋中线交界处,此处常用于诊断性穿刺;③脐与耻骨连线中点上方 1cm、偏左或偏右 1 ~ 1.5cm 处,此处无重要器官且易愈合;④少量腹水进行诊断性穿刺时,穿刺前宜令患者先侧卧于拟穿刺侧 3 ~ 5 分钟,如在 B 超引导下穿刺则更准确。

3. 打开穿刺包,术者戴无菌手套,检查穿刺包内器械,注意穿刺针是否通畅。用碘附在穿刺点部位自内向外进行皮肤消毒,消毒范围直径约 15cm。铺消毒洞巾。

4. 麻醉 2% 利多卡因自皮肤至腹膜壁层做局部浸润麻醉。

5. 穿刺 将与穿刺针连接的乳胶管关闭,术者用左手拇指和示指绷紧并固定穿刺部位皮肤,右手持针经麻醉处垂直刺入腹壁,待针峰抵抗感突然消失时,表示针头已穿过腹膜壁层。即可打开乳胶管抽取腹水,并将抽出液放入试管中送检。做诊断性穿刺时,可直接用 20ml 或 50ml 注射针及适当针头进行。大量放液时,可用 8 号或 9 号针头,并在针座接一橡皮管,再夹输液夹子以调节速度,将腹水引入容器中以备测量和化验检查。

6. 术毕拔针,按压针孔,消毒穿刺点,覆盖无菌纱布,用胶布固定。

7. 复测脉搏、血压和腹围。

九、注意事项

1. 穿刺前需告知患者排尿,以防穿刺时损伤充盈膀胱。

2. 术中应随时询问患者有无头晕、恶心、心悸等症状,并密切观察患者呼吸、脉搏及面色等,若有异常应停止操作,并做适当处理。

3. 若腹腔积液流出不畅,可将穿刺针稍作移动或稍变换体位。放液不宜过快过多,一次放液通常 3000 ~ 4000ml。

4. 大量放液后应束以多头腹带,以防腹压骤降,内脏血管扩张引起休克。

5. 术后嘱患者平卧,并使穿刺针孔位于上方以免腹水漏出。

十、教学考核及评分标准(表 2 - 27)

表 2 - 27 腹膜腔穿刺术教学考核及评分标准

操作内容	操作步骤与方法	评分标准
适应证 (10 分)	1. 抽液做化验及病理检查,以协助诊断。 2. 大量腹水时放液以减轻压迫症状。 3. 进行诊断性穿刺,以明确腹腔内有无积液、积脓、积血。 4. 腹腔内注射药物。 5. 行人工气腹作为诊断和治疗手段	每项 2 分

续表

操作内容	操作步骤与方法	评分标准
准备工作 （10分）	1. 医生准备:了解病史,进行体格检查,包括测量腹围、脉搏、血压、腹部体征等。向患者和(或)法定监护人详细说明腹腔穿刺目的等并签署知情同意书。术者及助手常规洗手,戴好帽子和口罩。 2. 患者准备:穿刺前嘱患者排空尿液,以免损伤膀胱。 3. 物品准备:腹腔穿刺包、无菌手套、胶布、75%酒精、2%碘附、消毒棉签、治疗盘、注射器,并备好血压计、听诊器、卷尺、腹带;2%利多卡因5~10ml、安定10mg、0.1%肾上腺素1.0ml	第1项2分, 第2项1分, 第3项7分
操作方法 （60分）	1. 体位:患者取坐位、半卧位或侧卧位,如放腹水,背部先垫好腹带。 2. 穿刺部位:①脐与髂前上棘中外1/3交点,此处不易损伤腹壁下动脉,通常选择左侧穿刺点;②侧卧位可取脐水平线与腋前线或腋中线交界处,此处常用于诊断性穿刺;③脐与耻骨连线中点上方1cm、偏左或偏右1~1.5cm处,此处无重要器官且易愈合;④少量腹水进行诊断性穿刺时,穿刺前宜令患者先侧卧于拟穿刺侧3~5分钟,如在B超引导下穿刺则更准确。 3. 打开穿刺包,术者戴无菌手套,检查穿刺包内器械,注意穿刺针是否通畅。用碘附在穿刺点部位自内向外进行皮肤消毒,消毒范围直径约15cm。铺消毒洞巾。 4. 麻醉:2%利多卡因自皮肤至腹膜壁层做局部浸润麻醉。 5. 穿刺:将与穿刺针连接的乳胶管夹闭,术者用左手拇指和示指绷紧并固定穿刺部位皮肤,右手持针经麻醉处垂直刺入腹壁,待针峰抵抗感突然消失时,表示针头已穿过腹膜壁层。即可打开乳胶管抽取腹水,并将抽出液放入试管中送检。做诊断性穿刺时,可直接用20ml或50ml注射针及适当针头进行。大量放液时,可用8号或9号针头,并在针座接一橡皮管,再夹输液夹子以调节速度,将腹水引入容器中以备测量和化验检查。 6. 术毕拔针,按压针孔,消毒穿刺点,覆盖无菌纱布,用胶布固定。复测脉搏、血压和腹围	第1、6项各5分, 第2、3、4项各10分, 第5项20分
注意事项 （20分）	1. 腹腔穿刺前需告知患者排尿,排空膀胱,以防穿刺时损伤充盈膀胱。 2. 术中应随时询问患者有无头晕、恶心、心悸等症状,并密切观察患者呼吸、脉搏及面色等,若有异常应停止操作,并做适当处理。 3. 若腹腔积液流出不畅,可将穿刺针稍作移动或稍变换体位。放液不宜过快过多,一次放液通常3000~4000ml。 4. 大量放液后应束以多头腹带,以防腹压骤降,内脏血管扩张引起休克。 5. 术后嘱患者平卧,并使穿刺针孔位于上方以免腹水漏出	每项4分

十一、思考题

1.为什么放腹水时要严格观察病情反应?

2.诊断性腹腔穿刺时,穿得全血样液体,如何辨别是腹腔内出血液或穿刺本身所造成的出血?

3.大量腹水防止腹水沿穿刺针路外渗有哪些方法?

执业助理医师技能考试链接

患者,男,40岁。近1个月来腹部逐渐膨隆,经检查为腹水,其原因不明,现需做诊断性穿刺,请你施行腹膜腔穿刺术(在医学模拟人上操作)。(20分)

1.术前告知排尿、模拟人体位正确:(1分)

术前需排尿以防穿刺损伤膀胱;让模拟人半卧位或平卧位、侧卧位。

2.穿刺点选择正确:(2分)

(1)选择适宜的穿刺点。(0.5分)

(2)左下腹脐与髂前上棘连线中、外1/3交点,此处不易损伤腹壁动脉。(0.5分)

(3)脐与耻骨联合连线中点上方1.0cm、偏左或偏右1.5cm处,此处无重要器官且易愈合。(0.5分)

(4)侧卧位,在脐水平线与腋前线或腋中线之延长线相交处,此处常用于诊断性穿刺。(0.5分)

3.消毒、局麻操作正确:(8分)

(1)戴无菌手套。(5分)

(2)常规消毒。(1分)

(3)铺消毒洞巾,自皮肤至壁腹膜以2%利多卡因做局部麻醉。(2分)

4.穿刺操作正确:(6分)

(1)穿刺前先测量血压、腹围、脉搏。(1分)

(2)考生左手固定穿刺部皮肤,右手持20ml或50ml注射器,术者用左手拇指和示指绷紧并固定穿刺部位皮肤,右手持针经麻醉处垂直刺入腹壁,待针峰抵抗感突然消失时,表示针头已穿过腹膜壁层。即可打开乳胶管抽取腹水,并将抽出液放入试管中送检。(3分)

(3)穿刺结束后,消毒针孔部位,并按住针孔3分钟,防止腹水渗漏,加蝶形胶布固定,纱布覆盖。(2分)

5.提问:诊断性穿刺抽出的腹水,应进一步做哪些方面的检查?(2分)

立即送验腹水常规、生化、细菌培养、如血性腹水还需送检脱落细胞检查。

(赵红梅)

实训项目十四 腰椎穿刺术

腰椎穿刺术(lumbar puncture)是用腰穿针经腰椎间隙刺入椎管内的一种诊疗技术。常用于检查脑脊液的性质,对诊断脑炎、脑膜炎、脑血管病变、脑瘤等有重要意义。有时也用于鞘内注射药物或注入空气做气脑摄片检查,以及测定颅内压力和了解蛛网膜下腔是否阻塞等。

一、目的要求

1.掌握腰椎穿刺术的适应证、禁忌证,腰椎穿刺术的操作方法及步骤,腰椎穿刺术穿刺点的确定,术前准备、无菌操作。

2.熟悉腰椎穿刺术的操作要点。

二、实训内容

腰椎穿刺术的概念,适用证及禁忌证,术前需要做的相关检查,穿刺时患者应处于的体位,穿刺点的选择,术前麻醉,具体操作过程及术后处理,术前、术中、术后注意事项,压腹试验、动力试验。

三、教学模型及仪器设备

腰椎穿刺模型、腰椎穿刺包(包括消毒孔巾、6 号和 7 号腰穿针各 1 枚、玻璃测压管、消毒纱布、标本容器等)、无菌手套 2 副、弯盘 1 个、局麻药(利多卡因 100mg)一支、5ml 和 10ml 注射器各 1 支、消毒液(碘附)1 瓶、砂轮 1 枚、油性画线笔 1 支、棉签 1 包、胶布 1 卷、椅子 1 把。需做细菌培养者,准备灭菌试管。如需腰椎穿刺注射药物,应准备好所需药物及注射器。

四、教学方法

1.简单介绍腰椎穿刺训练模型,结合模型讲授腰椎穿刺术的适应证、禁忌证、穿刺点、准备工作。

2.演示腰椎穿刺术操作步骤。讲授其临床意义、注意事项。

3.分组训练,2 人一组,一人为术者、一人为助手。

4.现场纠正错误地方。

五、适应证

1.中枢神经系统炎症性疾病的诊断与鉴别诊断　包括化脓性脑膜炎、结核性脑膜炎、病毒性脑膜炎、霉菌性脑膜炎、乙型脑炎等。

2.脑血管意外的诊断与鉴别诊断　包括脑出血、脑梗死、蛛网膜下腔出血等。

3.肿瘤性疾病的诊断与治疗　用于诊断脑膜白血病,并通过腰椎穿刺鞘内注射化疗药物治疗脑膜白血病。

4.测定颅内压力和了解蛛网膜下腔是否阻塞等。

六、禁忌证

1.颅内高压有可能形成脑疝者。

2. 怀疑后颅窝肿瘤。

3. 有颅底骨折并脑脊液外漏者。

4. 穿刺部位皮肤及脊柱有感染者,腰椎有畸形或骨质破坏。

5. 有出血倾向者垂危、休克或躁动不能配合检查的患者。

七、操作

【操作准备】

1. **临床情况分析** 了解病情,体格检查。

2. 与患者及家属谈话,说明检查目的、检查过程、可能出现的反应及应对措施,取得配合,并签署知情同意书。

3. **器械准备** 腰椎穿刺包、脑压表、消毒剂、麻醉剂、无菌棉签、手套、洞巾、注射器、纱布以及胶布。

4. 操作者熟悉操作步骤,戴口罩、帽子。

【操作步骤】

1. **体位** 患者侧卧位于硬板床上,背部与床面垂直。头向前胸部屈曲,双手抱膝紧贴腹部,使躯干呈弓形。或由助手协助使患者躯干呈弓形,并充分暴露穿刺部位。

2. **确定穿刺点** 双侧髂后上棘连线与后正中线交会处为穿刺点。一般取第 3~4 腰椎棘突间隙。有时可上移或下移一个腰椎间隙。

3. **常规消毒** 用 3~4 根无菌棉签蘸适量碘附消毒,或者用两把消毒镊交替传递无菌碘附棉球消毒;以穿刺点为中心往外做同心圆消毒,消毒 3 遍,直径约 15cm 以上。棉签或棉球用完置入污物盒内。

4. **戴无菌手套** 打开手套包,取出手套,左手捏住手套反折处,右手对准手套 5 指插入戴好。已戴手套的右手,除拇指外 4 指插入另一手套反折处,左手顺势戴好手套。

5. **打开穿刺包并铺巾** 检查包内物品,穿刺前用大针筒检查穿刺针是否通畅;铺无菌洞巾,无移位,无污染。

6. **局麻** 核对局麻药,抽取 2% 的利多卡因 5ml,进针前左手拿 1 块纱布;在穿刺点打一皮丘,自皮肤至椎间韧带进行局部浸润麻醉,边进针边回抽是否有血液,如有血液则停止注射,并更改进针位置和方向。退针后立即用左手纱布按压止血。

7. **穿刺** 左手固定穿刺部皮肤,右手持穿刺针以垂直背部的方向缓慢刺入,针尖斜面必须向上,可稍倾向头部方向;当感觉两次突破感后可将针芯慢慢抽出,成人一般进针深度 4~6cm,见脑脊液流出,观察液体颜色及流出速度,用试管留取标本适量(2~5ml)送检。

8. **测量脑脊液压力** 放液前先接上测压管测量压力。正常侧卧位脑脊液压力为 70~180mmH$_2$O,或 40~50 滴/分钟。

9. 撤去测压管,收集脑脊液 2~5ml 送检;如需做培养时,应用无菌操作法留标本。

10. **奎肯试验**(queckenstedt test) 又称压颈试验,其意义是了解蛛网膜下腔有无阻塞。压颈试验前应先做压腹试验,由助手用拳压患者腹部持续 20 秒,脑脊液压力即迅速上升,解除压迫后,压力如迅速下降至原水平,证明腰穿针完全在蛛网膜下腔内。压颈试验方法:由助手先后分别压迫左右颈静脉,然后同时压迫双侧颈静脉,每次压迫 10 秒。正常时压迫一侧颈静脉后,脑脊液压力迅速升高 1 倍左右,解除压迫后 10 ~ 20 秒,迅速降至原来水平,表示蛛网膜下腔通畅。如在穿刺部位以上有椎管梗阻,压颈时压力不上升(完全性梗阻),或压力上升、下降缓慢(部分性梗阻),称为压颈试验阳性。如压迫一侧颈静脉脑脊液压力不上升,但压迫对侧上升正常,提示梗阻侧的横窦闭塞。压颈试验的原理是:正常脑和脊髓的蛛网膜下腔是相通的,压迫颈静脉→颅内静脉压增高→脑脊液回流受阻→颅内压迅速上升。凡颅内高压者,禁做此试验。

11. 将针芯插入后一起拔出穿刺针,覆盖消毒纱布,用胶布固定。

【术后处理】

1. 术后患者去枕俯卧(若有困难可平卧)4 ~ 6 小时,以免引起低颅压头痛。测血压并观察病情有无变化。

2. 整理用物,清洁器械及操作场所。医疗垃圾分类处置。

3. 根据临床需要填写检验单,标本及时送检,并做详细穿刺记录。

八、注意事项

1. 严格掌握禁忌证 疑有颅内压增高且眼底有视盘明显水肿,或有脑疝先兆者;患者处于休克、衰竭或濒危状态;局部皮肤有炎症;颅后窝有占位性病变时,禁忌穿刺。

2. 穿刺时患者出现呼吸、脉搏、面色异常时,应立即停止操作,并做相应处理。

3. 鞘内注药时,应先放出适量脑脊液,然后以等量液体稀释药物后注入。

九、教学考核及评分标准(表 2 - 28)

表 2 - 28 腰椎穿刺术教学考核及评分标准

项目	总分	内容要求	分值	得分	扣分原因
用物	10	腰穿包、无菌手套	3		
		脑压表、消毒剂、无菌棉签、注射器、纱布以及胶布	4		
		麻醉剂	3		
准备	10	说明目的意义,签知情同意书	1		
		核对床号、姓名、性别、年龄	1		
		侧卧位,背部与床垂直,前胸屈曲,两手抱膝,躯干呈弓形	4		
		穿刺点选择	4		

续表

项目	总分	内容要求	分值	得分	扣分原因
操作程序与步骤	60	术者洗手、戴口罩、帽子	5		
		按序准备用物	3		
		消毒、铺巾、无菌操作。消毒范围(4分)戴无菌手套(4分)覆盖消毒洞巾(2)	10		
		穿刺正确。定位手法(10分)穿刺点(10分)	20		
		进针手法:角度、深度(10分)针芯抽出手法	10		
		完成采集脑脊液后将针芯插入,一起拔出穿刺针,覆盖消毒纱布,用胶布固定。穿刺后处理再次测血压,去枕平仰卧4~6小时	10		
		整理用物,填写检验单并送检	2		
提问	20				
总分	100				

执业助理医师技能考试链接

患者,男,15岁。疑诊为乙型脑炎,现需作脑脊液检查,请你施行腰椎穿刺术。(在医学模拟人上操作)(20分)

1.患者体位、姿势正确:(2分)

模拟人侧卧于硬板床上,背部与床面垂直,头向前胸屈曲,两手抱膝紧贴腹部,使躯干呈弓形;或由助手在考生对面一手挽住模拟人头部,另手挽双下肢腘窝处并用力抱紧,使脊柱尽量后凸以增宽椎间隙,便于进针。

2.穿刺点选择正确:(1分)

以髂后上棘连线与后正中线的交会处为穿刺点在皮肤上作一标记,此处,相当于第3~4腰椎棘突间隙,有时也可在上一或下一腰椎间隙进行。

3.常规消毒皮肤正确:(1分)

常规消毒皮肤范围,以穿刺点为中心消毒直径约15cm。

4.穿手术衣、戴无菌手套:(8分)

穿手术衣:双手提起衣领两端,抖开全衣,两手臂同时伸入袖筒;提出腰带双手交叉向对侧后,让他人系结。(3分)

戴无菌手套:打开手套包,取出手套,左手捏住手套反折处,右手对准手套5指插入戴好。已戴手套的右手,除拇指外4指插入另一手套反折处,左手顺势戴好手套。(5分)

5.麻醉、穿刺正确:(6分)

(1)穿刺前先测量血压。(1分)

(2)盖洞巾,用2%利多卡因自皮肤到椎间韧带作局部麻醉。(1分)

（3）穿刺正确：术者用左手固定穿刺点皮肤，右手持穿刺针以垂直背部的方向缓慢刺入，针尖稍斜向头部（考生口述：成年人进针深度约4～6cm，儿童约2～4cm。当针头穿过韧带与硬脑膜时，有阻力突然消失落空感。此时可将针芯慢慢抽出，防止脑脊液流出过快造成脑疝）。（2分）

（4）考生口述并模拟操作：测压与抽放液，放液前先接上测压管测量压力。正常侧卧位脑脊液压力为70～180mmH$_2$O 或40～50滴/分钟。撤去测压管，收集脑脊液2～5ml送检。如需作培养时，应用无菌操作法留标本。（2分）

6.术后处理：（2分）

完成采集脑脊液后将针芯插入，一起拔出穿刺针，覆盖消毒纱布，用胶布固定。再次测血压，去枕平仰卧4～6小时。

（吴　昌）

实训项目十五　骨髓穿刺术

骨髓穿刺术（bonemarrowpuncture）是采集骨髓液的一种常用诊断技术。临床上骨髓穿刺液常用于血细胞形态学检查，也可用于造血干细胞培养、细胞遗传学分析及病原生物学检查等，以协助临床诊断、观察疗效和判断预后等。

一、目的要求

1.掌握骨髓穿刺术的操作方法和操作步骤。

2.熟悉骨髓穿刺术的适应证、禁忌证、操作步骤和临床经验教训。

3.了解骨髓穿刺术的临床意义及临床应用。

二、实训内容

骨髓穿刺术的概念、适用证及禁忌证，术前的相关检查，穿刺点的选择与患者的体位，术前麻醉，具体操作过程及术后处理，术前、术中、术后注意事项，骨髓穿刺术成功的指标。

三、教学模型及仪器设备

骨髓穿刺模型（灭菌有效期内）、骨髓穿刺包（弯盘1个、18号、16号或12号骨髓穿刺针1个、消毒碗1个、镊子1把、止血弯钳1把、消毒杯2个、纱布2块、干棉球数个、无菌洞巾）、无菌手套（2个）、5ml注射器2个及20ml注射器1个、2%普鲁卡因或2%利多卡因1支（2～5ml），载玻片10张、推片1个、持物钳、砂轮、碘酒酒精棉球。

四、教学方法

1.讲解骨髓穿刺术的适应证、禁忌证、临床经验教训。

2.骨髓穿刺术的操作方法和操作步骤，讲解与示范相结合，突出重点，对重点难点内容进行分解示范。

3.分组进行骨髓穿刺术的操作实践。

五、适应证

1.各类血液病(如白血病、再障、原发性血小板减少性紫癜等)的诊断。

2.某些传染病或寄生虫病需行骨髓细菌培养或寻找疟疾及黑热病等原虫者。

3.网状内皮系统疾病及多发性骨髓瘤的诊断。恶性肿瘤可疑骨髓转移者。

4.了解骨髓造血机制,有无造血抑制,指导抗癌药及免疫抑制药的使用。

六、禁忌证

1.由于凝血因子缺乏而有严重出血者,如血友病。

2.穿刺部位皮肤有感染者。

七、操作

1.选择穿刺部位

(1)髂前上棘穿刺点　位于髂前上棘后1～2cm,该部骨面较平,易于固定,操作方便,无危险性(图2-42)。

(2)髂后上棘穿刺点　位于骶椎两侧,臀部上方突出的部位(图2-43)。

(3)胸骨穿刺点　胸骨柄或胸骨体相当于第1、2肋间隙的位置,胸骨较薄(约1.0cm左右),其后方为心房和大血管,严防穿通胸骨发生意外;但由于胸骨骨髓液含量丰富,当其他部位穿刺失败时,仍需作胸骨穿刺(图2-44)。

(4)腰椎棘突穿刺点　位于腰椎棘突突出处(图2-45)。

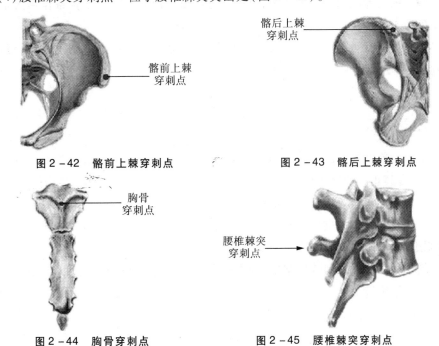

图2-42　髂前上棘穿刺点　　　　图2-43　髂后上棘穿刺点

图2-44　胸骨穿刺点　　　　图2-45　腰椎棘突穿刺点

2.体位　胸骨或髂前上棘穿刺时,患者取仰卧位。棘突穿刺时取坐位或侧卧位。髂后上棘穿刺时应取侧卧位。

3.常规消毒局部皮肤　用3~4根无菌棉签蘸适量碘附消毒,或者用两把消毒镊交替传递无菌碘附棉球消毒;以穿刺点为中心往外作同心圆消毒,消毒3遍,直径约15cm以上。棉签或棉球用完置入污物盒内。

4.戴无菌手套　打开手套包,取出手套,左手捏住手套反折处,右手对准手套5指插入戴好。已戴手套的右手,除拇指外4指插入另一手套反折处,左手顺势戴好手套。

5.打开穿刺包并铺巾　检查包内物品,穿刺前用大针筒检查穿刺针是否通畅;铺无菌洞巾,无移位,无污染。

6.局麻　核对局麻药,抽取2%的利多卡因5ml,进针前左手拿1块纱布;在穿刺点打一皮丘,麻醉骨膜处应以穿刺点为轴心,取左右前后3~4个点进行推注;退针后立即用左手纱布按压止血。

7.穿刺　将骨髓穿刺针固定器固定在适当的长度上(胸骨穿刺约1.0cm、髂骨穿刺约1.5cm),用左手的拇指和示指固定穿刺部位,以右手持外向骨面垂直刺入(若为胸骨穿刺,则应保持针体与骨面成30°~40°角),当针尖接触骨质后将穿刺针左右旋转,缓缓钻刺骨质,当感到阻力消失,且穿刺针已固定在骨内时,表示已进入骨髓腔。若穿刺针未固定,则应再钻入少许达到能固定为止。

8.拔出针芯,接上干燥的10ml或20ml注射器,用适当力量抽吸,若针头确在骨髓腔内,抽吸时患者感到一种轻微锐痛,随即有少量红色骨髓液进入注射器中。骨髓吸取量以0.1~0.2ml为宜。如作骨髓液细菌培养,需在留取骨髓液计数和涂片制标本后,再抽取1~2ml。

9.将抽取的骨髓液滴于载玻片上,急速做有核细胞计数及涂片数张备作形态学及细胞化学染色检查。

10.涂片　将骨髓液滴在玻片上,立即推片;涂片完成后再戴第二副手套,回套针芯,拔出穿刺针,覆盖无菌纱布,消毒穿刺部位,纱布加压覆盖,胶布固定。穿刺过程中注意患者情况,注意与患者适当交流。

八、注意事项

1.骨髓穿刺前应检查出血时间和凝血时间,有出血倾向者行骨髓穿刺术时应特别注意,血友病患者禁止骨髓穿刺检查。

2.骨髓穿刺针和注射器必须干燥,以免发生溶血。

3.穿刺针针头进入骨质后要避免过大摆动,以免折断穿刺针。胸骨穿刺时不可用力过猛、穿刺过深,以防穿透内侧骨板而发生意外。

4.穿刺过程中如果感到骨质坚硬、难以进入骨髓腔时,不可强行进针,以免断针。

5.做骨髓细胞形态学检查时,抽取的骨髓液不可过多,以免影响骨髓增生程度的判断、细胞计数和分类结果。

6.行骨髓液细菌培养时,需要在骨髓液涂片后,再抽取1~2ml骨髓液用于培养。

7.由于骨髓液中含有大量的幼稚细胞,极易发生凝固。因此,穿刺抽取骨髓液后应立即涂片。送检骨髓液涂片时,应同时附送 2～3 张血涂片。

九、教学考核及评分标准(表 2-29)

表 2-29 骨髓穿刺术教学考核及评分标准

项目	总分	内容要求	分值	得分	扣分原因
用物	10	骨穿包、无菌手套、载玻片	3		
		3%碘酒、75%酒精、棉签、胶布、必要时备酒精灯及火柴	4		
		2%利多卡因、5ml 注射器	3		
准备	10	向患者说明目的、意义,签协议书	2		
		核对患者床号、姓名、性别、年龄、嘱患者排尿	2		
		体位:仰卧位或侧卧位	2		
		穿刺点选择:①髂前上棘穿刺点位于髂前上棘后 1～2cm;②髂后上棘穿刺点位于骶椎两侧、臀部上方突出口部位;③胸骨:位于胸骨柄或胸骨体(相当于第 1～2 肋间隙);④腰椎棘突穿刺点位于腰椎棘突突出处(用龙胆紫在穿刺点皮肤上做标志)	4		
操作程序与步骤	60	术者洗手,戴口罩、帽子、无菌手套	5		
		按序准备用物(穿刺针固定器固定在离针尖 1.5cm 处)	3		
		常规消毒局部皮肤、铺巾、局部麻醉	10		
		术者左手固定穿刺部位皮肤,右手持针向骨面垂直,左右旋转缓慢钻进骨质,当感到阻力消失,当穿刺针能固定在骨内,表示已进入骨髓腔	15		
		拔除针芯,接上干燥的 10ml 注射器,抽吸约 0.2ml 红色骨髓液后,将骨髓液滴于载玻片上制成 10 片送检	10		
		抽液毕,将针芯重插入,左手取无菌纱布置于针孔处,右手将针拔出,纱布盖在针孔上,并按压数分钟,胶布固定	10		
		术后严密观察并做好记录	5		
		整理用物,填写检验单并送检	2		
提问	20				
总分	100				

(吴　昌)

实训项目十六　隔离衣使用

隔离(isolation)是将传染源传播者和高度易感人群安置在指定的地点和特殊环境中,暂时避免和周围人群接触,对前者采取传染源隔离,防止传染病病原体向外传播,对后者需采取保护性隔离,保护其免受感染。为保护医务人员和患者免受交叉感染,进出隔离区域要正确使用隔离衣。

医院一般隔离区域划分如下:

1. 清洁区(cleaning area)　病区中不易受到患者血液、体液和病原微生物等物质污染及传染病患者不应进入的区域。包括医务人员的值班室、卫生间、男女更衣室、浴室以及储物间、配餐间等。

2. 潜在污染区(cleaning–contaminated area)　也称半污染区,位于清洁区与污染区之间,有可能被患者血液、体液和病原微生物等物质污染的区域,包括医务人员的办公室、治疗室、护士站、患者用后的物品及医疗器械等的处理室、内走廊等。

3. 污染区(contaminated area)　传染病患者和疑似传染病患者接受诊疗的区域,包括被其血液、体液、分泌物、排泄物污染的物品暂存和处理的场所。如病室、处置室、污物间以及患者入院、出院处理室等。

4. 两通道(two passages)　医务人员通道、患者通道。医务人员出入口,通道设在清洁区一端。患者出入口,通道设在污染区一端。

5. 缓冲间(buffer room)　清洁区与潜在污染区之间、潜在污染区与污染区之间设立的两侧均有门的小室,为医务人员的准备间。

6. 负压病区(negative pressure ward)　通过特殊的通风装置,使病区的空气按照由清洁区向污染区流动,使病区内的压力低于室外压力。负压病区排出的空气需经处理,确保对环境无害。

一、目的要求

1. 掌握穿脱隔离衣的方法,手的消毒方法。
2. 熟悉消毒隔离原则,正确区分隔离区域。

二、实训内容

手的消毒,穿、脱隔离衣。

三、教学模型及仪器设备

隔离衣一件、挂衣架、手消毒用物。

四、教学方法

1. 讲解穿脱隔离衣的目的、适应证、禁忌证、操作步骤。
2. 示范穿脱隔离衣的操作方法和操作步骤。

3.分组模拟穿脱隔离衣的操作实践。

4.个别辅导,解答疑问。

五、操作前准备

1.操作者准备　衣帽整洁;修剪指甲;取下手表;卷袖过肘;洗手、戴口罩。

2.用物准备　隔离衣、挂衣架、手消毒设备。

3.环境准备　清洁、宽敞。

六、操作方法

(一)穿隔离衣

1.评估分析　患者的病情、治疗与护理、隔离的种类及措施、穿隔离衣的环境。

2.取衣　查对隔离衣,手持衣领取衣,将隔离衣清洁面朝向自己,污染面向外,衣领两端向外折齐,对齐肩缝,露出肩袖内口。

3.穿袖　一手持衣领,另一手伸入一侧袖内,持衣领的手向上拉衣领,将衣袖穿好;换手持衣领,依上法穿好另一衣袖。

4.系领　两手持衣领,由领子中央顺着边缘由前向后系好衣领。

5.系袖口　扣好袖口或系上袖带,需要时用橡皮圈束紧袖口。

6.系腰带　将隔离衣一边逐渐向前拉,见到衣边捏住,同法捏住另一侧衣边。两手在背后将衣边边缘对齐,向一侧折叠,一手按住折叠处,另一手将腰带拉至背后折叠处,腰带在背后交叉,回到前面打一活结系好。

(二)脱隔离衣

1.解腰带　解开腰带,在前面打一活结。

2.解袖口　解开袖口,在肘部将部分衣袖塞入工作衣袖内,充分暴露双手。

3.消毒双手　双手浸泡在消毒液中,用小毛巾或手刷按前臂→腕部→手背→手掌→手指→指缝→指甲顺序反复擦洗或刷洗2分钟。

4.解衣领　解开领带或领扣。

5.脱衣袖　一手伸入另一侧袖口内,拉下衣袖过手(遮住手),再用衣袖遮住的手在外面握住另一衣袖的外面并拉下袖子,两手在袖内使袖子对齐,双臂逐渐退出。

6.挂衣钩　双手持领,将隔离衣两边对齐,挂在衣钩上;不再穿的隔离衣,脱下后清洁面向外,卷好投入医疗污物袋中或回收袋内。

七、注意事项

1.隔离衣只能在规定区域内穿脱,穿前检查有无潮湿、破损,长短需能全部遮盖工作服。

2.隔离衣每日更换。如有潮湿或污染,应立即更换。

3.穿脱隔离衣过程中避免污染衣领、面部、帽子和清洁面,始终保持衣领清洁。

4.穿好隔离衣后,双臂保持在腰部以上,视线范围内;不得进入清洁区,避免接触清洁物品。

5. 消毒手时不能沾湿隔离衣,隔离衣也不可触及其他物品。

6. 脱下的隔离衣如挂在半污染区,清洁面向外;挂在污染区则污染面向外。

7. 下列情况应穿隔离衣　①接触经接触传播的感染性疾病患者如传染病患者、多重耐药菌感染患者等时;②对患者实行保护性隔离时,如大面积烧伤、骨髓移植等患者的诊疗、护理时;③可能受到患者血液、体液、分泌物、排泄物喷溅时。

八、教学考核及评分标准(表2-30)

表2-30　隔离衣使用教学考核及评分标准

操作内容	操作步骤与方法	评分标准
准备工作 (8分)	1. 操作者准备:衣帽整洁;修剪指甲;取下手表;卷袖过肘;洗手、戴口罩。	3分
	2. 环境准备:清洁、宽敞。	2分
	3. 物品准备:备齐用物,各种无菌物品符合要求,放置合理	3分
操作方法 (72分)	穿隔离衣: 1. 评估分析:患者的病情、治疗与护理、隔离的种类及措施、穿隔离衣的环境。	6分
	2. 取衣:查对隔离衣,手持衣领取衣,将隔离衣清洁面朝向自己,污染面向外,衣领两端向外折齐,对齐肩缝,露出肩袖内口。	6分
	3. 穿袖:一手持衣领,另一手伸入一侧袖内,持衣领的手向上拉衣领,将衣袖穿好;换手持衣领,依上法穿好另一衣袖。	6分
	4. 系领:两手持衣领,由领子中央顺着边缘由前向后系好衣领。	6分
	5. 系袖口:扣好袖口或系上袖带,需要时用橡皮圈束紧袖口。	6分
	6. 系腰带:将隔离衣一边逐渐向前拉,见到衣边捏住,同法捏住另一侧衣边。两手在背后将衣边边缘对齐,向一侧折叠,一手按住折叠处,另一手将腰带拉至背后折叠处,腰带在背后交叉,回到前面打一活结系好。	6分
	脱隔离衣: 1. 解腰带:解开腰带,在前面打一活结。	6分
	2. 解袖口:解开袖口,在肘部将部分衣袖塞入工作衣袖内,充分暴露双手。	6分
	3. 消毒双手。	6分
	4. 解衣领:解开领带或领扣。	6分
	5. 脱衣袖:一手伸入另一侧袖口内,拉下衣袖过手(遮住手),再用衣袖遮住的手在外面握住另一衣袖的外面并拉下袖子,两手在袖内使袖子对齐,双臂逐渐退出。	6分
	6. 挂衣钩:双手持领,将隔离衣两边对齐,挂在衣钩上;不再穿的隔离衣,脱下后清洁面向外,卷好投入医疗污物袋中或回收袋内	6分
终末评价 (20分)	熟悉穿脱隔离衣的注意事项。(提问)	10分
	操作规范、熟练。	5分
	操作过程中有较强的消毒隔离观念	5分

(刘春娥　黄文杰)

第三章 外科手术及外科临床基本技能

实训项目十七 外科手术无菌技术

灭菌术

灭菌法是指能杀灭物品上的一切活的微生物（包括芽胞）的措施。

一、目的要求

1. 掌握常用物理灭菌的操作方法及步骤。
2. 熟悉医用物品灭菌法的种类。

二、实训内容

各种器械物品的正确清洗,包装及灭菌方法;高压蒸气灭菌法及其注意事项。高压蒸汽灭菌法的适用范围。

三、教学仪器设备

模拟物品清洗,包装间,高压蒸汽灭菌锅,各种常用手术用品（包括布类、敷料、金属器械）,医用外指示物（3M 胶带）,内指示物（灭菌显示条）。

四、教学方法

1. 讲解灭菌的目的及灭菌方法。
2. 示范灭菌物品的清洁、包装及高压蒸汽灭菌操作方法。
3. 分组在教学仪器设备上进行操作实践。
4. 个别辅导,解答疑问。

五、操作前准备

（一）介绍常用灭菌方法

1. 高压蒸汽灭菌法 高压蒸气是利用饱和水蒸气在高温高压下杀死细菌,可以杀灭一切细菌和细菌芽胞,是湿热法中最常用、最可靠的灭菌方法。不同的物品,所需的压力、温度、时间不同（表 3 - 1）:

表 3 - 1 不同的物品高压蒸汽灭菌条件

物品种类	压力（kPa）	温度（℃）	时间（min）
布类、敷料	137.3	126	30

续表

物品种类	压力(kPa)	温度(℃)	时间(min)
金属器械	104	121	30
玻璃器皿	104	121	20
橡胶	104	121	15~20
药液	104	121	15~20

高压蒸气法灭菌时应注意:①应有专人负责。②灭菌物品不要包得过大过紧。③指示纸带上出现黑色条纹,表示已达到灭菌效果。④灭菌后的物品应标明日期,一般可保留2周。⑤易燃、易爆物品禁用高压灭菌。⑥瓶装液体灭菌也用纱布包扎瓶口;若用橡皮塞,则应插针头排气。

2.煮沸灭菌法 适用于耐热耐湿物品的灭菌。100℃水中,持续20分钟,能杀灭一般细菌,但超过1小时才能杀灭带芽胞的细菌。如水中加入碳酸氢钠(2%的碱性溶液),温度可提高到105℃,灭菌时间可缩短至10分钟,不仅增强灭菌效果,还有除污防锈的作用。高原地区气压低,沸点低,宜用压力锅煮沸灭菌,蒸气压力一般为127.5kPa,温度可达124℃左右,10分钟即可灭菌。海拔每增加300m,灭菌时间应延长2分钟。

煮沸灭菌的注意事项:①物品需完全浸于沸水中。②缝线和橡胶的灭菌应在水煮沸后放入和计时10分钟。③玻璃应在冷水时放入,玻璃注射器应将针芯抽出,均用纱布包裹。④煮沸器应盖上锅盖,灭菌时间从煮沸后算起,中途放入物品应重新计时。

3.火烧法 在急需的情况下,将金属器械放在金属或搪瓷盆中,倒入少量95%酒精,点火燃烧灭菌。对于乙肝、破伤风、气性坏疽和绿脓杆菌使用的一些物品也可用火烧的办法销毁。此法不宜常用,因其对器械的损害较大。

4.紫外线法 可杀灭悬浮在空气中和依附在物体表面的微生物。适用于手术室、换药室和隔离病房等空气的灭菌。

灭菌物品的准备:各种需要进行灭菌处理的器械,物品进行清洁处理,按照临床常用需要进行归类整理,按照标准包装准备。

六、操作方法

1.检查高压蒸汽灭菌锅的状态是否正常。

2.检查各种需要灭菌物品包装是否标准(内、外指示物及3M胶带消毒记录是否齐全)。

3.按照要求摆放灭菌物品(不能摆的紧,应留有缝隙)。

4.高压蒸汽灭菌锅的压力达到104.0~137.3kPa,温度达到121℃~126℃,时间30分钟。

5.灭菌完毕后,自然减压冷却,取出灭菌物品。

6.已灭菌的物品与其他非灭菌物品分开存放。

7.在灭菌登记本上详细记录。

七、注意事项

1. 应有专人负责。

2. 灭菌物品不要包得过大过紧。

3. 指示纸带上出现黑色条纹,表示已达到灭菌效果。

4. 灭菌后的物品应标明日期,与其他物品分开,一般可保留 2 周。

5. 易燃、易爆物品禁用高压灭菌。

6. 瓶装液体灭菌也用纱布包扎瓶口;若用橡皮塞,则应插针头排气。

八、教学考核及评分标准(表 3 - 2)

表 3 - 2 外科手术无菌技术教学考核及评分标准

操作内容	操作步骤与方法	评分标准
提 问 (10 分)	临床常用灭菌方法: ①高压蒸汽灭菌法。 ②煮沸灭菌法。 ③火烧法。 ④紫外线法	① ~ ④项各 2.5 分
操作前准备 (20 分)	各种灭菌物品的准备: ①各种灭菌物品的整理。 ②按照临床需要配备各种物品进行包装。 ③包装包内置灭菌显示卡。 ④包装包打的大小,形状合乎标准。 ⑤包装包外粘贴外置 3M 胶带,3M 胶带上填写标示清楚	① ~ ⑤每项各 4 分
操作方法 (40 分)	①检查高压蒸汽灭菌锅的状态是否正常。 ②检查各种需要灭菌物品包装是否标准(内、外指示物及 3M 胶带记录是否齐全)。 ③按照要求摆放灭菌物品(不能摆的紧,应留有缝隙)。 ④高压蒸汽灭菌锅的压力达到 104.0 ~ 137.3kPa,温度达到 121℃ ~ 126℃,时间 30 分钟。 ⑤灭菌完毕后,自然减压冷却,取出灭菌物品。 ⑥已灭菌的物品与其他非灭菌物品分开存放。 ⑦在灭菌登记本上详细记录	① ~ ⑤每项 6 分。 ⑥ ~ ⑦每项 5 分
注意事项 (30 分)	①应有专人负责。 ②灭菌物品不要包得过大过紧。 ③指示纸带上出现黑色条纹,表示已达到灭菌效果。 ④灭菌后的物品应标明日期,与其他物品分开,一般可保留 2 周。 ⑤易燃、易爆物品禁用高压灭菌。 ⑥瓶装液体灭菌也用纱布包扎瓶口;若用橡皮塞,则应插针头排气	① ~ ⑥每项 5 分

九、思考题

1. 临床常用灭菌方法有哪些?

2. 高压蒸汽灭菌法的原理及不同的物品达到灭菌所需的压力、温度、时间。

3. 高压灭菌法灭菌物品的整理,包装方法及注意事项。

4. 高压灭菌注意事项。

(齐生智)

洗手、穿无菌手术衣、戴无菌手套

一、目的要求

1. 掌握洗手、穿无菌手术衣及戴无菌手套的要领及注意事项。

2. 熟悉各种手臂消毒液的使用方法。

3. 认识手术者术前准备在外科手术中的重要性。

二、实训内容

手术者洗手、穿无菌手术衣、戴无菌手套的具体操作过程及注意事项。

三、教学模型及仪器设备

1. 仿真模拟手术室。

2. 洗手衣、拖鞋、一次性口罩、帽子、指甲剪。

3. 洗手刷、软皂或肥皂水。

4. 手臂消毒液,装有配好浓度的酒精或新洁尔灭溶液的泡手桶。

5. 无菌小毛巾、消毒手术衣,无菌手套。

四、教学方法

1. 讲解手术者手术前准备的内容及其重要性。

2. 讲解并示范洗手、穿无菌手术衣、戴无菌手套的方法和步骤。

3. 分组进行各项操作实践。

4. 贯穿无菌观念并个别辅导,解答疑问。

五、实训前准备

实训学生分组到更衣室更换洗手衣,换拖鞋。戴一次性口罩,帽子。手指甲长的应修剪整齐。

六、训练内容

1. **肥皂水洗手法**

(1)首先用肥皂将手、前臂、肘部和上臂按通常方法先洗一遍。

(2)取无菌刷子,沾透肥皂水,由指尖处开始,自下而上地分段交替刷洗双手、前臂和肘上 10cm 处。刷时适当用力,并确保每处均匀刷到,特别注意甲沟、指间、腕、肘部的洗刷,因为它潜藏污垢较多,并易被忽略。

(3)刷洗的顺序

1)第一段:指尖和甲沟→包括各指在内的手的掌面、背面→各指的桡侧、尺侧→各指间→腕关节的四周。左→右交替。

2)第二段:前臂的四周。右→左交替。

3)第三段:肘上 10cm 四周。左→右交替,完成第一遍刷洗。

(4)应用自动或脚踏式开关自来水,冲洗所有肥皂沫和刷子。冲洗时必须肘部弯曲在下,手部向上,以防臂部水倒流至手部。

(5)同样方法和顺序进行三次洗刷,每洗一遍约需 3 分钟,3 次共需约 10 分钟。第二和第三次上臂洗刷高度应较第一次减低 2cm。

(6)取无菌小毛巾先揩干两手,以后斜对折成三角形,折叠处向上,挂在腕关节处,再牵住两角,旋转地由下而上地揩干一侧前臂、肘关节和部分洗刷过的上臂。调换另一面,或用反面对折,同样方法揩干另一侧前臂、肘部和上臂。已揩干的手,只许牵住毛巾的两角,不可接触揩过臂部的毛巾面。

(7)将双手、前臂和肘部浸泡在消毒桶内 5 分钟,伸入或离开消毒桶时,手和手指不可碰到桶边。浸泡消毒液可用 1:1000 新洁尔灭、75% 酒精(浸泡 5 分钟)或 1:2000 洗必泰(浸泡 3 分钟)。

(8)浸好双手必须上举,不可下垂,一方面让手臂上的消毒液滴入桶内,更重要的是防止臂部的液体倒流至手上。保持双手上举,作拱手姿势,晾干手臂上的消毒液。不可再接触未经消毒的物品,否则即应重新洗手。

2. **穿消毒手术衣和戴无菌手套法**

(1)取出消毒手术衣,认清衣服的上、下和正、反面关系。站立于较空旷地方,提住衣领二角轻轻抖开,松开手术衣,反面朝向自己,将手术衣轻轻向上抛起,两手顺势插入袖管,两臂前伸,让巡回人员帮助穿上,不可赤手自己拉衣袖管。向前稍弯腰,使腰带悬空,两手交叉,提取腰带中下段向后递,由别人在身后将腰带收紧(图 3-1)。注意:在提取腰带时,手不可接触手术衣的反面,协助者在接带时只许拿取腰带末梢部不可接触衣服的前正面,更不可碰到术者已经洗刷消毒的双手。

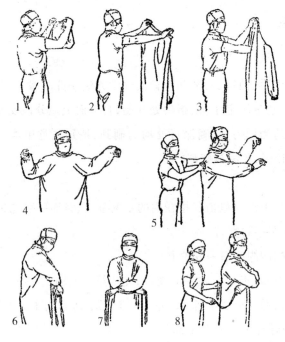

图3－1　穿手术衣法

　　（2）戴无菌手套　右手掀开手套袋，左手捏住手套的翻转部取出手套，分清左、右手，使两只手套的掌面对合，左手捏住右手套的翻转部，右手插入，戴好右手手套。以戴好手套的右手2－5指伸入左手手套的翻转部之内，帮助左手插入手套内（图3－2）。注意：所有操作过程，虽经洗刷消毒的手也不可触及手套的外面。已戴好手套的手，不可触及对侧手套的里面和皮肤。

　　（3）以无菌水冲去手套外面的滑石粉，以防术时滑石粉带入手术区，增加愈合过程中的组织反应。注意：冲洗时双手不可低于脐下，以免冲洗水反溅，污染手套。冲洗者将水先倒掉一些，以冲去容器口可能存在的污染物。

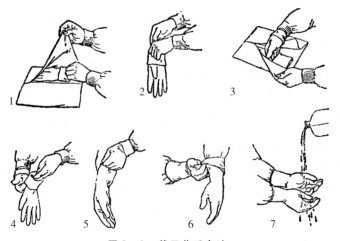

图3－2　戴无菌手套法

3. 老师应讲述在紧急情况下如何洗手及戴手套的方法及现在一些洗手液和消毒液如灭菌王、碘附等的应用。

七、教学考核及评分标准（表3-3）

表3-3 洗手、穿无菌手术衣及戴无菌手套教学考核及评分标准

操作内容	操作步骤与方法	评分标准
用物及准备（10分）	1. 更衣(齐全、标准)。 2. 修剪指甲。 3. 戴口罩、帽子。 4. 换拖鞋	每项2.5分
实训方法（80分）	1. 肥皂水洗手法： (1)首先用肥皂将手、前臂、肘部和上臂按通常方法先洗一遍。 (2)取无菌刷子,沾透肥皂水,由指尖处开始,自下而上地分段交替地刷洗双手、前臂和肘上10cm处。 (3)刷洗的顺序是： 　第一段:指尖和甲沟→包括各指在内的手的掌面、背面→各指的桡侧、尺侧→各指间→腕关节的四周。左→右交替。 　第二段:前臂的四周。右→左交替。 　第三段:肘上10cm四周。左→右交替,完成第一遍刷洗。 (4)应用自动或脚踏式开关自来水,冲洗所有肥皂沫和刷子。冲洗时必须肘部弯曲在下,手部向上。 (5)同样方法和顺序进行三次洗刷,每洗一遍约需3分钟,三次共需约10分钟。第二次和第三次上臂洗刷高度应较第一次减低2cm。 (6)取无菌小毛巾先揩干两手,以后斜对折成三角形,折叠处向上,挂在腕关节处,再牵住两角,旋转地由下而上地揩干一侧前臂、肘关节和部分洗刷过的上臂。调换另一面,或用反面对折,同样方法揩干另一侧前臂、肘部和上臂。 (7)将双手,前臂和肘部浸泡在消毒桶内5分钟,伸入或离开酒精桶时,手和手指不可碰到桶边。 (8)浸好双手必须上举,不可下垂。 2. 穿消毒手术衣和戴无菌手套法： (1)取出消毒手术衣,认清衣服的上、下和正、反面关系。 (2)站立于较空旷地方。提住衣领二角轻轻抖开,松开手术衣,反面朝向自己,将手术衣轻轻向上抛起,两手顺势插入袖管,两臂前伸,让巡回人员帮助穿上。 (3)向前稍弯腰,使腰带悬空,两手交叉,提取腰带中下段向后递,由别人在身后将腰带收紧。 (4)戴无菌手套:右手掀开手套袋,左手捏住手套的翻转部取出手套,分清左、右手,使两只手套的掌面对合。 (5)左手捏住右手套的翻转部,右手插入,戴好右手手套。 (6)以戴好手套的右手2~5指伸入左手手套的翻转部之内,帮助左手插入手套内	第1项40分,(1)~(8)每项5分 第2项40分,(1)、(4)4分,(2)、(3)(5)、(6)各8分

续表

操作内容	操作步骤与方法	评分标准
注意事项 （10分）	1. 刷时适当用力,并确保每处均匀刷到,特别注意甲沟、指间、腕、肘部的洗刷,因为它潜藏污垢较多,并易被忽略。 2. 已揩干的手,只许牵住毛巾的两角,不可接触揩过臂部的毛巾面。 3. 晾干手臂上的消毒液后。不可再接触未经消毒的物品,否则即应重新洗手。 4. 在提取腰带时,手不可接触手术衣的反面,协助者在接带时不可碰到术者已经洗刷消毒的双手。 5. 所有操作过程,虽经洗刷消毒的手也不可触及手套的外面。已戴好手套的手,不可触及对侧手套的里面和皮肤	每项2分

八、思考题

1. 手术人员在外科无菌术中的重要性。

2. 详述肥皂水洗手过程。

3. 戴无菌手套的注意事项。

4. 穿无菌手术衣的注意事项。

执业助理医师技能考试链接

临床情景:你已完成手臂消毒,准备参加一台甲状腺手术。

要求:请穿无菌手术衣,戴无菌手套。

考试时间:11分钟

评分标准(总分20分)(全过程中任何步骤违反无菌操作原则,一处扣2分)

一、穿无菌手术衣(9分)

1. 拿起叠放着的手术衣,不污染其下面的手术衣。(1分)

2. 用双手分别提起手术衣的衣领两端,肩袖内口朝向自己,抖开手术衣。(2分)

3. 将手术衣略向上抛起,双手顺势向前上方同时插入袖筒,助手在身后协助穿手术衣,使双手伸出袖口。(2分)

4. 身体略向前倾,使腰带悬垂离开手术衣,双手交叉提起左右腰带略向后递,由助手在身后接住并打结(若系穿包背式手术衣,需先戴手套,然后由助手用无菌钳提住腰带,考生转身一周接住腰带自行打结)。(2分)

5. 穿手术衣过程中,手及前臂不高过双肩,不低于腰部。(2分)

二、戴无菌手套(7分)

1. 选择适当尺码的手套。(1分)

2. 用手自手套袋内捏住手套翻折部,取出手套;右手插入右手手套内,暂时不处理右手手套的翻折部。(2分)

3. 再用戴有手套的右手指插入左手手套翻折部的内侧面,左手插入手套内。(2分)

4.先将左手套翻折部翻回手术衣袖口上。然后用戴好手套的左手指插入右手手套的翻折部,将翻折部翻回右手手术衣袖口上。(2分)

三、提问(2分)

该手术结束后,你需要接着参加另一台手术,应该先脱手套还是先脱手术衣?

答:应先脱手术衣,再脱手套。

四、职业素质(2分)

1.在穿手术衣及戴无菌手套的过程中,动作规范,无菌观念强。(1分)

2.着装整洁,仪表端庄,举止大方,语言文明,表现出良好的职业素质。(1分)

(齐生智)

手术区消毒及铺巾

一、目的及要求

1.掌握清洁手术区消毒和铺巾,污染手术区消毒和铺巾,穿无菌手术衣前或后铺巾的顺序。

2.认识患者手术区的准备在外科手术中的重要性。

二、实训内容

手术区消毒及铺巾具体操作过程及注意事项。

三、教学模型及仪器设备

1.仿真模拟手术间。

2.标准浓度的碘附,酒精消毒液。

3.模拟人。

4.手术包(内包消毒缸1个,卵圆钳2把、布巾钳4把,小无菌手术巾4块,无菌中单2块,有孔无菌大单1块)。

四、教学方法

1.讲解手术区消毒、铺巾操作步骤及注意事项。

2.示范手术区消毒及铺巾操作方法。

3.分组进行各项操作实践。

4.贯穿无菌观念并个别辅导,解答疑问。

五、操作前准备

1.操作实训人员更换洗手衣。

2．戴一次性帽子,口罩,换拖鞋。

六、操作方法

1.手术区消毒 示教并讲解。

（1）患者手术区皮肤准备

①消毒人员洗手或戴无菌手套。

②手术消毒区应暴露充分。手术区皮肤有油脂或胶布残迹用乙醚或汽油擦净;手术区及其周围有毛发应予剃除。

（2）消毒方法

①消毒人员右手持卵圆钳,左手持消毒缸,由助手递送消毒棉球或纱布。

②手术区的消毒一般先用3%的碘酊涂擦皮肤三遍,待碘酊自然干燥后,再用75%的酒精将碘酊擦去或用碘附直接涂擦皮肤,不必再脱碘。

③洁净手术消毒步骤应遵循由上而下,由中心向四周,由最清洁区开始到最不清洁区结束的三原则,涂擦方向一致,切忌来回涂擦;肛门会阴等处或感染手术消毒步骤相反。

④消毒范围至少要包括切口周围15cm以上,如有延长切口的可能,则应适当扩大消毒范围。

⑤对婴儿全身皮肤、面部皮肤、口腔、肛门及外生殖器,一般用1:1000新洁尔灭溶液或1:1000的洗必泰溶液涂擦两遍。忌用碘酊,以免灼伤皮肤和黏膜。

2.铺无菌手术巾 手术区皮肤消毒后铺无菌巾,其目的是遮盖手术区外的身体其他部位,以避免或尽量减少术中污染。

①按1/4和3/4折叠手术巾。

②铺巾顺序:穿手术衣前铺无菌单应从对侧→切口下→切口上,最后铺同侧。穿手术衣后铺无菌单应从同侧→切口下→切口上,最后铺对侧。

③洗手护士协助第一助手铺中单。铺大单时洞口对准手术区,指示大单头部的标记应位于切口上方。两侧铺开后,向头部和下肢铺开,遮盖除手术区以外身体所有部位。

④铺巾时注意:铺巾者与洗手护士的手不能接触,手术巾在距皮肤10cm以上高度放下;且放下的手术巾不能移动,若手术巾位置不正确,只能由手术区向外移动,否则取走之,用新手术巾重新铺巾(图3-3)。

七、注意事项

1.术中无菌原则和操作规则

（1）肩以上、脐水平以下、背部、手术台边缘以下均是有菌地带。

（2）发现手套破裂或被污染,应立即更换;衣袖被污染时需加戴无菌套袖或更换手术衣。

（3）出汗较多时,将头偏向一侧由他人协助擦去,以免汗滴落入手术区。

（4）术中需要更换位置时,一人后退一步,转过身背对背地交换。

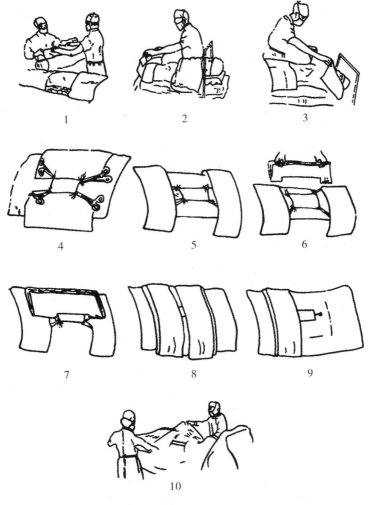

图 3-3 铺无菌手术巾

（5）切开空腔脏器前，先用纱布保护周围组织，防止污染。

（6）缝合胸、腹腔切口前，认真核对器械和敷料，以防遗留在体内造成严重后果。

（7）切开或缝合皮肤之前，均需要用 75% 酒精再一次消毒皮肤。

（8）不可在手术者的背后传递器械和物品，坠落的物品不可检回。

（9）手术室应用良好的通风装置。

参观的人不可太靠近手术人员，不能站得太高和过多走动。

2.手术室的无菌管理

（1）凡进入手术室的人员，必须换上手术室专用的衣、裤、帽和口罩，无关人员禁止入内，限制参观手术的人数（2 人/台）。

（2）患有上呼吸道感染和其他急性感染者，不许入手术室。

（3）同一手术室在一天内，应先做无菌手术，后做有菌手术。

（4）每次手术后或工作结束时，都应及时清除污物，彻底洗刷地面。每周应彻底大扫除一次。

八、教学考核及评分标准(表3-4)

表3-4 手术区消毒及铺巾教学考核及评分标准

操作内容	操作步骤与方法	评分标准
用物及准备 (6分)	1. 更衣(齐全、标准); 2. 戴口罩、帽子; 3. 换拖鞋	每项2分
实训方法 (74分)	1. 消毒手术包的打开: 2. 患者手术区皮肤的准备: ①消毒人员洗手或戴无菌手套。 ②手术消毒区应暴露充分。手术区皮肤有油脂或胶布残迹用乙醚或汽油擦净;手术区及其周围有毛发应予剃除。 ③消毒人员右手持卵圆钳,左手持消毒缸,由助手递送消毒棉球或纱布。 ④手术区的消毒一般先用3%的碘酊涂擦皮肤三遍,待碘酊自然干燥后,再用75%的酒精将碘酊擦去或用碘附直接涂擦皮肤,不必再脱碘。 ⑤洁净手术消毒步骤应遵循由上而下,由中心向四周,由最清洁区开始到最不清洁区结束的三原则,涂擦方向一致,切忌来回涂擦;肛门会阴等处或感染手术消毒步骤相反。 ⑥消毒范围至少要包括切口周围15cm以上,如有延长切口的可能,则应适当扩大消毒范围。 3. 铺无菌手术巾: ①按1/4和3/4折叠手术巾。 ②铺巾顺序:穿手术衣前铺无菌单应从对侧→切口下→切口上,最后铺同侧。穿手术衣后铺无菌单应从同侧→切口下→切口上,最后铺对侧。 ③洗手护士协助第一助手铺中单。铺大单时洞口对准手术区,指示大单头部的标记应位于切口上方。两侧铺开后,向头部和下肢铺开,遮盖除手术区以外身体所有部位	第1项4分,第2项中的①～⑥每项6分。 第3项34分, ①4分,②20分, ③10分
注意事项 (20分)	1. 肩以上、脐水平以下、背部、手术台边缘以下均是有菌地带。 2. 发现手套破裂或被污染,应立即更换;衣袖被污染时需加戴无菌套袖或更换手术衣。 3. 出汗较多时,将头偏向一侧由他人协助擦去,以免汗滴落入术野。 4. 术中需要更换位置时,一人后退一步,转过身背对背地交换。 5. 切开空腔脏器前,先用纱布保护周围组织,防止污染。 6. 缝合胸、腹腔切口前,认真核对器械和敷料,以防遗留在体内造成严重后果。 7. 切开或缝合皮肤之前,均需要用75%酒精再一次消毒皮肤。 8. 不可在手术者的背后传递器械和物品,坠落的物品不可检回。 9. 手术室应用良好的通风装置。 10. 参观的人不可太靠近手术人员,不能站得太高和过多走动	每项2分

九、思考题

1. 手术区域消毒及铺巾的注意事项。

2. 术中无菌原则和操作规则有哪些?

执业助理医师技能考试链接

病史:患者,男,45岁。因胃穿孔,需取上腹部正中切口行胃穿孔修补术。现已仰卧于手术台上。

要求:请用碘附给患者(医学模拟人)手术区域进行皮肤消毒。

考试时间:11分钟

评分标准(总分20分)全过程中任何步骤违反无菌操作原则,一处扣2分。

一、皮肤消毒过程(13分)

1. 戴帽子、口罩(头发、鼻孔不外露);手臂消毒(口述)。(1分)

2. 手持卵圆钳钳夹碘附消毒棉球/碘附消毒小纱布块,立于患者右侧。(2分)

3. 消毒过程中,保持卵圆钳头端低于握持端。(1分)

4. 以上腹部预定切口为中心,由内及外消毒皮肤3遍。(4分)

5. 消毒中每一次涂擦之间不留空白区。(3分)

6. 每一遍消毒均不超过前一遍的范围。(2分)

二、腹部手术皮肤消毒范围(3分)

1. 上自乳头水平。(1分)

2. 下至耻骨联合水平或大腿上、中三分之一交界处。(1分)

3. 两侧达腋中线。(1分)

三、提问(2分)

拟对已破溃的脓肿行扩创引流术,应该如何消毒手术区皮肤?

答:应该从切口的外周向切口消毒。

四、职业素质(2分)

在消毒过程中,无菌观念强,动作轻柔规范,体现爱护患者的意识。

(齐生智)

实训项目十八 外科手术常用器械及使用方法

一、目的要求

掌握外科手术常用器械名称,外科手术常用器械使用方法。

二、实训内容

外科手术常用器械名称、用途、使用方法及使用中注意事项。

三、教学模型及仪器设备

手术刀片,手术刀柄、手术剪、血管钳、持针钳、手术镊、拉钩、缝针、缝线、海绵钳、布巾钳、组织钳、肠(吻合)钳、胃钳、探针、刮匙、吸引头。

四、教学方法

1. 介绍外科手术常用器械名称及用途。
2. 示范外科手术常用器械使用方法。
3. 分组在模具上练习外科手术常用器械使用方法。
4. 个别辅导,解答疑问。

五、外科手术常用器械、用途及使用方法

1. **手术刀** 用以切开和解剖组织。

手术刀可分为刀片和刀柄两部分,刀片和刀柄均有不同的型号以适应不同的手术需要(图3-4)。刀片宜用持针钳(或血管钳)夹持安装和卸取,安装和卸取刀片用力要适宜,千万不可用暴力,以防止刀片断裂造成伤害或割伤手指(图3-5)。持刀时方法要正确,切开时刀刃应与组织面垂直,用力要均匀。

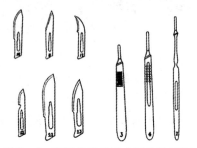

图3-4 不同类型的手术刀片及刀柄

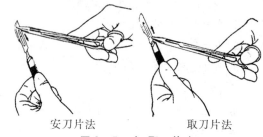

安刀片法　　　　取刀片法

图3-5 安、取刀片法

持刀的方法有四种(图3-6):

①执弓式:用拇指及中指捏刀,示指置刀背上,力柄在掌下方,动作范围广而灵活,为最常用的一种执刀方法,适用于一般皮肤切口及用力较大的切开等。

②抓持式:用拇指与其他各指捏刀,刀柄置于手掌下方。适用于切割范围较广。适用于较长的皮肤切口,截肢等。

③执笔式:用拇指示指执刀,中指支持之,刀柄在拇指、示指指蹼上方,用力轻柔,操作细致。适用于切开腹膜,解剖血管、神经时等。

④反挑式:用拇指与示指捏刀,刀刃向上,刀柄在拇指、示指指蹼上方,用力向上挑开,以免损伤深部组织。适用于挑开浅表脓肿及气管切开等。

2. **手术剪**(图3-7)

①组织剪:用以解剖和分离,剪开组织,其尖端较薄,有一定弯度,刃锐而精细,分离组织时,利用剪刀尖端插入组织间隙而撑开之。

②线剪:用以剪线,引流管,敷料。其头钝而直,刃较厚。

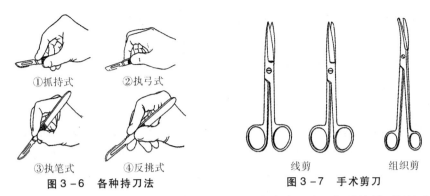

①抓持式　②执弓式

③执笔式　④反挑式

图3-6　各种持刀法

线剪　组织剪

图3-7　手术剪刀

3.血管钳　主要用以钳夹血管或出血点,也用以分离组织,牵引缝线,把持和拔出缝针等。血管钳对组织有压榨作用,不宜用其夹皮肤、脏器及脆弱的组织。

血管钳根据手术的需要分直、弯两种,每种又分半齿、全齿。

直血管钳用于浅部止血,弯血管钳用于深部止血,蚊式血管钳是最小的一种用于精细止血的工具。持血管钳的姿势与持手术剪相同。

开放血管钳的方法是:利用已套入血管钳环口的拇指与环指相对挤压,继而以旋开的动作开放血管钳。用左手开放血管钳时,须用拇指与示指持住血管钳的一个环口,中指与环指持住另一环口。把拇指和环指稍用力对顶一下,即可开放(图3-8)。

4.持针钳　或称持针器(图3-9),用以把持缝针,缝合各种组织。缝针应夹持在钳的中部1/3和上部1/3交界处,缝针被夹持的部位应在中部1/3和尾部1/3交界处。持针钳的方法与持手术剪方法大致相同,或为了方便拇指和环指可不必套入环口内,而把持于近端柄处。

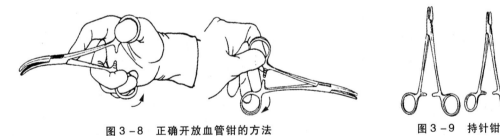

图3-8　正确开放血管钳的方法

图3-9　持针钳

5.手术镊　用以夹持和提起组织,以便于剥离,剪开和缝合。

手术镊分有齿和无齿两种(图3-10)。有齿镊用于夹持较坚韧的组织,如皮肤、筋膜等;无齿镊用于夹持脆弱的组织,如血管、神经、黏膜、内脏等。正确的持镊方法见图3-11。

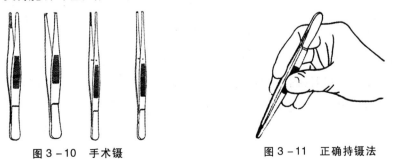

图3-10　手术镊

图3-11　正确持镊法

6.拉钩 用以拉开手术区表面的组织,充分暴露操作部位,以利于手术进行(图3-12)。

有齿拉钩用以拉开皮肤;无齿拉钩用于其他组织。当用于拉开柔软脆弱组织,如肝脏、肠等组织时最好在拉钩下垫以纱布垫。

7.缝针 用以缝合各种组织或贯穿缝合。根据其缝合组织不同,缝针有不同形状和大小;由于弯度的不同而分直针、弯针。根据头部形状不同而分圆针和三角针。在手术时选用适当的缝针的原则是:坚韧的组织用较粗的三角针或圆针;柔软的组织用细圆针;表面组织用小弧度的大弯针;深部组织用大弧度的小弯针;缝合的距离愈近,弧度应愈大而针愈小(图3-13)。

8.缝线和缚线 用以缝合组织和结扎血管。用途虽不同,但要求是基本一致的,除切口皮肤上的缝线可以在数天内除去之外,大多数缝线和缚线需长时期或永远留在体内。

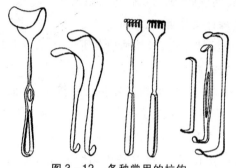

图3-12 各种常用的拉钩

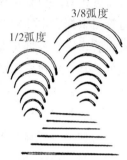

图3-13 缝针

理想的手术用线应该具备下列条件:

①能耐受有效的灭菌措施,保证绝对无菌,而不影响其效力。

②组织反应小,不妨碍组织愈合。

③抗张力强度大,虽细而不易断。

④柔软,结扎时操作方便,结扎不易松脱。

⑤可被完全吸收,不留异物在组织内。

⑥制作容易,价格便宜。

目前的手术用线基本上可以分为可吸收线和不可吸收线两大类。

可吸收线:最常用的为肠线。肠线的粗细以数字表示,数字愈小表示愈细,一般常用肠线在0000~2号之间。肠线的优点是可以吸收,在组织内不遗留异物,所以不宜永久存在异物的组织和部位可选用肠线,如膀胱壁层缝合、输尿管缝合等。

不可吸收线:有非金属线和金属线两种。非金属线有丝线、棉线、麻线、尼龙线。目前常用的为丝线,常用的粗细型号为0、1、4、7、10号。其优点为柔韧性高,操作方便,对组织反应小、价格低、来源容易;缺点是不能吸收,组织内永远残留异物。

9.海绵钳 或称卵圆钳。分为有齿、无齿两种。有齿的多用于夹持纱布块作皮肤消毒;无齿的用于夹持脏器(图3-14)。

10.布巾钳 用于固定消毒巾(图3-14)。

11.阑尾钳 适用于钳夹较脆弱的组织或脏器,如小肠、阑尾系膜等(图3-14)。

12.组织钳 对组织的压榨较血管钳轻,故一般用于夹持软组织,不易滑脱(图3-14)。

13.肠(吻合)钳　用于夹持肠管,齿槽薄,弹性好,对组织损伤小,使用时可外套一乳胶管,以减少对肠壁的损伤。

14.胃钳　用于钳夹胃或结肠。轴为多关节,力量大,压榨力强。

15.探针　或称探条。用以探查窦道或瘘管,借以引导作窦道及瘘管的切除或切开(图3-15)。

16.刮匙　用以刮除坏死组织或肉芽组织等(图3-15)。

17.吸引头　用以吸除手术野的血液及胸、腹内液体等,其外套管有多个侧孔及进气孔,可避免大网膜、肠壁等被吸住,堵塞吸引头(图3-15)。

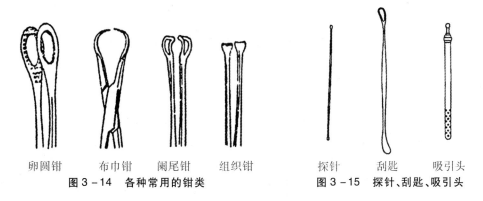

卵圆钳　　布巾钳　阑尾钳　组织钳　　　　探针　　刮匙　　吸引头

图3-14　各种常用的钳类　　　　　　图3-15　探针、刮匙、吸引头

六、教学考核及评分标准(表3-5)

表3-5　外科手术器械使用教学考核及评分标准

操作内容	操作步骤与方法	评分标准
提问(17分)	辨认并说出1~17种外科手术常用器械名称	每1种1分
操作方法(63分)	1.说出外科手术1~17种器械用途: (1)手术刀:用以切开和解剖组织。 (2)手术剪: 　　①组织剪:用以解剖和分离,剪开组织。 　　②线剪:用以剪线,引流管,敷料。 (3)血管钳:主要用以钳夹血管或出血点,也用以分离组织,牵引缝线,把持和拔出缝针等。 (4)持针钳:或称持针器,用以把持缝针,缝合各种组织。 (5)手术镊:用以夹持和提起组织,以便于剥离,剪开和缝合。 (6)拉钩:用以拉开手术区表面的组织,充分暴露操作部位。 (7)缝针:用以缝合各种组织或贯穿缝合。 (8)缝线和缚线:用以缝合组织和结扎血管。 (9)海绵钳:或称卵圆钳。有齿的多用于夹持纱布块作皮肤消毒;无齿的用于夹持脏器。 (10)布巾钳:用于固定消毒巾。 (11)阑尾钳:适用于钳夹较脆弱的组织或脏器。	

续表

操作内容	操作步骤与方法	评分标准
操作方法 (63分)	(12)组织钳:一般用于夹持软组织。 (13)肠(吻合)钳:用于夹持肠管。 (14)胃钳:用于钳夹胃或结肠。 (15)探针:或称探条。用以探查窦道或瘘管。 (16)刮匙:用以刮除坏死组织或肉芽组织等。 (17)吸引头:用以吸除手术野的血液及胸、腹内液体等。 2.正确使用外科手术常用器械: (1)手术刀片的装卸: 　　刀片宜用持针钳(或血管钳)夹持安装和卸取,安装和卸取刀片用力要适宜,千万不可用暴力,以防止刀片断裂造成伤害或割伤手指。 (2)持刀的方法: 　　①执弓式:用拇指及中指捏刀,示指置刀背上,力柄在掌下方,动作范围广而灵活,为最常用的一种执刀方法。 　　②抓持式:用拇指与其他各指捏刀,刀柄置于手掌下方。 　　③执笔式:用拇指示指执刀,中指支持之,刀柄在拇指、示指指蹼上。 　　④反挑式:用拇指与示指捏刀,刀刃向上,刀柄在拇指、示指指蹼上方,用力向上挑开,以免损伤深部组织。 (3)手术剪,止血钳,持针器等的持法: 　　拇指和环指扣剪(钳)环,示指指腹抵于轴。 (4)正确的持镊方法: 　　拇指相对于食,中指,把持于镊子柄的中部或稍偏上部	第1项(1)~(17)各3分。 第2项(1)~(4)各3分
注意事项 (20分)	1.传递手术刀时,递送者应握住刀柄背部刀片端,以柄端向接刀者,不可将刀片端朝向接刀者。 2.剪,钳类传递时,接钳者手掌平伸,四指并拢,拇指展开,递钳者手握钳前部,以钳柄递于接钳者。并稍用力击打受钳者使发出响声	每项10分

七、思考题

1.手术刀持刀方法有几种及各自适用范围?

2.怎样辨认组织剪和线剪?

3.圆针和三角针各自的适用范围。

4.理想的手术用线应该具备哪些条件?

(齐生智)

实训项目十九 外科手术打结法

打结是外科手术操作中十分重要的技术,是最基本的操作之一,它贯穿在外科基本操作的全过程。正确、可靠、快速的打结能使手术时间大大缩短并直接关系到手术的效果和预后。漂亮、潇洒的打结还给人以美的享受。因此学生必须学会熟练正确的外科打结法。

一、目的要求

1.掌握常用打结方法。

2.认识正确打结的意义。

二、实训内容

1.方结、三重结、外科结的打结方法。

2.单、双手及持针钳打结。

3.注意假结、滑结的预防。

三、教学模型及仪器设备

示教用双色细线(长约 50~60cm)、练习丝线每人 1 板、打结练习器。持针钳或止血钳若干。

四、教学方法

1.讲解外科打结的意义、方法和临床经验教训。

2.示范各种结的打法。

3.打结练习器上操作实践。

4.个别辅导,解答疑问。

五、操作方法

1.结的种类(图 3-16)

(1)方结 又名真结或平结,由两个方向相反的单结组成。打结的要点是第二个单结的方向必须与第一个单结的方向相反,两手用力必须均匀,这是手术操作中最常用的结扣。

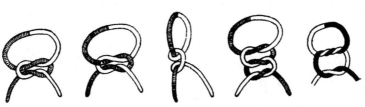

方结　　　假结　　　滑结　　　三重结　　　外科结

图 3-16 结的种类

（2）三重结　在完成方结后再重复打一个方向与第二个结相反的单结,就完成了三重结。三重结一般用于较大血管结扎或使用肠线、尼龙线等较光滑的线结扎时,以增大摩擦力,防止滑脱。

（3）外科结　由于在打第一个结时绕线两次拉紧,因此打第二个结时不易松脱,牢固可靠,常用于大血管的结扎。

（4）假结　又名十字结,由两个方向相同的单结构成。此结容易滑脱,应该避免。

（5）滑结　又名易脱结,是在打方结的过程中,一手将线的一端拉直拉紧,另一手持线的另一端在拉直的线上绕线作结构成。此结也易滑脱,应该避免。

2.打结递线　术中打结递线一般有两种方法。

（1）手递法　适用于表浅部位的组织结扎,是指打结者一只手握持线卷,将结扎线头绕结扎组织的血管钳递给另一只手。

（2）器械递线法　适用于深部组织的结扎。是指打结前用一把血管钳夹住丝线的一端,将该钳夹线头绕钳夹组织的血管钳递给另一只手从而打结的方法。也可将带线的血管钳绕钳夹组织的血管钳递给另一只手打结。

（3）递线后根据结扎线的两端是否相交而分为交叉递线或非交叉递线。

3.外科打结法　常用的外科打结法有徒手打结法和器械打结法。无论哪种打结法都必须合拢一条结扎线的两端,构成线交叉、线环和线结。在构成线结,拉紧结扎线时,必须使两手的牵拉点与结扎点三点同在一直线上,线的两端必须在这一直线上用力才能拉紧。此时左右手均可应用。现将徒手打结法和器械打结法分述于后:

（1）徒手打结法　徒手打结法种类繁多,有单手打结法,双手打结法,单手打结法操作简便迅速,但在完成第一个结,松手打第二个结时,第一个结容易松开,故在组织张力较大和结扎重要血管时不宜使用,也不适于深部操作。

①单手打结法:应用最为广泛,左右手均可作结,虽然各人打结的习惯常有不同,但基本动作是一致的(图 3－17,3－18)。

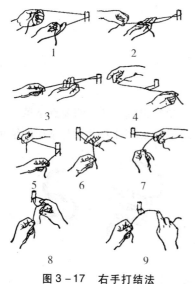

图 3－17　右手打结法

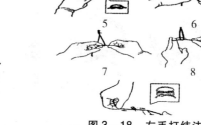

图 3－18　左手打结法

②双手打结法:用左手中指,环指,小指持同侧或远离操作者一侧线段,右手执另一侧线端,左手拇指绕过并压住右侧线段,挑起左侧线段,再将右侧线段向上绕过左手执线段构成线环,用左手拇指和示指夹住右手所执线端,向下穿过线环并将线头递给右手并双手将结扎线拉紧,完成第一个单结(先手交叉)此时双手提起各自的线段,可稍用力使已完成的第一个线结不松,用左手拇指挑起左手所执同侧线段,右手拉过所执线段压在左手拇指和所执线段上构成线环,然后退出左手拇指,用左手拇指和示指夹住右手所持线端,由下向上穿过线环将线端递给右手并向右侧拉紧,完成其相反方向的第二个单结(后线交叉)(图3-19)。

③单手、双手混合打结法:单手打结法操作简便,迅速;双手打结法操作稳妥,牢靠。一般手术中可结合这两种方法的长处,即先用单打打结法完成第一个单结,然后用双手打结法完成第二个单结。这样的操作既迅速,又稳妥,牢实,同学们应掌握应用。

(2)器械打结法 用持针钳或血管钳打结,方便易行。用于深部结扎,或钳头较短用手打结有困难,或为节省用线时。缺点是缝合有张力时不易扎紧(图3-20)。

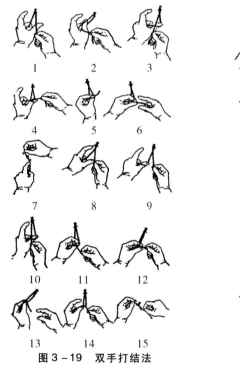

图3-19 双手打结法

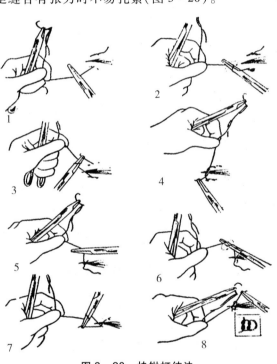

图3-20 持钳打结法

六、打结的注意事项

1.无论用哪种方法打结,第一结与第二结的方向不能相同,否则就成假结。

2.打结时两手用力需均匀,如果只拉紧一根线,则可成为滑结。

3.打结时,每一结均应摆平后再拉紧,忌使成锐角,否则,稍用力线即被拉断。

4.结扎时,用力应缓慢均匀,两手不宜离线结太远,特别是深部打结时,最好用一手指按线结近处,徐徐拉紧,否则易将线结扯断或未扎紧而滑脱。

5.埋在组织内的线结,只要不引起线结松脱,线头越短越好,丝线、棉线线头一般留1~2mm,但如系较大血管的结扎,则应略长,肠线留3~4mm,不锈钢丝5~6mm。

七、教学考核及评分标准(表3-6)

表3-6 外科手术打结法教学考核及评分标准

操作内容	操作步骤与方法	评分标准
提问(15分)	1.手术打结的种类。 2.正确的结有哪些。 3.打结递线的方法	每项5分
操作方法 (65分)	1.单手打结法:应用最为广泛,左右手均可作结,虽然各人打结的习惯常有不同,但基本动作是一致的。 2.双手打结法:用左手中指、环指、小指持同侧或远离操作者一侧线段,右手执另一侧线端,左手拇指绕过并压住右侧线段,挑起左侧线段,再将右侧线段向上绕过左手执线段构成线环,用左手拇指和示指夹住右手所执线端,向下穿过线环并将线头递给右手并双手将结扎线拉紧,完成第一个单结(先手交叉)此时双手提起各自的线段,可稍用力使已完成的第一个线结不松,用左手拇指挑起左手所执同侧线段,右手拉过所执线段压在左手拇指和所执线段上构成线环,然后退出左手拇指,用左手拇指和示指夹住右手所持线端,由下向上穿过线环将线端递给右手并向右侧拉紧,完成其相反方向的第二个单结。 3.单手、双手混合打结法:单手打结法操作简便,迅速;双手打结法操作稳妥,牢靠。一般手术中可结合这两种方法的长处,即先用单打结法完成第一个单结,然后用双手打结法完成第二个单结。这样的操作即迅速,又稳妥,牢实,同学们应掌握应用。 4.器械打结法:用持针钳或血管钳打结,方便易行。用于深部结扎,或钳头较短用手打结有困难,或为节省用线时。缺点是缝合有张力时不易扎紧	第1项,20分 第2项,15分 第3项,15分 第4项,15分
注意事项 (20分)	1.无论用哪种方法打结,第一结与第二结的方向不能相同,否则就成假结。 2.打结时两手用力需均匀,如果只拉紧一根线,则可成为滑结。 3.打结时,每一结均应摆平后再拉紧,忌使成锐角,否则,稍用力线即被拉断。 4.结扎时,用力应缓慢均匀,两手不宜离线结太远,特别是深部打结时,最好用一手指按线结近处,徐徐拉紧,否则易将线结扯断或未扎紧而滑脱。 5.埋在组织内的线结,只要不引起线结松脱,线头越短越好	每项4分

八、思考题

1. 试述结的种类及打结过程中应避免打哪些结。

2. 打结注意事项有哪些？

3. 怎样才能使结打的既快速又标准？

（齐生智）

实训项目二十　外科手术基本操作

外科手术基本操作包括切开、分离、止血、打结、缝合、剪/拆线等,为参与临床手术打下基础。

一、目的要求

掌握不同部位的手术切口的选择和各种组织的切开方法,分离的方法和步骤,常见的止血方法和步骤,常用的打结方法和步骤,基本的缝合方法和步骤,剪/拆线的方法和步骤。

二、实训内容

切开的基本方法及不同组织的切开要求,锐性和钝性分离的方法与要求,结扎止血、压迫止血、电凝止血等的适用证与方法,线结的类型及常用的打结方法、注意事项,常用的缝合方法及其操作,剪线和拆线的方法、步骤。

三、教学模型及仪器设备

动物手术台、4 孔冷光型无影灯。

切开、缝合训练模型(上肢、下肢、模块);打结训练器;猪离体肠管;家兔或犬。

手术刀、手术刀柄,一次性使用灭菌橡胶外科手套,一次性医用口罩和帽子,一次性无菌纱布块,止血钳,镊子,1、4 号手术丝线,手术缝合针(圆针、三角针),持针钳,线剪。

药物:2% 利多卡因 5ml(2 支)。安定(valium)10mg。0.1% 肾上腺素 1.0ml。

四、教学方法

1. 讲解切开、分离、止血、打结、缝合、剪/拆线的目的、类型、方法、操作步骤和临床经验教训。

2. 示范切开、分离、止血、打结、缝合、剪/拆线的操作方法和操作步骤。

3. 分组在模型、打结器、猪离体肠管、家兔或犬上进行切开、分离、止血、打结、缝合、剪/拆线的操作实践。

4. 个别辅导,解答疑问。

五、适应证

所有的外科手术都需要的操作。

六、操作前准备

1. 医生准备　更衣,换鞋,清洁洗手,戴一次性口罩和一次性帽子。外科刷手,穿无菌手术衣,戴无菌手套。

2. 切开缝合训练肢体模型或猪离体肠管　将切开缝合训练上或下肢体模型、猪离体肠管置于动物解剖台上,打开无影灯。

3. 物品准备　切开缝合包1只。

七、操作方法

1. 切开　如是小切口由术者用拇、示指在切口两侧固定。较长切口由助手在切口两侧或上下手指固定。刀腹与皮肤垂直,用力均匀地一次性切开皮肤及皮下组织。

2. 分离　分锐性和钝性两种。前者是用刀或剪对组织进行切开、剪开;钝性分离是利用血管钳、刀柄、剥离纱球甚至是术者手指在组织间隙和疏松组织间进行分离。

3. 止血

(1)压迫止血　用纱布压迫出血处,使血管破口缩小、闭合,血小板、纤维蛋白和红细胞迅速形成血栓而止血。对于较广泛的渗血,利用湿热盐水纱布压迫有助于止血。

(2)结扎止血　单纯结扎是用血管钳尖端钳夹活动出血点,再用丝线结扎止血。缝合结扎是在血管钳与单纯结扎线之间贯穿血管缝合,先结扎一侧组织,再绕过另一侧打结,撤去血管钳后继续拉紧线再打结。

(3)电凝止血　高频电流通过电刀使组织接触电产热,起凝固作用而能迅速止血,节省时间。

(4)其他止血物应用　如明胶海绵、骨腊、速织纱、生物胶等。

4. 打结　多用方结,可用单手或持钳打结法。要点:①两手用力均匀;②两手用力点及结扎点三点成一线;③两结方向相反;④打第二个结时,第一个线结不能松扣;⑤尽量直视下操作。

5. 缝合(以伤口的皮肤缝合为例)　进针:左手持有齿镊提起皮肤边缘,右手持持针钳,针尖垂直于皮肤,用腕臂力旋转用力进针,顺针的弧度进入组织,从切口对侧皮缘穿出。切口两侧针孔距皮缘相等。

6. 剪线　完成打结后,提起双线,偏向一侧。剪线者掌心朝下,微张剪尖,以一侧剪刃紧贴提起的双线并向下滑至线结处,不能再滑动时,倾斜剪刀剪断双线。

八、注意事项

1. 结扎线线头的长短取决于结扎组织的张力和结扎线的材质,一般而言,丝线留 1～2mm,羊肠线留 3～5mm,不锈钢丝留 5～6mm,且需要将不锈钢丝两断端拧在一起。皮肤缝合的线头可留 5～10mm，便于拆线。

2.缝合的注意事项 分层缝合各层组织,对合严密,不留死腔;不同的组织器官,应选用不同的缝针、缝线和缝合方法(如皮肤用三角针、内脏器官用圆针);针距、边距应均匀一致。

九、教学考核及评分标准(表 3-7)

表 3-7 外科手术基本操作教学考核及评分标准

操作内容	操作步骤与方法	评分标准
1.切开 (10分)	①如是小切口由术者用拇、示指在切口两侧固定。较长切口由助手在切口两侧或上下手指固定。 ②刀腹与皮肤垂直,用力均匀地一次性切开皮肤及皮下组织	每项5分
2.分离 (10分)	①分锐性和钝性两种。 ②锐性分离是用刀或剪对组织进行切开、剪开;钝性分离是利用血管钳、刀柄、剥离纱球甚至是术者手指在组织间隙和疏松组织间进行分离	每项5分
3.止血 (20分)	①压迫止血:用纱布压迫出血处,使血管破口缩小、闭合,血小板、纤维蛋白和红细胞迅速形成血栓而止血。对于较广泛的渗血,利用湿热盐水纱布压迫有助于止血。 ②结扎止血:单纯结扎是用血管钳尖端钳夹活动出血点,再用丝线结扎止血。缝合结扎是在血管钳与单纯结扎线之间贯穿血管缝合,先结扎一侧组织,再绕过另一侧打结,撤去血管钳后继续拉紧线再打结。 ③电凝止血:高频电流通过电刀使组织接触电产热,起凝固作用而能迅速止血,节省时间。 ④其他止血物应用:如明胶海绵、骨腊、速织纱、生物胶等	每项5分
4.打结 (20分)	多用方结,可用单手或持钳打结法。要点:①两手用力均匀;②两手用力点及结扎点三点成一线;③两结方向相反;④打第2个结时,第1个线结不能松扣;⑤尽量直视下操作	每项4分
5.缝合 (以伤口的 皮肤缝合为 例)(30分)	①进针:左手持有齿镊提起皮肤边缘,右手持持针钳,针尖垂直于皮肤,用腕臂力旋转用力进针,顺针的弧度进入组织,从切口对侧皮缘穿出。切口两侧针孔距皮缘相等。 ②拔针:用有齿镊夹住缝针后松开持针钳,顺针的弧度拔出。 ③出针:当有齿镊将缝针要完全拔出时,持针钳转位夹住针体后1/3,将针完全拔出。助手接住针头后打结、剪线	每项10分
6.剪线 (10分)	①剪线方法:完成打结后,提起双线,偏向一侧。 ②剪线者掌心朝下,微张剪尖,以一侧剪刃紧贴提起的双线并向下滑至线结处,不能再滑动时,倾斜剪刀剪断双线	每项5分
总分		100

十、思考题

1. 理想的切口应符合什么要求？
2. 缝合的类型有哪些？

（孟凡勇）

实训项目二十一　清创术

　　清创术是对开放性伤口进行手术处理，使其达到清洁伤口、一期愈合。清创术是处理开放性损伤最有效、最基本、最重要的手段。

一、目的要求

1. 掌握清创术一期缝合的适应证，清创术的操作要领及注意事项。
2. 能够正确判断伤情。

二、实训内容

　　开放性伤口的伤情判断，适应证，术前准备，术前麻醉，具体操作过程及术后处理，术前、术中、术后注意事项。

三、教学模型及仪器设备

1. 开放性损伤　有伤口的家兔一只。
2. 物品　清创缝合包一个（手套一双，弯血管钳 2 把，手术刀柄及刀片各 1 个，组织剪刀 1 把，线剪 1 把，持针钳 1 个，圆针和皮针各 1 个，1 号丝线 1 束，敷料 2 块）。10ml 注射器 1 支，医用胶布一卷，医用绷带 1 卷。
3. 药物　5% 利多卡因 5ml 2 支，碘附溶液 20ml，生理盐水 500ml，0.1% 肾上腺素 1.0ml。

四、教学方法

1. 讲解清创术的目的、适应证、禁忌证、操作步骤和临床经验教训。
2. 示范清创术的操作方法和操作步骤。
3. 分组在家兔身上进行清创术的操作实践。
4. 个别辅导，解答疑问。

五、适应证

1. 除擦伤、浅而小的弹片伤、很细的刺伤外，其他开放性损伤均需清创。
2. 一般在伤后 6~8 小时内进行，头颈面部可延长至 24~72 小时内，一期缝合。

3.时间长、污染重的伤口清创后,可延期缝合。

六、禁忌证

大出血休克、呼吸心搏骤停、窒息、气胸等危及性命的危重情况存在时,应优先抢救生命。必要时,清创术与抢救生命同时进行。

七、操作前准备

1.医生准备　全面检查,明确诊断、估计伤情,制订初步方案。优先处理休克和重要脏器损伤,稳定后清创。有活动性大出血者,应先止血,要配备足够的全血。早期使用有效广谱抗生素,TAT。四肢清创可用止血带。

2.家兔的准备　固定好家兔的四肢,选用适当的麻醉,在腹部形成一个开放性的伤口。

3.物品的准备　清创缝合包,碘附溶液,生理盐水溶液,麻醉药品,注射器,胶布,医用绷带等。

八、操作方法

1.伤情判断　①了解伤情,是否有休克和其他危及生命的重要器官损伤;②判断伤口深度、污染程度,有无神经血管、肌腱和骨损伤;③必要的实验室检查和其他检查。

2.术前准备　①告知患者及其家属手术目的、并发症及防范措施,签署手术同意书;②早期使用抗生素和破伤风抗毒素;③有活动性大出血者应先行止血,防治休克,待休克控制、全身情况稳定后再进行清创;④准备清创包、常规消毒用品、生理盐水、绷带、胶布等。

3.麻醉与体位　选用适当的麻醉,浅表伤口可选用局麻;根据伤口部位选择合适体位。

4.操作程序　①清洗皮肤:伤口内暂时填以无菌纱布,用软毛刷蘸消毒肥皂水刷净伤口周围皮肤,若有油污,用乙醚擦去,剃去毛发;②外科洗手;③清洁伤口:揭去覆盖伤口的纱布,可按生理盐水→双氧水→生理盐水,连续冲洗伤口、伤道三遍,冲洗干净后擦干;④皮肤消毒和铺巾,穿手术衣、戴无菌手套,准备清理伤口;⑤仔细检查伤口后,清除异物、血块和脱落的坏死组织;⑥扩创:切除明显挫伤的创缘皮肤和失活的组织,彻底止血并随时用生理盐水冲洗。对较深部伤口可适当扩大,清理伤口直至比较清洁和显露血液循环较好的组织,类同手术切口;⑦组织修复:皮肤重新消毒铺巾,更换手套和器械。重要神经血管、肌腱等应予以及时修补或吻合;⑧伤口缝合:按组织解剖层次一期缝合创缘,估计有渗血、渗液者放置引流。伤口覆盖无菌纱布,胶布或绷带固定。

5.术后处理　①适当抬高患肢;②骨与关节损伤,神经血管、肌腱修复术后,适当固定肢体;③酌情给予抗菌药物;④严密观察伤口渗液和引流情况,以及伤肢血运和功能;⑤注意全身情况,预防伤口感染和继发性出血。

6.整理与记录　清理用物,手术记录。

九、注意事项

尽早施行清创术,越早效果越好。严格执行无菌操作规程,认真进行清洗和消毒。大出血不应在缚止血带情况下进行清创。清创时要由浅入深,先外后内,分层切除,必须注意组织失活的判断和考虑形态及功能的恢复,尽量保留和修复重要的神经血管、肌腱,较大游离的碎骨片清洗后应放置原位。缝合时必须逐层缝合,避免残留死腔、张力太大,以免引起感染或缺血坏死。

十、教学考核及评分标准(表3-8)

表3-8 清创术教学考核及评分标准

操作内容	操作步骤与方法	评分标准
1.伤情判断 (15分)	①了解伤情,是否有休克和其他危及生命的重要器官损伤; ②判断伤口深度、污染程度,有无神经血管、肌腱和骨损伤; ③必要的实验室检查和其他检查	每项5分
2.术前准备 (20分)	①告知患者及其家属手术目的、并发症及防范措施,签署手术同意书; ②早期使用抗生素和破伤风抗毒素; ③有活动性大出血者应先行止血,防治休克,待休克控制、全身情况稳定后再进行清创; ④准备清创包、常规消毒用品、生理盐水、绷带、胶布等	每项5分
3.麻醉与体位 (10分)	①选用适当的麻醉,浅表伤口可选用局麻; ②根据伤口部位选择合适体位	每项5分
4.操作方法 (40分)	①清洗皮肤:伤口内暂时填以无菌纱布,用软毛刷蘸消毒肥皂水刷净伤口周围皮肤,若有油污,用乙醚擦去,剃去毛发; ②外科洗手; ③清洁伤口:揭去覆盖伤口的纱布,可按生理盐水→双氧水→生理盐水,连续冲洗伤口、伤道三遍,冲洗干净后擦干; ④皮肤消毒和铺巾,穿手术衣、戴无菌手套,准备清理伤口; ⑤仔细检查伤口后,清除异物、血块和脱落的坏死组织; ⑥扩创:切除明显挫伤的创缘皮肤和失活的组织,彻底止血和随时用生理盐水冲洗。对较深部伤口可适当扩大,清理伤口直至比较清洁和显露血液循环较好的组织,类同手术切口; ⑦组织修复:皮肤重新消毒铺巾,更换手套和器械。重要神经血管、肌腱等应予以及时修补或吻合; ⑧伤口缝合:按组织解剖层次一期缝合创缘,估计有渗血、渗液者放置引流。伤口覆盖无菌纱布,胶布或绷带固定	每项5分

操作内容	操作步骤与方法	评分标准
5.术后处理（10分）	①适当抬高患肢； ②骨与关节损伤、神经血管、肌腱修复术后,适当固定肢体； ③酌情给予抗菌药物； ④严密观察伤口渗液和引流情况,以及伤肢血运和功能； ⑤注意全身情况,预防伤口感染和继发性出血	每项2分
6.整理与记录（5分）	①清理用物；②手术记录	每项2.5分
总　分		100

十一、思考题

1.何谓延期缝合？

2.清创的目的是什么？

3.哪类伤口经清创后不宜缝合？

（孟凡勇）

实训项目二十二　洗　手

洗手是无菌术的重要组成部分,是所有参加手术的人员(包括主刀、助手、器械护士)术前必需的进行手臂消毒的方法,是为穿无菌手术衣和戴无菌手套做准备。

一、目的要求

1.掌握肥皂水刷手法的方法和步骤,灭菌王刷手法的方法和步骤,碘而康刷手法的方法和步骤。

2.能够熟练区分肥皂水刷手法和灭菌王刷手法的异同。

二、实训内容

外科洗手的目的与意义,洗手前的准备,肥皂水刷手法的方法和步骤、灭菌王刷手法的方法和步骤、碘而康刷手法的方法和步骤,洗手的注意事项。

三、教学模型及仪器设备

1.设备或物品　指甲钳,不锈钢三人位洗手池,软毛刷,肥皂液,小方巾。洗手衣,消毒拖鞋,一次性医用口罩和帽子。

2.药物　灭菌王溶液,碘而康溶液。

四、教学方法

1. 讲解外科洗手的目的、适应证、禁忌证、操作步骤和临床经验教训。
2. 示范外科洗手的操作方法和操作步骤。
3. 分组在洗手池上进行操作实践。
4. 个别辅导,解答疑问。

五、适应证

凡是无禁忌的手术人员。

六、禁忌证

双侧手臂有伤口的人员不宜参加洗手和手术。

七、操作前准备

1. 医生的准备　更衣,换鞋,清洁洗手,戴口罩和帽子,剪过长的指甲。
2. 物品的准备　洗手池感应出水(冬天有热水),灭菌王溶液或碘而康溶液,消毒的软毛刷,肥皂液,消毒的小方巾。

八、操作方法

1. 肥皂刷手法　①先用肥皂作一般洗手,再用无菌刷蘸煮过的肥皂水刷手及臂,从指尖到肘上 10cm 处,两臂交替刷洗。尤其刷甲缘、甲沟、指蹼等处。②第一次擦完后,手指向上,肘向下用清水冲洗肥皂水。③重复 3 次,时间约 10 分钟。④再用无菌毛巾从手到肘部擦干手臂。⑤将手和前臂浸泡在 75% 酒精内 5 分钟,浸泡范围到肘上 6cm 处。⑥浸泡后,两手朝上,保持拱手姿势,消毒液由前臂至肘部下滴,自然干。

2. 灭菌王刷手法　①清水冲洗双手、前臂至肘上 10cm。②用无菌刷蘸灭菌王 3 ~ 6ml 刷手和前臂 3 分钟。③清水冲净,无菌纱布擦干。④再用灭菌王涂擦手和前臂,自然干后可穿手术衣、戴手套。

3. 碘而康刷手法　①肥皂水擦洗双手、前臂至肘上 10cm,共 3 分钟。②清水冲净,无菌纱布擦干。③用浸透 0.5% 的碘而康的纱布涂擦手和前臂一遍,即可穿手术衣、戴手套。

九、注意事项

1. 如用苯扎溴铵浸泡手者,则刷手时间可缩短 5 分钟。刷手完毕后,浸入 0.1% 的苯扎溴铵溶液中,用桶内小毛巾轻擦手 5 分钟后提起手臂,待其自然干。配制的苯扎溴铵每桶使用 40 次。

2. 洗手消毒后,保持拱手姿势,手臂不能下垂,也不能接触未经消毒物品。

十、教学考核及评分标准(表3-9)

表3-9 洗手教学考核及评分标准

操作内容	操作步骤与方法	评分标准
1.肥皂刷手法(30分)	①先用肥皂做一般洗手,再用无菌刷蘸煮过的肥皂水刷手及臂,从指尖到肘上10cm处,两臂交替刷洗。尤其刷甲缘、甲沟、指蹼等处。 ②第1次擦完后,手指向上,肘向下用清水冲洗肥皂水。 ③重复3次,时间约10分钟。 ④再用无菌毛巾从手到肘部擦干手臂。 ⑤将手和前臂浸泡在75%酒精内5分钟,浸泡范围到肘上6cm处。 ⑥浸泡后,两手朝上,保持拱手姿势,消毒液由前臂至肘部下滴,自然干	每项5分
2.灭菌王刷手法(40分)	①水冲洗双手、前臂至肘上10cm。 ②用无菌刷蘸灭菌王3~6ml刷手和前臂3分钟。 ③清水冲净,无菌纱布擦干。 ④再用灭菌王涂擦手和前臂,自然干后可穿手术衣、戴手套	每项10分
3.碘而康刷手法(30分)	①皂水擦洗双手、前臂至肘上10cm,共3分钟。 ②清水冲净,无菌纱布擦干。 ③用浸透0.5%的碘而康的纱布涂擦手和前臂一遍,即可穿手术衣、戴手套	每项10分
总 分		100

十一、思考题

1.刷手前应做什么准备工作?

2.肥皂刷手法的顺序是什么?

3.洗手消毒后,两手应保持什么姿势?

(孟凡勇)

实训项目二十三 外科引流与换药、拆线

引流的目的是及时排出体腔或手术部位的渗出液、血液、脓液,常用的引流物有乳胶片、橡胶管、烟卷式引流、T形引流管等。换药就是更换敷料,目的是观察伤口、通畅引流、促进肉芽生长。在换药时,如伤口如期正常愈合,可同时拆除伤口缝合线,即拆线。

能对伤口已经愈合需要拆除缝合线,或已经感染化脓需提前拆除缝合线的患者在无菌原则的要求下正确地进行伤口拆线,不因拆线出现伤口的裂开或感染。

一、目的要求

掌握引流的类型、适应证及去除引流物的指征,伤口换药的要求、方法与步骤,伤口拆线的指征与方法。

二、实训内容

外科引流的类型、引流的方法、注意事项及去除引流物的指征;伤口换药的准备、方法与步骤,换药的注意事项;伤口拆线的指征与方法。

三、教学模型及仪器设备

创伤模型,换药包一个(换药碗 2 个,无齿镊 2 把,无菌敷料 2 块),无菌棉球 6 个,医用胶布一卷,拆线剪一把,乳胶片引流条一条,医用一次性的口罩和帽子各 1 个。

药物:碘附溶液 20ml,生理盐水 250ml,3％过氧化氢溶液 500ml。

四、教学方法

1. 讲解外科引流物的类型、使用要求与方法、去除引流物的指征,外科换药的目的、适应证、禁忌证、操作步骤和注意事项。

2. 示范换药的操作方法和操作步骤、去除引流物的方法、拆除伤口缝合线的方法。

3. 分组在创伤模型上进行换药、拆线和拔管的操作实践。

4. 个别辅导,解答疑问。

五、适应证

1. 清洁伤口、污染伤口、感染伤口均需要换药,换药的次数与时机根据伤口的需要可间隔或随时进行。

2. 乳胶片引流一般术后 1～2 天拔出,烟卷式引流多在术后 4～7 天,T 型管一般在术后 14 天左右拔出,乳胶管需要引流量减少后即可拔出。

3. 伤口拆线的时间　一般头、面、颈部拆线时间为术后 4～5 天,下腹部、会阴部 6～7 天,胸部、上腹部、背部、臀部 7～9 天,四肢 10～12 天(近关节处可适当延长),减张缝线 14 天后方考虑拆除。青少年患者拆线时间可适当缩短,而年老、营养不良患者拆线时间应延迟。

六、操作前准备

1. 医生准备　穿工作服、戴帽子、口罩;详细询问病史、体格检查,了解并检查伤口;洗净双手。感染或污染的伤口需要戴无菌手套。向患者说明换药的目的、要求和注意事项,以解除患者的顾虑,取得其合作。

2. 患者准备或使用创伤模型　能下床行走的患者,到换药室;不能下床的患者,在病房进行;核对患者;注意夏天降温、冬天保暖。在医生的指导下保持患者适当的体位,注意隐私保护和安全、舒适的需要,暴露换药的部位。铺油布及治疗巾置于伤口下,以免污染床单。

3.物品准备　换药包1只,碘附、医用胶布、无菌棉球,敷料,生理盐水 500ml、3% 的过氧化氢溶液 500ml,拆线剪等,攸琐溶液纱布条。

七、操作方法

1.打开换药包并揭开伤口外层敷料　①用手打开换药包的外层。②用无菌卵圆钳打开换药包的内层。③清理换药包内物品。④用手揭开伤口外层敷料,并放入污物盘。

2.戴无菌手套　①打开手套包,取出手套。左手捏住手套反折处,右手对准手套 5 指插入戴好。②已戴手套的右手,除拇指外 4 指插入另一手套反折处,左手顺势戴好手套,两手分别把反折部翻至手术衣袖口上。

3.消毒和引流物处理　①揭敷料:用无齿镊揭开伤口的内层敷料,放入污物盘。如有粘连,先用生理盐水湿润,再顺伤口纵轴方向揭开敷料。②消毒伤口周围皮肤:用碘附棉球,一般消毒顺序从创缘向外周呈离心性消毒,消毒区域超过敷料边缘外 3～5cm。化脓性伤口其消毒顺序应由外周向创缘消毒。③观察引流物情况:如符合拔除条件,即可用剪刀拆除固定线,轻柔的逐步抽出引流管(条)。

4.拆线　①如伤口正常愈合,符合拆线条件,即可拆线。②一手以无齿镊将线头提起,在线头距皮肤近的一端紧贴皮肤处剪断,然后将线头提向对侧拉出。拆线时禁忌在任何地方剪断后拉出,有使感染带入深层组织的可能。另外,如向非剪断侧拉出线头,则有使创口裂开的危险。③也可采用间断拆线的方法拆除伤口缝合线。

5.感染创面的处理　①检查伤口如有感染,立即拆除所有缝线并敞开切口,用镊子、剪刀清除创口异物、分泌物和坏死组织。②用3% 过氧化氢溶液和生理盐水反复冲洗伤口,并将创口余液抽吸干净(若为肉芽创面:用无齿镊子夹起生理盐水棉球沾净伤口内分泌物,从伤口中央由内向外做环状清洗,继以棉球吸干生理盐水),再以碘附棉球由伤口中央向外做环状消毒。③创面放置攸琐溶液纱布条引流,并保持创口通畅引流。

6.伤口的记录　①再次消毒后,覆盖无菌干敷料,胶布固定。②在病历中有伤口拆线情况的要详细记录。

八、注意事项

1.严格执行无菌操作原则,防止交叉感染。医师在当天有无菌手术时,术前不应给感染创口换药。换药的次序,应先无菌伤口,再污染伤口,最后感染伤口。特异性感染的伤口应专人换药,遵守严格的隔离技术。

2.内层敷料与伤口粘连较紧,不可硬性将其揭下,应先用生理盐水将敷料润湿,然后慢慢地与伤口的纵轴方向一致的将敷料揭下,以免撕裂伤口的肉芽组织和增加患者的痛苦。

3.一般而言,在戴无菌手套前,用手打开换药包的外层和伤口的外层敷料,也可由助手打开,拆线者直接戴无菌手套。

4.拆线结束时,要给患者的衣服穿好并交代注意事项,将换下的污物收拾带走,妥善处理,禁止遗留在病房内。

九、教学考核及评分标准（表 3 - 10）

表 3 - 10　外科引流与换药、拆线教学考核及评分标准

操作内容	操作步骤与方法	评分标准
1.换药前准备(18分)	①医生准备:穿工作服、戴帽子、口罩;了解并检查伤口;洗净双手。感染或污染的伤口需要戴无菌手套。 ②患者准备:能下床行走的患者,到换药室;不能下床的患者,在病房进行;核对患者;告之患者及其家属换药的目的和意义、注意事项,消除患者的心理恐惧,取得配合;保持患者适当的体位,注意隐私保护和安全、舒适的需要。冬季注意保暖,防止受凉;铺油布及治疗巾置于伤口下,以免污染床单。 ③物品准备:换药包一个、拆线剪刀一把,备酒精棉球或碘附棉球、纱布、生理盐水、胶布等。如为化脓性感染需提前拆线者,还需备引流条、生理盐水、双氧水、组织剪刀等	每项6分
2.打开换药包并揭开伤口外层敷料(12分)	①用手打开换药包的外层。 ②用无菌卵圆钳打开换药包的内层。 ③清理换药包内物品。 ④用手揭开伤口外层敷料,并放入污物盘	每项3分
3.戴无菌手套(8分)	①打开手套包,取出手套。左手捏住手套反折处,右手对准手套5指插入戴好。 ②已戴手套的右手,除拇指外4指插入另一手套反折处,左手顺势戴好手套,两手分别把反折部翻至手术衣袖口上	每项4分
4.消毒和引流物处理(18分)	①揭敷料:用无齿镊揭开伤口的内层敷料,放入污物盘。如有粘连,先用生理盐水湿润,再顺伤口纵轴方向揭开敷料。 ②消毒伤口周围皮肤:用碘附棉球,一般消毒顺序从创缘向外周呈离心性消毒,消毒区域超过敷料边缘外 3～5cm。化脓性伤口其消毒顺序应由外周向创缘消毒。 ③观察引流情况:如符合拔除条件,即可用剪刀拆除固定线,轻柔的逐步抽出引流管(条)	每项6分
5.拆线(18分)	①如伤口正常愈合,符合拆线条件,即可拆线。 ②一手以无齿镊将线头提起,在线头距皮肤近的一端紧贴皮肤处剪断,然后将线头提向对侧拉出。拆线时禁忌在任何地方剪断后拉出,有使感染带入深层组织的可能。另外,如向非剪断侧拉出线头,则有使创口裂开的危险。 ③也可采用间断拆线的方法拆除伤口缝合线	每项6分

操作内容	操作步骤与方法	评分标准
6.感染创面的处理（18分）	①检查伤口如有感染,立即拆除所有缝线并敞开切口,用镊子、剪刀清除创口异物、分泌物和坏死组织。 ②用3%过氧化氢溶液和生理盐水反复冲洗伤口,并将创口余液抽吸干净（若为肉芽创面:用无齿镊子夹起生理盐水棉球沾净伤口内分泌物,从伤口中央由内向外做环状清洗,继以棉球吸干生理盐水）,再以碘附棉球由伤口中央向外做环状消毒。 ③创面放置攸琐溶液纱布条引流,并保持创口通畅引流	每项6分
7.伤口的记录（8分）	①再次消毒后,覆盖无菌干敷料,胶布固定。 ②在病历中有伤口拆线情况的要详细记录	每项4分
总　　分		100

十、思考题

1.不同手术部位的伤口,缝合线拆除的时间有何不同?

2.手术切口愈合后该怎样记录?

3.切口裂开多发生在什么部位的手术切口? 多在术后几天发生? 原因是什么?

4.换药的目的是什么?

5.健康肉芽创面应施敷何种有效的药物?

6.何谓攸琐(eusol)溶液?

（孟凡勇）

实训项目二十四　绷带及石膏固定

绷带及石膏固定常用于外伤包扎固定敷料、夹板与受伤部位、支托伤部,使伤部舒适安定、止血、保护伤口,减少感染和再受伤、骨折的固定;关节脱位经复位后的固定;骨和关节急性和慢性炎症的固定;骨、关节和肌腱等做矫形手术后的固定;肢体软组织急性炎症(如蜂窝组织炎等)的固定;肢体巨大创伤,尤其是战伤的固定;关节扭伤的固定等。

一、目的要求

1.掌握绷带及石膏固定的适应证,绷带的用途及包扎的基本方法,肢体常见部位石膏固定的方法及注意事项。

2.了解肢体管型石膏固定。

二、实训内容

绷带的环形包扎法、螺旋形包扎法、肢体石膏夹板固定法、肢体管形石膏固定法。绷带及石膏固定后的注意事项。

三、教学模型及仪器设备

1. 适用于绷带包扎及石膏外固定的人体模型。
2. 普通绷带、石膏绷带、医用脱脂棉、胶布、自来水及盛水容器等。

四、教学方法

1. 讲解绷带及石膏固定的目的、适应证、禁忌证、操作步骤和临床经验教训。
2. 示范绷带及石膏固定的操作方法和操作步骤。
3. 分组在模拟人上进行绷带及石膏固定的操作实践。
4. 个别辅导,解答疑问。

五、适应证

1. 外伤包扎固定敷料。
2. 夹板与受伤部位。
3. 支托伤部,使伤部舒适安定。
4. 止血。
5. 骨折的固定。
6. 关节脱位经复位后的固定。
7. 骨和关节急性和慢性炎症的固定。
8. 骨、关节和肌腱等做矫形手术后的固定。
9. 肢体软组织急性炎症(如蜂窝组织炎等)的固定。
10. 肢体巨大创伤,尤其是战伤的固定。
11. 关节扭伤的固定等。

六、禁忌证

包括确诊或可疑伤口有厌氧细菌感染者;进行性水肿患者;全身情况恶劣,如休克患者;严重心、肺、肝、肾等疾病患者、孕妇、进行性腹水患者禁用大型石膏;新生儿、婴幼儿不宜长期石膏固定。

七、操作前准备

1. 医生准备 详细询问病史、体格检查和辅助X线检查。向患者说明绷带及石膏固定的目的和注意事项,以解除患者的顾虑取得其合作。术前患者的血压、脉搏、心率。戴无菌帽和口罩。

2. 患者准备或使用人体模型 在医生的指导下摆好体位。在绷带及石膏固定过程中,如果有固定过紧患肢感疼痛、麻木等缺血的感觉时,应重新包扎固定,以免造成患肢缺血坏死、缺血性肌挛缩等。在绷带及石膏固定过程中,如有心慌、气短、出冷汗等症状时,立即告诉医护人员,以及时采取相应的治疗措施。

3.皮肤应用肥皂水洗净,若有伤口应换药。纱布、棉垫都应纵行放置,以避免患肢肿胀后形成环形压迫,妨碍患肢血运。纱布、棉垫不应用胶布粘贴在肢体上,以防引起皮炎或皮肤水泡,更不能用绷带做环形包扎。

4.物品准备 绷带,石膏固定术的各种用具应准备齐全。如泡石膏绷带的水桶或水盆、石膏刀、剪、衬垫、卷尺、有色铅笔等,以求得心应手,忙而不乱。

5.参加包扎石膏带人员,应有明确的分工,如浸泡石膏者,扶托肢体维持功能位置者,进行包扎石膏者。

八、操作方法

1.绷带包扎方法

(1)环形包扎法 用于肢体较小或圆柱形部位,如手、足、腕部及额部,亦用于各种包扎起始时。绷带卷向上,用右手握住,将绷带展开约8cm,左拇指将绷带头端固定需包扎部位,右手连续环形包扎局部,其卷数按需要而定,用胶布固定绷带末端。

(2)螺旋形包扎法 用于周径近似均等的部位,如上臂、手指等。从远端开始先环形包扎两卷,再向近端呈30°角螺旋形缠绕,每卷重叠前一卷2/3,末端胶布固定。在急救缺乏绷带或暂时固定夹板时每周绷带不互相掩盖,称蛇形包扎法。

2.石膏绷带固定方法 浸泡石膏绷带方法:用水桶或面盆盛以温水(40℃~42℃,以手试之,不烫即可),将石膏绷带轻轻平放于桶内,使其全部浸透,卷内气泡全部排出后,双手握石膏绷带卷两端缓缓与水面平行取出,用两手向石膏绷带卷中央轻轻对挤,挤去多余水分,即可使用。不可用双手拧石膏卷,以免石膏浆过多流失,影响固定效果。石膏无弹性,不垫以衬垫,就易引起组织压伤。一般而言石膏覆盖的部位都应覆以衬垫,在骨隆突处和软组织稀少处尤应加厚。常用衬垫有棉织套筒、棉纸、棉絮垫等。固定时应使肢体关节所处功能位置。

(1)石膏夹板 不适宜立即行管型石膏固定的骨与关节损伤和伴有软组织肿胀的患者,或不需要管型石膏固定的患者,如骨折内固定手术后的辅助外固定,可采用石膏夹板。

①将石膏绷带根据需要,定出长短宽窄,在平板上铺开,来回重叠,上肢8~10层,下肢10~12层。

②然后从两头叠向中间用水浸泡后,用手推摸压平,放于置衬垫的肢体的伸面与屈面。

③然后用湿绷带固定于功能位置。

优点为发现肢体肿胀可迅速减压,到肿胀消失再换管型石膏。有时仅用一页石膏板作临时固定,叫石膏托。上肢一般在伸面,下肢置于屈面。用石膏托需要包括肢体圆周2/3才能起到一定的固定作用。厚度上肢8~10层,下肢12~14层,方法同石膏夹板。

(2)管型石膏
①先将待固定的肢体置于功能位,由助手扶持,按规定加垫。

②然后将浸透的石膏绷带由上而下地围绕着固定肢体均匀滚动,绷带边相互重叠1/3,接触肢体的内层石膏绷带平整,不应有皱褶或绷带间遗留空隙,更不要缠绕过紧,其基本手法在于石膏绷带是粘贴上去的,而不是拉紧了再缠上去。为了适应肢体上粗下细,缠绕时应与肢体纵轴呈垂直折叠石膏绷带于石膏托侧,以适应肢体形态。

③缠绕石膏绷带时,术者应逐层用手掌均匀抚摸,促使各层紧密接触,一般要5~8层,如不放置石膏托,则需10~14层。在石膏绷带边缘部、关节部、骨折部应多包2~3层加固。

④术者,尤其助手,在缠绕过程中不应中途改变肢体的位置及伸屈度,以防折断石膏,影响固定效果。

⑤此外应以手掌托持患肢,禁止抓提,更不应用手按压,以免局部石膏凹陷形成压迫,造成肢体血液循环障碍或产生压迫性溃疡。

⑥石膏包扎完毕后,应按肢体轮廓进行塑型,以增强石膏绷带对肢体的固定性能。将边缘多余部分修整,充分露出不包括在固定范围内的关节以及指(趾)以便观察肢体血循、感觉、运动情况,同时有利它们功能锻炼。

⑦用红笔注明诊断,受伤日期和石膏绷带包扎日期,有创口的可将伤口位置标明或将开窗位置划好。

九、注意事项

1.不可在受伤面或炎症部位打结。不可在关节面或骨突处打结。不可在受压部位或肢体内侧打结。不可在常摩擦处打结。

2.石膏未干前,潮湿的石膏容易折断、受压变形,患者需卧木板床,应用软枕妥善垫好石膏、冬季注意保温,可用灯烤、烤炉、电吹风等方法烘干石膏,但应防触电与灼伤。

3.抬高患肢,有助静脉及淋巴回流。

4.注意患肢血液循环及感觉情况,经常观察指、趾皮肤的颜色、温度并与健侧比较,如有剧痛、麻木、指、趾肿胀、发冷、苍白或青紫等,提示血循环障碍或神经受压,石膏夹板固定者可剪除绷带,重新固定;管形石膏固定者应将石膏一侧或两侧沿长轴方向剖开,直到皮肤完全暴露为止,血液循环改善后,再在其间隙填以棉花用软绷带包扎,如不能缓解应拆除全部石膏进行检查。

5.患者诉石膏内局限性持续疼痛,经观察不缓解时,为预防压迫性溃疡发生,应在疼痛处"开窗"减压。

6.若需检查、拆线、换药行局部石膏"开窗"时,应用棉花纱布将开窗部位填平包扎,以免局部肿胀疼痛,甚至发生边缘压迫性溃疡。

7.石膏管型固定后,若因肢体肿胀消退或肌肉萎缩而失去固定作用时,应予重新更换石膏。

8.石膏内皮肤发痒,禁用木棍、筷子等物伸入抓痒,以免污染手术伤口或将皮肤抓破导致感染。

9.要保护石膏,防止折裂、被水浸湿及大小便污染。

十、教学考核及评分标准（表3-11）

表3-11　绷带及石膏固定教学考核及评分标准

操作内容	操作步骤与方法	评分标准
适应证 （10分）	1.绷带包扎方法。 2.石膏绷带固定方法。 3.石膏夹板。 4.管型石膏	每项2.5分
准备工作 （10分）	1.取得患者的同意:应让患者了解绷带及石膏固定的目的和必要性,了解绷带及石膏固定的过程,消除其顾虑;征得患者及其家属的同意和配合,并在手术同意书上签字。 2.术者备白衣、帽子及口罩。 3.绷带,石膏固定术的各种用具,应准备齐全。如泡石膏绷带的水桶或水盆、石膏刀、剪、衬垫、卷尺、有色铅笔等,以求得心应手,忙而不乱。 4.参加包扎石膏带人员,应有明确的分工,如浸泡石膏者,扶托肢体维持功能位置者,进行包扎石膏者	第1项2分,第2项1分,第3项5分,第4项2分
操作方法 （60分）	1.绷带包扎方法: （1）环形包扎法: 　包扎起始时,绷带卷向上,用右手握住,将绷带展开约8cm,左拇指将绷带头端固定需包扎部位,右手连续环形包扎局部,其卷数按需要而定,用胶布固定绷带末端。 （2）螺旋形包扎法: 　从远端开始先环形包扎两卷,再向近端呈30°角螺旋形缠绕,每卷重叠前一卷2/3,末端胶布固定。在急救缺乏绷带或暂时固定夹板时每周绷带不互相掩盖,称蛇形包扎法。 2.石膏绷带固定方法: （1）石膏夹板: 　①将石膏绷带根据需要,定出长短宽窄,在平板上铺开,来回重叠,上肢8~10层,下肢10~12层。 　②然后从两头叠向中间用水浸泡后,用手推摸压平,放于置衬垫的肢体的伸面与屈面。 　③然后用湿绷带固定于功能位置。 （2）管型石膏: 　①先将待固定的肢体置于功能位,由助手扶持,按规定加垫。 　②然后将浸透的石膏绷带由上而下地,围绕着固定肢体均匀滚动,绷带边相互重叠1/3,接触肢体的内层石膏绷带平整,不应有皱褶或绷带间遗留空隙。 　③不要缠绕过紧,缠绕石膏绷带时,术者应逐层用手掌均匀抚摸,促使各层紧密接触,一般要5~8层,如不放置石膏托,则需10~14层。 　④术者,尤其助手,在缠绕过程中不应中途改变肢体的位置及伸屈度。	

续表

操作内容	操作步骤与方法	评分标准
操作方法 (60分)	⑤此外应以手掌托持患肢,禁止抓提,更不应用手按压,以免局部石膏凹陷形成压迫。 ⑥石膏包扎完毕后,应按肢体轮廓进行塑型,将边缘多余部分修整,充分露出不包括在固定范围内的关节以及指(趾)以便观察肢体血液循环、感觉、运动情况。 ⑦用红笔注明诊断,受伤日期和石膏绷带包扎日期	第1项(1)(2)各10分, 第2项(1):①10分,②8分,③2分。 (2):①～⑥各3分。⑦2分
注意事项 (20分)	1.不可在受伤面或炎症部位打结。不可在关节面或骨突处打结。不可在受压部位或肢体内侧打结。不可在常摩擦处打结。 2.石膏未干前,潮湿的石膏容易折断、受压变形,患者需卧木板床,应用软枕妥善垫好石膏。 3.抬高患肢,有助静脉及淋巴回流。 4.注意患肢血液循环及感觉情况,经常观察指、趾皮肤的颜色、温度并与健侧比较。 5.患者诉石膏内局限性持续疼痛,经观察不缓解时,为预防压迫性溃疡发生,应在疼痛处"开窗"减压。 6.若需检查、拆线、换药行局部石膏"开窗"时,应用棉花纱布将开窗部位填平包扎,以免局部肿胀疼痛,甚至发生边缘压迫性溃疡。 7.石膏管型固定后,若因肢体肿胀消退或肌肉萎缩而失去固定作用时,应予重新更换石膏。 8.石膏内皮肤发痒,禁用木棍,筷子等物伸入抓痒,以免污染手术伤口或将皮肤抓破导致感染	1～4每项4分 5～8每项1分

十一、思考题

1.绷带及石膏固定的适应证。

2.骨折的石膏外固定要固定多长时间?

3.绷带及石膏固定过紧的表现和处理。

(娄　庆)

实训项目二十五　局部浸润麻醉

将麻醉药物注射于手术区的组织内,阻滞神经末梢而达到局部止痛的方法称局部浸润麻醉。

一、目的要求

1.掌握局部浸润麻醉常用药物及其使用方法,局部浸润麻醉的操作方法。

2.熟悉局部浸润麻醉前用药和麻醉所需的常用器材。

二、实训内容

局部浸润麻醉的操作方法及注意事项。

三、教学模型及仪器设备

专用皮肤注射用模型,皮肤消毒包一个(无菌手套一双,镊子两把,棉球若干,纱布两块,有孔无菌单一个,50ml 不锈钢缸一个,5ml、20ml 注射器各 1 具,7 号长穿刺针一只)。备有消毒液 5~10ml 的消毒缸。2% 利多卡因注射液,生理盐水,肾上腺素注射液。

四、教学方法

1. 讲解局部浸润麻醉的目的、适应证、禁忌证、操作步骤和临床经验教训。
2. 示范局部浸润麻醉的操作方法和操作步骤。
3. 分组在模拟人上进行局部浸润麻醉的操作实践。
4. 个别辅导,解答疑问。

五、适应证

1. 体表肿物切除手术。
2. 体表小面积损伤清创术。
3. 体表组织活检术。

六、禁忌证

局部皮肤感染,麻醉药物过敏,严重高血压等。

七、操作前准备

1. 医生准备　详细询问病史、体格检查。向患者说明局部浸润麻醉的目的和注意事项,以解除患者的顾虑,取得其合作。术前查患者的血压、脉搏、心率。戴无菌帽和口罩。

2. 患者准备或使用人体模型　在医生的指导下摆好体位。在局部浸润麻醉过程中如有心慌、气短、出冷汗等症状时,立即告诉医护人员,以及时采取相应的治疗措施。

3. 皮肤标识麻醉区域。

4. 物品准备　皮肤消毒包,消毒液,2% 利多卡因注射液,生理盐水,如无禁忌证,可加入 1:20 万肾上腺素。

八、操作方法

1. 操作者穿工作衣,戴帽子、口罩。打开皮肤消毒包。
2. 常规洗手,戴手套。
3. 局部皮肤消毒后,铺有孔无菌单。
4. 有助手协助将麻醉药物按比例稀释。
5. 操作者检查注射器及穿刺针后,抽吸等量麻醉药物。

6.先在手术切口线一端进针,针尖斜面向下刺入皮内,注射局麻药形成橘皮样皮丘。

7.将针拔出,在第一个皮丘边缘再进针,如法操作形成第二个皮丘,如此在切口线上形成皮丘带。再经皮丘向皮下组织注药。

8.如手术要达到深层组织,可在肌膜下和肌膜内注药,如此浸润一层切开一层,注射器和手术刀交替使用,以期麻醉确切。

9.注射局麻药时适当加压,形成张力性浸润。

注药前回抽以防局麻药误注入血管内。

九、注意事项

1.注入组织内的药液需有一定容积在组织内形成张力。

2.为避免用药量超过一次限量,应降低药液浓度。

3.注药前回抽以防局麻药误注入血管内。

4.药液中含肾上腺素浓度 1:(20 万~40 万)可缓解局麻药的吸收,延长作用时间。

十、教学考核及评分标准(表 3 - 12)

表 3 - 12   局部浸润麻醉教学考核及评分标准

操作内容	操作步骤与方法	评分标准
适应证 (9 分)	1.体表肿物切除手术。 2.体表小面积损伤清创术。 3.体表组织活检术	每项 3 分
准备工作 (10 分)	1.取得患者的同意:应让患者了解局部浸润麻醉的目的和必要性,了解局部浸润麻醉的过程,消除其顾虑;征得患者及其家属的同意和配合,并在手术同意书上签字。 2.术者备工作衣、帽子及口罩。 3.局部浸润麻醉的各种用具,应准备齐全。以求得心应手,忙而不乱。 4.参加局部浸润麻醉人员,应有明确的分工	每项各 2.5 分
操作方法 (61 分)	1.穿工作衣,戴帽子,口罩。 2.打开皮肤消毒包,洗手,戴无菌手套。 3.局部皮肤消毒,铺有孔无菌单。 4.检查注射器及注射针,稀释并抽吸麻醉药物。 5.先在手术切口线一段进针,针尖斜面向下刺入皮内,注射局麻药形成橘皮样皮丘。 6.将针拔出,在第一个皮丘边缘再进针,如法操作形成第二个皮丘,如此在切口线上形成皮丘带。再经皮丘向皮下组织。 7.如手术要达到深层组织,可在肌膜下和肌膜内注药,如此浸润一层切开一层,注射器和手术刀交替使用,以期麻醉确切。 8.注射局麻药时适当加压,形成张力性浸润	第 1~4 项各 10 分,第 5 项 6 分,第 6~8 项 5 分

续表

操作内容	操作步骤与方法	评分标准
注意事项 （20分）	1.注入组织内的药液需有一定容积在组织内形成张力。 2.为避免用药量超过一次限量,应降低药液浓度。 3.注药前回抽以防局麻药误注入血管内。 4.药液中含肾上腺素浓度 1:(20 万～40 万)可缓解局麻药的吸收,延长作用时间	每项 5 分

十一、思考题

在实施局部浸润麻醉时,为防止局麻药中毒,在局麻药剂量上应如何考虑?

（娄　庆）

第四章　妇产科临床基本技能

实训项目二十六　产科检查

产科检查是孕期了解胎儿发育及孕妇健康情况的重要方法之一。是临床医生应该掌握的一项基本技能。

一、目的要求

掌握产科检查的时间及方法,腹部四步触诊、测量宫高、腹围的方法,使用听筒听胎心音、计胎心率的方法,骨盆外测量的基本方法。

二、实训内容

1. 腹部检查　腹部视诊、触诊、听诊(听胎心)及宫高腹围的测量。
2. 骨盆外测量　分别测量髂棘间径、髂嵴间径、骶耻外径及坐骨结节间径(出口横径)。

三、教学模型及仪器设备

产科检查模型、听筒、软皮尺、骨盆外测量器、带秒针的钟(表)。

四、教学方法

1. 讲解产科检查的目的、操作步骤及临床经验教训。
2. 示范产科检查的方法和操作步骤。
3. 分组在孕妇模型上进行操作。
4. 个别辅导,解答疑问。

五、操作前准备

1. 医生准备
(1)了解孕妇的主要病史、妊娠史及孕周,同时注意观察孕妇的一般情况。
(2)检查者语言亲切,检查动作轻柔,在检查前与患者进行充分的交流沟通。
(3)如为男医生检查应有一名女性医护人员在场,注意保护其隐私。
(4)帮助孕妇摆好体位,寒冷季节应先预热双手。
(5)检查者位于孕妇右侧,一手置于孕妇腹部检查有无宫缩,检查在无宫缩情况下开始。
2. 患者准备　检查前孕妇应排空膀胱,医生帮助孕妇仰卧于检查床上,头部稍垫高。

双腿略屈曲外展,腹肌放松并充分袒露腹部。

六、操作方法

(一)腹部检查

1.视诊　观察腹部外形、大小、腹壁妊娠纹、有无手术瘢痕、静脉曲张、水肿等。尤其注意如初孕妇出现尖腹,经产妇出现悬垂腹应考虑骨盆异常。

2.触诊(腹部四步触诊法)

(1)第一步　检查者双手置于子宫底部,先确定子宫底高度,估计宫底高度与孕周是否相符,并以双手指腹交替轻推,分辨宫底处是胎体的哪一部分。

(2)第二步　检查者双手置于子宫两侧,一手固定,另一手深按,两手交替进行。分辨胎背及胎儿四肢各在母体腹壁的哪一侧。

(3)第三步　检查者右手拇指与其余4指分开,置于耻骨联合上方,握住先露部,判断先露是头还是臀;再左右推动先露部,以确定是否入盆。

(4)第四步　检查者两手分别置于胎先露部两侧,沿骨盆入口向下深按,再一次核对先露部的判断是否正确,并确定先露部入盆程度。

3.胎心听诊　将听筒放于胎心最清楚的部位并用耳朵固定,仔细聆听,认真计数,每次计1分钟,听诊胎心时注意其节律及强度。并记录每分胎心率。

4.测宫高和腹围　用软皮尺测量自耻骨联合上缘至子宫底最高处的距离即为宫高,测量通过脐水平的最大腹横径即为腹围,单位均为cm。

(二)骨盆外测量

1.髂棘间径　孕妇取伸腿仰卧位,测量两髂前上棘外缘的距离。正常值为23~26cm。

2.髂嵴间径　孕妇取伸腿仰卧位,测量两髂嵴外缘最宽的距离。正常值为25~28cm。

3.骶耻外径　孕妇取左侧卧位,右腿伸直,左腿屈曲,测量第5腰椎棘突下至耻骨联合上缘中点的距离。正常值为18~20cm。此径线可间接推测骨盆入口前后径长度。

4.坐骨结节间径(出口横径)　孕妇取仰卧位,两腿向腹部弯曲,双手抱双膝,测量两坐骨结节内侧缘的距离,正常值为8.5~9.5cm。也可用检查者的手拳概测,能容纳成人横置手拳则属正常。如小于8cm则需测量出口后矢状径。两径线之和大于等于15cm,一般足月胎儿可以通过。

七、注意事项

1.检查前孕妇必须排空膀胱。

2.检查者位于孕妇右侧,一手置于孕妇腹部检查有无宫缩,确定无宫缩时开始。

3.腹部四步触诊,前三步操作时检查者面向孕妇头端,第四步操作时检查者面向孕妇足端。

4.听胎心时注意要与子宫动脉音及胎盘杂音相区别。子宫动脉音是血流通过扩张的子宫动脉时所产生的吹风样低音响,胎盘杂音是血流通过胎盘时所产生,二者的快慢与母体脉搏一致。

八、教学考核及评分标准(表4-1)

表4-1 产科检查教学考核及评分标准

操作内容	操作步骤与方法	评分标准
准备工作 (10分)	1.询问末次月经,计算孕周。 2.告诉孕妇先排空膀胱。 3.准备好听筒、软皮尺及骨盆外测量器。 4.帮助孕妇摆好体位(寒冷季节应先预热双手)	每项2.5分
操作方法 (70分)	1.检查者位于孕妇右侧,一手置于孕妇腹部检查有无宫缩,同时观察腹部外形、大小、腹壁妊娠纹、有无手术瘢痕、静脉曲张、水肿等。 2.用软皮尺测量自耻骨联合上缘至子宫底最高处的距离即为宫高,测量通过脐水平的最大腹横径厘米数即为腹围。 3.用骨盆外测量器分别测量髂棘间径、髂嵴间径、骶耻外径及坐骨结节间径(出口横径)。 4.检查者面向孕妇头端,双手置于子宫底部,确定子宫底高度,并用双手指腹交替轻推,分辨宫底处是胎体的哪一部分。 5.检查者双手置于子宫两侧,一手固定,另一手深按,两手交替进行。分辨胎背及胎儿四肢各在母体腹壁的哪一侧。 6.检查者右手拇指与其余4指分开,置于耻骨联合上方,握住先露部,判断先露是头还是臀;再左右推动先露部,以确定是否入盆。 7.检查者转过身来,面向孕妇足端,两手分别置于胎先露部两侧,沿骨盆入口向下深按,再一次核对先露部的判断是否正确,并确定先露部入盆程度。 8.将听筒置于孕妇腹壁胎背所在部位,并用耳朵固定,认真计数1分钟胎心率,听诊时注意胎心的节律及强弱。 9.检查完毕,协助孕妇起床,告知其检查情况。并将结果详细记录于孕产妇保健手册	第1~8项每项8分,第9项6分
注意事项 (20分)	1.检查前孕妇必须排空膀胱。 2.检查者位于孕妇右侧,一手置于孕妇腹部检查有无宫缩,检查在无宫缩情况下进开始。 3.腹部四步触诊时,前三步操作检查者面向孕妇头端,第四步操作时检查者面向孕妇足端。 4.听诊胎心音要与子宫动脉音及胎盘杂音相区别	每项5分

(马　晖)

实训项目二十七　胎心监护

电子胎心监护能够连续观察和记录胎心率的动态变化,也可了解胎心与胎动及宫缩之间的关系,是评估胎儿宫内安危的重要方法。

一、目的要求

掌握胎心监护适应证,胎心监护的操作方法及步骤,胎心监护结果的临床意义。

二、实训内容

胎心监护的适应证,监护时孕妇的体位,监护的具体操作过程及判定结果的临床意义。

三、教学模型及仪器设备

胎心监护仪、超声波耦合剂。

四、教学方法

1. 讲解胎心监护的目的、意义、操作步骤和临床经验教训。
2. 示范胎心监护的操作方法和步骤。
3. 教会学生判断监护结果。
4. 个别辅导,解答疑问。

五、适应证

1. 正常妊娠者在孕 34～36 周为选查项目,孕 37 周以后每周一次。
2. 有不良孕产史、妊娠并发症者,可根据情况从孕 28～30 周开始进行胎心监护。
3. 孕晚期胎动减少者。
4. 过期妊娠者。

六、操作前准备

1. 医生准备　详细询问本次妊娠情况、确定孕周、胎方位,了解胎动情况。
2. 孕妇准备　进食后并排空膀胱。
3. 物品准备　胎心监护仪、超声波耦合剂。

七、操作方法

1. 携用物至床旁,查对姓名、年龄、床号,向孕妇解释做胎心监护的目的,以取得合作。
2. 嘱孕妇进食后、排空膀胱,取 15°半卧位,头略高卧于检查床上。必要时屏风遮挡保护患者隐私。

3.合理暴露腹部,用四步触诊法了解胎方位后,将胎心探头涂耦合剂,固定于靠近胎背上方的孕妇腹壁处。

4.观察胎儿胎心及胎动情况,胎儿反应正常时行胎心监护20分钟,异常时可根据情况酌情延长监护时间。

5.监护完毕,撤去探头,并擦净腹部皮肤。

6.协助孕妇整理衣裤,整理监护用物。

7.医生根据胎心曲线图作出报告并将胎心监护曲线图粘贴于病例报告单上保存。

8.告知孕妇检查结果、注意事项及复查时间。

八、注意事项

1.监护需在孕妇进食后进行,孕妇排空膀胱,取仰卧位,头背部稍垫高。

2.胎心探头置于胎心最清楚处并固定。

3.将宫缩探头置于宫底处并固定。

4.监护时间一般为20分钟,必要时可增加至40分钟。

5.保持环境安静,孕妇能轻松配合。

九、教学考核及评分标准(表4-2)

表4-2 胎心监护教学考核及评分标准

操作内容	操作步骤与方法	评分标准
适应证 (10分)	1. 正常妊娠者在孕34～36周为选查项目,孕37周以后每周一次。 2. 有不良孕产史、妊娠并发或并发症者,可从孕28～30周开始进行胎心监护。 3. 孕晚期胎动减少者。 4. 过期妊娠者	每项2.5分
准备工作 (10分)	1. 医生准备:详细询问本次妊娠情况、确定孕周、胎方位,了解胎动情况。 2. 孕妇准备:向孕妇解释胎心监护的目的及意义,告知其进食,并排空膀胱后进行。 3. 物品准备:胎心监护仪、超声波耦合剂	第1、2项各4分, 第3项2分
操作方法 (60分)	1. 携用物至床旁,查对姓名、年龄、床号,向孕妇解释做胎心监护的目的,以取得合作。 2. 嘱孕妇进食后、排空膀胱,取15°半卧位,头略高卧于检查床上。必要时屏风遮挡保护患者隐私。 3. 合理暴露腹部,用四步触诊法了解胎方位后,将胎心探头涂耦合剂,固定于靠近胎背上方的孕妇腹壁处。	

操作内容	操作步骤与方法	评分标准
操作方法 （60分）	4.观察胎儿胎心及胎动情况,胎儿反应正常时行胎心监护20分钟,异常时可根据情况酌情延长监护时间。 5.监护完毕,撤去探头,并擦净腹部皮肤。 6.协助孕妇整理衣裤,整理监护用物。 7.医生根据胎心曲线图作出报告并将胎心监护曲线图粘贴于病例报告单上保存。 8.告知孕妇检查结果、注意事项及复查时间	第1~7项各8分, 第8项4分
注意事项 （20分）	1.孕妇需在进食后进行,排空膀胱,取仰卧位,头背部稍垫高。 2.胎心探头置于胎心最清楚处。 3.宫缩探头置于宫底处。 4.监护时间一般为20分钟,必要时可增加至40分钟。 5.环境安静,孕妇能轻松配合	每项4分

（马　晖）

实训项目二十八　正常分娩接产常规操作

一、目的要求

掌握正常分娩的接产前准备,正常分娩接产时的注意事项,正常分娩的接产方法步骤及新生儿的处理。

二、实训内容

接产前的相关准备,正常分娩接产的具体操作过程及新生儿处理,接产时的注意事项。

三、教学模型及仪器设备

正常分娩模型、产包、处置车及治疗盘、弯盘、无菌治疗碗、镊子2把、无菌镊子缸、无菌肥皂水棉球、无菌干纱布球、温开水、1:1000的苯扎溴铵溶液、橡胶单和治疗巾或一次性臀垫、便盆、医嘱卡、洗手液、无菌巾。

四、教学方法

1.讲解正常分娩接产的目的、操作步骤、注意事项和临床经验教训。
2.示范接产的操作方法和操作步骤。
3.分组在接生模型上进行接产的操作实践。
4.个别辅导,解答疑问。

五、操作前准备

1. 环境准备

（1）产房应常规每天空气消毒一次，每次接产结束产妇回病房后追加消毒一次或通风 10~20 分钟。

（2）产包及有关器械应定期高压蒸汽灭菌消毒，标明消毒日期。

（3）有关急救设备和药品处于备用状态，保持室内温度在 26℃~28℃。

2. 患者准备　初产妇宫口开全，经产妇宫口开大 4cm，送产妇入产房，产妇取膀胱截石位，进行会阴擦洗及消毒后打开产包，铺产单，套腿套，腹部覆盖中单，准备接产。

3. 接产者准备　接产者进行刷手，穿手术衣，戴无菌手套。

4. 物品准备　产包、处置车及治疗盘、弯盘、无菌治疗碗、镊子 2 把、无菌镊子缸和镊子、无菌肥皂水棉球、无菌干纱布球、温开水、1:1000 的苯扎溴铵溶液、橡胶单和治疗巾或一次性臀垫、便盆、医嘱卡、洗手液、无菌巾。打开红外线暖箱，备好新生儿抢救用品。

六、操作步骤及方法

1. 会阴清洁消毒　操作者站在产妇右侧，松开床尾患者盖被，协助产妇仰卧，臀下垫一次性中单。将治疗碗置于产妇两腿之间，用肥皂水棉球，由内向外，自上而下擦净会阴部污垢、分泌物和血迹，最后擦洗肛门。顺序为：大阴唇、小阴唇、阴阜、大腿内侧上 1/3、会阴部、肛门周围。然后用无菌干纱布球遮挡阴道口，用温开水冲净肥皂水。最后以 1:1000 的苯扎溴铵溶液冲洗或涂以碘附消毒。

2. 铺巾　打开产包，铺消毒巾于臀下，并分别套上腿套，腹部覆盖中单，准备接产。

3. 接产者站在产妇右侧，将纱布及棉球分开放置在产台远端处。并用一把止血钳套好气门芯，按接产顺序摆好器械备用。

4. 在产妇两腿屈膝内侧将产单中上端稍稍折起，防止羊水外流。产妇腹部放置消毒巾一块，两大腿各铺治疗巾一块，会阴部一块。用一纱布块覆盖肛门，以防污染。

5. 注意观察宫缩及先露下降情况，当胎头拨露致阴唇后联合紧张时，开始保护会阴。方法是：接产者右肘支在产床上，右手手掌内垫无菌消毒巾，拇指与其余四指分开，利用手掌大鱼际顶住会阴部。宫缩时向上向内托压，宫缩间歇期手稍放松，但不能离开会阴部。左手协助胎头进一步俯屈，几次宫缩后胎头着冠，然后在间歇期嘱产妇用腹压，使胎头缓缓娩出。

6. 胎头娩出后，右手继续保护会阴，左手自胎儿鼻根向下颏挤压，以挤出口鼻内黏液及羊水，协助胎头复位及外旋转后，左手轻压胎儿颈部，协助前肩从耻骨弓下娩出，再托胎颈使后肩从会阴前缘娩出。胎肩娩出后，保护会阴的右手方可放松，两手协助胎体及下肢娩出。

7. 胎儿娩出后，用两把血管钳相隔 2~3cm 钳夹脐带，在其中间剪断，再次挤出胎儿口腔鼻腔黏液，并用一次性吸痰管清理呼吸道的黏液及羊水。若确认呼吸道通畅而仍未啼哭，可手指轻弹新生儿足底促使其啼哭，同时进行 Apgar 评分。若评分为 8 分及以上，即可进行脐带处理。如有新生儿窒息按照新生儿复苏程序处理。

8.结扎脐带　用75%酒精消毒脐带根部及周围。在距脐根0.5~1cm处用套有气门芯的血管钳夹住脐带,于止血钳上方1cm处剪断脐带,同时检查脐血管有无异常,用气门芯套扎脐带,松开止血钳。也可用脐带夹或双道棉线结扎法。

9.处理脐带断端　用一块消毒纱布挤净脐带断端处血液,左手固定脐带残端,在根部垫无菌纱布,右手用蘸有2.5%碘酒或高浓度的高锰酸钾溶液(20%)的棉签灼烧残端,注意切勿碰及新生儿皮肤。待碘酒或高锰酸钾溶液稍干后,棉签及棉片扔于医疗垃圾桶内。用小纱布裹好脐带处,油纱布擦净腰部胎脂,然后用脐带卷包扎脐带。

10.托起新生儿,让产妇确认新生儿性别,然后将新生儿递给助手(注意无菌操作)进行进一步处理(如新生儿皮肤清洁、新生儿体检、新生儿标记、母婴早接触、填写新生儿病历等)。

11.助娩胎盘、胎膜　确认胎盘完全剥离后,轻轻牵拉脐带协助胎盘下降。当胎盘降至阴道口时,双手捧住胎盘按顺时针方向旋转以协助胎膜完全娩出。将娩出的胎盘放入小盆内,检查胎盘、胎膜是否完整。并测量胎盘大小、脐带长度及出血量。

12.由外向内、由健侧向患侧依次检查软产道有无裂伤,若有裂伤及时进行修补缝合。

13.将产包污物按照生活垃圾与医用垃圾分别放置,并为产妇清洁会阴,盖好被子,清洁器械。认真填写分娩记录及分娩登记等。

七、注意事项

1.严格无菌操作。
2.娩出胎儿时必须按照分娩机转进行。
3.保护会阴时,切忌宫缩间歇期仍用力托压,以免引起会阴水肿。
4.娩出胎头时,若宫缩较强,应嘱产妇宫缩时张口哈气,宫缩间歇期稍向下屏气,使胎头缓慢娩出。
5.若会阴过紧或胎儿过大,估计会阴裂伤不可避免者,应行会阴切开术。
6.会阴伤口缝合完毕必须进行肛查,以防缝线穿透直肠黏膜。

八、教学考核及评分标准(表4-3)

表4-3　正常分娩接产教学考核及评分标准

操作内容	操作步骤与方法	评分标准
准备工作 (10分)	1.环境准备:①产房应常规每天空气消毒一次,每次接产结束产妇回病房后追加消毒一次或通风10~20分钟。②产包及有关器械应定期高压蒸汽灭菌消毒,标明消毒日期。③有关急救设备和药品处于备用状态,保持室内温度在26℃~28℃。 2.患者准备:初产妇宫口开全,经产妇宫口开大4cm,送产妇入产房,产妇取膀胱截石位,进行会阴擦洗及消毒并铺消毒巾,准备接产。	

续表

操作内容	操作步骤与方法	评分标准
准备工作 (10分)	3. 接产者准备:接生者进行刷手,穿手术衣,戴无菌手套。 4. 物品准备:产包、处置车及治疗盘、弯盘、无菌治疗碗、镊子2把、无菌镊子缸和镊子、无菌肥皂水棉球、无菌干纱布球、温开水、1:1000苯扎溴铵溶液、橡胶单和治疗巾或一次性臀垫、便盆、医嘱卡、洗手液、无菌巾。打开红外线暖箱,备好新生儿抢救用品	第1项4分, 第2、3、4项各2分
操作方法 (72分)	1. 会阴清洁消毒:操作者站在产妇右侧,松开床尾产妇盖被,协作产妇仰卧,臀下垫一次性中单。将治疗碗置于患者两腿之间,用肥皂水棉球,由内向外,自上而下擦净会阴部污垢、分泌物和血迹,最后擦洗肛门。顺序为:大阴唇、小阴唇、阴阜、大腿内侧上1/3、会阴部、肛门周围。然后用无菌干纱布球遮挡阴道口,用温开水冲净肥皂水。最后以1:1000的苯扎溴铵溶液冲洗或涂以碘酊消毒。 2. 铺巾:打开产包,铺消毒巾于臀下,并分别套上腿套,腹部覆盖中单,准备接产。 3. 接产者站在产妇右侧,将纱布及棉球分开放置在产台远端处。并用一把止血钳套好气门芯,按接产顺序摆好器械备用。 4. 在产妇两腿屈膝内侧将产单中上端稍稍折起,防止羊水外流。产妇腹部放置消毒巾一块,两大腿各铺治疗巾一块,会阴部一块。用一纱布块覆盖肛门,以防污染。 5. 注意观察宫缩及先露下降情况,当胎头拨露致阴唇后联合紧张时,开始保护会阴。方法是:接产者右肘支在产床上,右手手掌内垫无菌消毒巾,拇指与其余四指分开,利用手掌大鱼际顶住会阴部。宫缩时向上向内托压,宫缩间歇期手稍放松,但不能离开会阴部。左手协助胎头进一步俯屈,几次宫缩后胎头着冠,然后在间歇期嘱产妇用腹压,使胎头缓缓娩出。 6. 胎头娩出后,右手一直保护会阴,左手自胎儿鼻根向下颏挤压,以挤出口鼻内黏液及羊水,协助胎头复位及外旋转后,左手轻压胎儿颈部,协助前肩从耻骨弓下娩出,再托胎颈使后肩从会阴前缘娩出。胎肩娩出后,保护会阴的右手方可放松,两手协助胎体及下肢娩出。 7. 胎儿娩出后,用两把血管钳相隔2~3cm钳夹脐带,在其中间剪断,再次挤出其口腔鼻腔黏液,并用一次性吸痰管清理呼吸道的黏液及羊水。若确认呼吸道通畅而仍未啼哭,可手指轻弹新生儿足底促使其啼哭,同时进行Apgar评分。若评分为8分及以上,即可进行脐带处理。如有新生儿窒息按照新生儿复苏程序处理。	

操作内容	操作步骤与方法	评分标准
操作方法 (72分)	8.结扎脐带:用75%酒精消毒脐带根部及周围。在距脐根0.5~1cm处用套有气门芯的血管钳夹住脐带,于止血钳上方1cm处剪断脐带,同时检查脐血管有无异常,用气门芯套扎脐带,松开止血钳。也可用脐带夹或双道棉线结扎法。 9.处理脐带断端:用一块消毒纱布挤净脐带断端处血液,左手固定脐带残端,在根部垫无菌纱布,右手用蘸有2.5%碘酒或高浓度的高锰酸钾溶液(20%)的棉签灼烧残端,注意切勿碰及新生儿皮肤。待碘酒或高锰酸钾溶液稍干后,棉签及棉片扔于医疗垃圾桶内。用小纱布裹好脐带处,油纱布擦净腰部胎脂,然后用脐带卷包扎脐带。 10.托起新生儿,让产妇确认新生儿性别,然后将新生儿递给助手(注意无菌操作)进行进一步处理(如新生儿皮肤清洁、新生儿体检、新生儿标记、母婴早接触、填写新生儿病历等)。 11.助娩胎盘、胎膜:确认胎盘完全剥离后,轻轻牵拉脐带协助胎盘下降。当胎盘降至阴道口时,双手捧住胎盘按顺时针方向旋转以帮助胎膜完全娩出。将娩出的胎盘放入小盆内,检查胎盘、胎膜是否完整。并测量胎盘大小、脐带长度及出血量。 12.由外向内、由健侧向患侧依次检查软产道有无裂伤,若有裂伤及时进行修补缝合。 13.将产包污物按照生活垃圾与医用垃圾分别放置,并为产妇清洁会阴,盖好被子,清洁器械。认真填写分娩记录及分娩登记等	第1、5、6、7、8、9、10、11、12、13项各6分,第2、3、4项各4分
注意事项 (18分)	1.严格无菌操作。 2.娩出胎儿时必须按照分娩机转进行。 3.保护会阴时,切忌宫缩间歇期仍用力挤压,以免引起会阴水肿。 4.娩出胎头时,若宫缩较强,应嘱产妇宫缩时张口哈气,宫缩间歇期稍向下屏气,使胎头缓慢娩出。 5.若会阴过紧或胎儿过大,估计会阴裂伤不可避免者,应行会阴切开术。 6.会阴伤口缝合完毕必须进行肛查,以防缝线穿透直肠黏膜	每项3分

(马 晖)

实训项目二十九　妇科检查

妇科检查也叫盆腔检查,是针对女性生殖器官(包括外阴、阴道、子宫颈、子宫体、子宫附体及其他宫旁组织)进行的一种常规检查。主要借助于阴道窥器、双合诊进行女性生殖器官的视诊、触诊检查。必要时可进行三合诊及直肠-腹部诊。

一、目的要求

掌握妇科检查的体位、注意事项,妇科检查的操作方法及步骤,妇科检查的记录方法。

二、实训内容

妇科检查概念,检查前准备,检查时患者的体位及注意事项,妇科检查的具体操作过程及检查结果的记录。

三、教学模型及仪器设备

器械准备:妇科检查模型、一次性臀部垫单、无菌手套、阴道窥器、鼠齿钳、长镊、宫颈刮板、玻片、棉拭子、棉球、消毒液、液状石蜡或肥皂水、生理盐水、涂片固定液等。

四、教学方法

1.讲解妇科检查的目的、操作步骤和注意事项。

2.带教老师示范妇科检查的操作方法和步骤。

3.分组在模型上进行操作演练。

4.个别辅导,解答疑问。

五、检查前准备

1.医生准备　详细询问病史。向患者说明妇科检查的目的和注意事项,以解除患者的顾虑取得其合作,寒冷季节应温暖双手。

2.患者准备　患者先排尿(不能自行排尿者应导尿),在医生的指导下摆好体位。

六、操作方法

1.外阴部检查　观察外阴发育及阴毛分布情况,有无皮炎、溃疡及肿块,分开小阴唇,暴露阴道前庭、尿道口和阴道口。嘱患者用力向下屏气,观察有无阴道前后壁膨出和子宫脱垂。

2.阴道窥器检查　根据患者阴道口大小和阴道壁松弛情况,选用适当大小的阴道窥器。先用液状石蜡或肥皂液润滑窥器两叶前端,以减轻插入阴道口时的不适感。如拟做宫颈刮片或阴道上1/3段细胞学检查,可改用生理盐水润滑。然后检查者用左手将两侧阴唇分开,右手将窥器斜行沿阴道后侧壁缓慢插入阴道内,插入后逐渐旋转至前方,摆正后缓慢张开两叶,暴露宫颈、阴道壁及穹窿部,然后旋转至一侧以暴露侧壁。观察阴道黏膜、阴道分泌物及宫颈有无异常。

3.双合诊 指阴道和腹壁的联合检查。检查者一手戴消毒手套,示、中二指涂滑润油。先用拇指和环指分开小阴唇,然后示、中二指沿阴道后壁轻轻伸入。先了解阴道深度,有无畸形、疤痕、肿块和宫颈穹窿部情况;再扪触子宫颈大小、形状、硬度及宫颈口情况,有无接触性出血;随后将两指放在阴道后穹窿处,另一手掌心朝下手指平放在腹部平脐处,当阴道内手指向上抬举宫颈时,放在脐部的手指往下往后按压腹壁,并逐渐往耻骨联合部移动,通过内、外手指同时分别抬举和按压、协调一致即可触知子宫的位置、大小、形状、硬度、活动度以及有无压痛。扪清子宫后,将阴道内两指移向一侧侧穹窿部,如患者合作,两指可深达阔韧带的后方,此时另一手从同侧下腹壁髂嵴水平开始,由上往下按压腹壁,与阴道内手指相互对合,以触摸该侧附件区有无肿块、增厚或压痛,如扪及肿块,应了解其位置、大小、形状、硬度、活动度、与子宫的关系、有无压痛等。同法检查对侧。正常时输卵管不能扪及,卵巢偶可触及,约为 $3cm \times 2cm \times 1cm$ 大、可活动的块物,触之有酸痛感。

4.三合诊 指腹部、阴道、直肠联合检查。是双合诊检查的补充。检查者戴手套,手指蘸润滑剂,以一手示指放入阴道,中指放入直肠,其余具体检查步骤与双合诊检查时相同。三合诊的目的在于弥补双合诊的不足。通过三合诊可更进一步了解后倾或后屈子宫的大小,发现子宫后壁、直肠子宫陷凹、宫骶韧带和双侧盆腔后部病变及其与邻近器官的关系,扪清主韧带、骶韧带及宫旁情况以估计盆腔内病变范围,特别是癌肿与盆壁间的关系,以及扪诊阴道直肠隔、骶骨前方或直肠内有无病变等。

5.直肠-腹部诊(肛腹诊) 即经直肠与腹壁的联合检查。适用未婚妇女、阴道出血、月经期、阴道闭锁不宜做阴道检查者。方法是:戴手套或指套,示指蘸润滑剂后插入直肠,另一手在腹壁配合检查。其步骤和方法与双合诊相同。但检查结果多不如双合诊和三合诊满意。

七、检查结果记录

1.外阴 发育情况及婚产式(未婚式、已婚未产式或经产式)。有异常发现时详细描述。

2.阴道 是否通畅,黏膜情况,分泌物量、色、性状以及有无臭味。

3.宫颈 位置、大小、硬度,有无糜烂、撕裂、息肉、腺囊肿,有无接触性出血、举痛等。

4.宫体 位置、大小、硬度、活动度,有无压痛等。

5.附件 有无块物、增厚或压痛,若扪及块物,记录其位置、大小、硬度,表面光滑与否、活动度,有无压痛以及与子宫及盆壁关系。左右两侧分别记录。

八、注意事项

1.妇科检查室温要适中,天冷时要注意保暖。

2. 检查前应自行排尿,必要时导尿排空膀胱。

3. 置于患者臀部下面的垫单应是一次性使用,以免交叉感染。

4. 取膀胱结石位,患者臀部置于检查床边缘,两手平放于身旁,使腹肌松弛。

5. 检查前告知患者盆腔检查可能引起的不适,消除紧张情绪。

6. 避免月经期做盆腔检查。若异常阴道出血必须检查,检查前严格消毒、戴无菌手套。

7. 对无性生活的患者,严禁阴道窥器检查或双合诊检查,应行肛腹诊检查。

8. 检查者态度严肃、语言亲切、检查仔细、动作轻柔。每位患者检查现场不应超过3人。

9. 男医生检查时,应有其他女医务人员在场。

10. 对疑有子宫或附件病变的腹壁肥厚或高度紧张者,无法判明盆腔内器官解剖关系时,继续强行检查往往徒劳无益,应采取松弛疗法,协助患者放松,等候一定时间后再检查,多能获得满意结果,必要时也可用镇静、麻醉剂。

九、教学考核及评分标准(表4-4)

表4-4　妇科检查教学考核及评分标准

操作内容	操作步骤与方法	评分标准
准备工作 (10分)	1. 器械准备:妇科检查模型、一次性臀部垫单、无菌手套、阴道窥器、鼠齿钳、长镊、宫颈刮板、玻片、棉拭子、棉球、消毒液、液状石蜡或肥皂水、生理盐水、涂片固定液等。 2. 医生准备:详细询问病史。向患者说明妇科检查的目的和注意事项,以解除患者的顾虑取得其合作,寒冷季节应温暖双手。 3. 患者准备:患者先排尿(不能自行排尿者应导尿),在医生的指导下摆好体位	第1项5分, 第2项3分, 第3项2分
操作方法 (60分)	1. 外阴部检查:观察外阴发育及阴毛分布情况,有无皮炎、溃疡及肿块,分开小阴唇,暴露阴道前庭、尿道口和阴道口。嘱患者用力向下屏气,观察有无阴道前后壁膨出和子宫脱垂。 2. 阴道窥器检查:根据患者阴道口大小和阴道壁松弛情况,选用适当大小的阴道窥器。先用液状石蜡或肥皂液润滑窥器两叶前端,以减轻插入阴道口时的不适感。如拟做宫颈刮片或阴道上1/3段细胞学检查,可改用生理盐水润滑。然后检查者用左手将两侧阴唇分开,右手将窥器斜行45°沿阴道后侧壁缓慢插入阴道内,插入后逐渐旋转至前方,摆正后缓慢张开两叶,暴露宫颈、阴道壁及穹窿部,然后旋转至一侧以暴露侧壁。观察阴道黏膜、阴道分泌物及宫颈有无异常。	

操作内容	操作步骤与方法	评分标准
操作方法 （60分）	3. 双合诊：指阴道和腹壁的联合检查。检查者一手戴消毒手套，示、中二指涂滑润油。先用拇指和环指分开小阴唇，然后示、中二指沿阴道后壁轻轻伸入。先了解阴道深度，有无畸形、疤痕、肿块和宫颈穹窿部情况；再扪触子宫颈大小、形状、硬度及宫颈口情况，有无接触性出血；随后将阴道内两指放在宫颈后方，另一手掌心朝下手指平放在腹部平脐处，当阴道内手指向上向前抬举宫颈时，放在脐部的手指往下往后按压腹壁，并逐渐往耻骨联合部移动，通过内、外手指同时分别抬举和按压、协调一致即可触知子宫的位置、大小、形状、硬度、活动度以及有无压痛。扪清子宫后，将阴道两指移向一侧穹窿部，如患者合作，两指可深达阔韧带的后方，此时另一手从同侧下腹壁髂嵴水平开始，由上往下按压腹壁，与阴道内手指相互对合，以触摸该侧附件区有无肿块、增厚或压痛，如扪及肿块，应了解其位置、大小、形状、硬度、活动度、与子宫的关系、有无压痛等。两侧分别进行。正常时输卵管不能扪及，卵巢偶可触及，约为 3cm × 2cm × 1cm 大、可活动的块物，触之有酸痛感。 4. 三合诊：指腹部、阴道、直肠联合检查。是双合诊检查的补充。检查者戴手套，手指蘸润滑剂，以一示指放入阴道，中指放入直肠，其余具体检查步骤与双合诊检查时相同。三合诊的目的在于弥补双合诊的不足。通过三合诊可更进一步了解后倾或后屈子宫的大小，发现子宫后壁、直肠子宫陷凹、宫骶韧带和双侧盆腔后部病变及其与邻近器官的关系，扪清主韧带、骶韧带及宫旁情况以估计盆腔内病变范围，特别是癌肿与盆壁间的关系，以及扪诊阴道直肠隔、骶骨前方或直肠内有无病变等。 5. 直肠 - 腹部诊（肛腹诊）：即经直肠与腹壁的联合检查。适用未婚妇女、阴道出血、月经期、阴道闭锁不宜做阴道检查者。方法是：戴手套或指套，示指蘸润滑剂后插入直肠，另一手在腹壁配合检查。其步骤和方法与双合诊相同。但检查结果多不如双合诊和三合诊满意	第1项10分， 第2、3项各15分， 第4、5项各10分
检查结果记录 （10分）	1. 外阴：发育情况及婚产式（未婚式、已婚未产式或经产式）。有异常发现时详细描述。 2. 阴道：是否通畅，黏膜情况，分泌物量、色、性状以及有无臭味。 3. 宫颈：位置、大小、硬度，有无糜烂、撕裂、息肉、腺囊肿，有无接触性出血、举痛等。 4. 宫体：位置、大小、硬度、活动度，有无压痛等。 5. 附件：有无块物、增厚或压痛，若扪及块物，记录其位置、大小、硬度、表面光滑与否、活动度，有无压痛以及与子宫及盆壁关系。左右两侧分别记录	每项2分

续表

操作内容	操作步骤与方法	评分标准
注意事项 （20分）	1. 妇科检查室温要适中，天冷时要注意保暖。 2. 检查前应自行排尿，必要时导尿排空膀胱。 3. 置于患者臀部下面的垫单应是一次性使用，以免交叉感染。 4. 取膀胱结石位，患者臀部置于检查床边缘，两手平放于身旁，使腹肌松弛。 5. 检查前告知患者盆腔检查可能引起的不适，消除紧张情绪。 6. 避免月经期做盆腔检查。若异常阴道出血必须检查，检查前消毒外阴、戴无菌手套。 7. 对无性生活的患者，严禁阴道窥器检查或双合诊检查，应行肛腹诊检查。 8. 检查者态度严肃、语言亲切、检查仔细、动作轻柔。每位患者检查现场不应超过3人。 9. 男医生检查时，应有其他女医务人员在场。 10. 对疑有子宫或附件病变的腹壁肥厚或高度紧张者，无法判明盆腔内器官解剖关系时，继续强行检查往往徒劳无益，应采取松弛疗法，协助患者放松，等候一定时间后再检查，多能获得满意结果，必要时也可用镇静、麻醉剂	每项2分

（马　晖）

实训项目三十　妇科入院记录书写

入院记录是指患者入院后，由经治医师通过问诊、查体、辅助检查获得有关资料，并对这些资料归纳分析书写而成的记录。

一、目的要求

掌握妇科入院记录书写的基本要求，妇科入院记录书写的内容，妇科入院记录书写的注意事项。

二、实训内容

妇科入院记录书写的基本要求、书写内容、方法及注意事项。

三、教学方法

1. 讲解妇科入院记录的基本要求、书写方法、内容及注意事项。

2. 示范入院记录的书写方法。

3. 个别辅导，解答疑问。

四、书写记录前准备

医生准备:详细询问病史、阅读以往病历资料、进行全面体格检查及必要辅助检查。

五、入院病历书写基本规范

1.病历书写应当客观、真实、准确、及时、完整、规范。

2.病历书写应当使用蓝黑墨水、碳素墨水,需复写的病历资料可以使用蓝或黑色油水的圆珠笔。计算机打印的病历应当符合病历保存的要求。

3.病历书写应当使用中文,通用的外文缩写和无正式中文译名的症状、体征、疾病名称等可以使用外文。

4.病历书写应规范使用医学术语,文字工整,字迹清晰,表述准确,语句通顺,标点正确。

5.病历书写过程中出现错字时,应当用双线划在错字上,保留原记录清楚、可辨,并注明修改时间,修改人签名。不得采用刮、粘、涂等方法掩盖或去除原来的字迹。

6.上级医务人员有审查修改下级医务人员书写的病历的责任。

7.病历应当按照规定的内容书写,并由相应医务人员签名。实习医务人员、试用期医务人员书写的病历,应当经过本医疗机构注册的医务人员审阅、修改并签名。

8.进修医务人员由医疗机构根据其胜任本专业工作实际情况认定后书写病历。

9.病历书写一律使用阿拉伯数字书写日期和时间,采用24小时制记录。

10.入院记录、再次或多次入院记录应当于患者入院后24小时内完成;24小时内入出院记录应当于患者出院后24小时内完成;24小时内入院死亡记录应当于患者死亡后24小时内完成。

六、妇科入院记录的内容及要求

(一)患者一般情况

包括姓名、性别、年龄、民族、婚姻状况、出生地、职业、入院时间、记录时间、病史陈述者。

(二)主诉

是指促使患者就诊的主要症状(或体征)及持续时间。

(三)现病史

是指患者本次疾病的发生、演变、诊疗等方面的详细情况,应当按时间顺序书写。内容包括发病情况、主要症状特点及其发展变化情况、伴随症状、发病后诊疗经过及结果、睡眠和饮食等一般情况的变化,以及与鉴别诊断有关的阳性或阴性资料等。

1.发病情况　记录发病的时间、地点、起病缓急、前驱症状、可能的原因或诱因。

2.主要症状特点及其发展变化情况　按发生的先后顺序描述主要症状的部位、性质、持续时间、程度、缓解或加剧因素,以及演变发展情况。

3.伴随症状　记录伴随症状,描述伴随症状与主要症状之间的相互关系。

4.发病以来诊治经过及结果　记录患者发病后到入院前,在院内、外接受检查与治疗的详细经过及效果。对患者提供的药名、诊断和手术名称需加引号("")以示区别。

5.发病以来一般情况　简要记录患者发病后的精神状态、睡眠、食欲、大小便、体重等情况。另外，与本次疾病虽无紧密关系、但仍需治疗的其他疾病情况，可在现病史后另起一段予以记录。

(四)既往史

是指患者过去的健康和疾病情况。内容包括既往一般健康状况、疾病史、传染病史、预防接种史、手术外伤史、输血史、食物或药物过敏史(用红笔注明)等。

(五)个人史、婚育史、月经史、家族史

1.个人史　记录出生地及长期居留地，生活习惯及有无烟、酒、药物等嗜好，职业与工作条件及有无工业毒物、粉尘、放射性物质接触史，有无冶游史。

2.婚育史、月经史　婚姻状况、结婚年龄、配偶健康状况、有无子女等。详细记录初潮年龄、行经天数、间隔天数、末次月经时间(或闭经年龄)，月经量、痛经及生育等情况。

3.家族史　父母、兄弟、姐妹健康状况，有无与患者类似疾病，有无家族遗传倾向的疾病。

(六)体格检查

应当按照系统循序进行书写。内容包括体温、脉搏、呼吸、血压，一般情况，皮肤、黏膜，全身浅表淋巴结，头部及其器官，颈部，胸部(胸廓、肺部、心脏、血管)，腹部(肝、脾等)，直肠，肛门，外生殖器，脊柱，四肢，神经系统等。

(七)专科情况

应当详细记录妇科检查的结果。内容包括:外阴、阴道、宫颈、宫体及双侧附件(左右分别记录)。

(八)辅助检查

指入院前所作的与本次疾病相关的主要检查及其结果。应分类按检查时间顺序记录检查结果，如系在其他医疗机构所作检查，应当写明该机构名称及检查号。

(九)初步诊断

是指经治医师根据患者入院时情况，综合分析所作出的诊断。如初步诊断为多项时，应当主次分明。对待查病例应列出可能性较大的诊断。

(十)诊断结束

书写入院记录的医师签名。

七、注意事项

1.病历是指医务人员在医疗活动过程中形成的文字、符号、图表、影像、切片等资料的总和。书写时要求必须"规范、客观、真实、准确、及时、完整"。

2.上级医务人员有审查修改下级医务人员书写的病历的责任。

八、教学考核及评分标准(表 4 - 5)

表 4 - 5　妇科入院记录书写教学考核及评分标准

操作内容	操作步骤与方法	评分标准
书写前准备 (2 分)	详细询问病史、阅读以往病历资料、进行全面体格检查及必要辅助检查	2 分
妇科入院病历书写基本规范 (20 分)	1. 病历书写应当客观、真实、准确、及时、完整、规范。 2. 病历书写应当使用蓝黑墨水、碳素墨水,需复写的病历资料可以使用蓝或黑色油水的圆珠笔。计算机打印的病历应当符合病历保存的要求。 3. 病历书写应当使用中文,通用的外文缩写和无正式中文译名的症状、体征、疾病名称等可以使用外文。 4. 病历书写应规范使用医学术语,文字工整,字迹清晰,表述准确,语句通顺,标点正确。 5. 病历书写过程中出现错字时,应当用双线划在错字上,保留原记录清楚、可辨,并注明修改时间,修改人签名。不得采用刮、粘、涂等方法掩盖或去除原来的字迹。 6. 上级医务人员有审查修改下级医务人员书写的病历的责任。 7. 病历应当按照规定的内容书写,并由相应医务人员签名。实习医务人员、试用期医务人员书写的病历,应当经过本医疗机构注册的医务人员审阅、修改并签名。 8. 进修医务人员由医疗机构根据其胜任本专业工作实际情况认定后书写病历。 9. 病历书写一律使用阿拉伯数字书写日期和时间,采用 24 小时制记录。 10. 入院记录、再次或多次入院记录应当于患者入院后 24 小时内完成;24 小时内入出院记录应当于患者出院后 24 小时内完成;24 小时内入院死亡记录应当于患者死亡后 24 小时内完成	每项 2 分
书写内容及要求(72 分)	1. 患者一般情况:包括姓名、性别、年龄、民族、婚姻状况、出生地、职业、入院时间、记录时间、病史陈述者。 2. 主诉:是指促使患者就诊的主要症状(或体征)及持续时间。 3. 现病史:是指患者本次疾病的发生、演变、诊疗等方面的详细情况,应当按时间顺序书写。内容包括发病情况、主要症状特点及其发展变化情况、伴随症状、发病后诊疗经过及结果、睡眠和饮食等一般情况的变化,以及与鉴别诊断有关的阳性或阴性资料等。 (1) 发病情况:记录发病的时间、地点、起病缓急、前驱症状、可能的原因或诱因。 (2) 主要症状特点及其发展变化情况:按发生的先后顺序描述主要症状的部位、性质、持续时间、程度、缓解或加剧因素,以及演变发展情况。	

续表

操作内容	操作步骤与方法	评分标准
书写内容及 要求(72分)	(3)伴随症状:记录伴随症状,描述伴随症状与主要症状之间的相互关系。 (4)发病以来诊治经过及结果:记录患者发病后到入院前,在院内、外接受检查与治疗的详细经过及效果。对患者提供的药名、诊断和手术名称需加引号("")以示区别。 (5)发病以来一般情况:简要记录患者发病后的精神状态、睡眠、食欲、大小便、体重等情况。与本次疾病虽无紧密关系、但仍需治疗的其他疾病情况,可在现病史后另起一段予以记录。 4.既往史:是指患者过去的健康和疾病情况。内容包括既往一般健康状况、疾病史、传染病史、预防接种史、手术外伤史、输血史、食物或药物过敏史(用红笔注明)等。 5.个人史、婚育史、月经史、家族史: (1)个人史:记录出生地及长期居留地,生活习惯及有无烟、酒、药物等嗜好,职业与工作条件及有无工业毒物、粉尘、放射性物质接触史,有无冶游史。 (2)婚育史、月经史:婚姻状况、结婚年龄、配偶健康状况、有无子女等。记录患者初潮年龄、行经天数、月经间隔天数、末次月经时间(或闭经年龄),月经量、痛经及生育次数以及每次妊娠的经过和结果。月经史记录格式为:初潮年龄(每次行经日数)/(经期相隔日数)闭经年龄或末次月经,例如:153~4/30~32 48 或 2012.11.16 表示 15 岁月经初潮,每次月经持续 3~4 天,月经周期 30~32 天,48 岁绝经或末次月经 2012.11.16。生育史记录格式为:足月产次数-早产次数-流产次数-现存子女个数(中间用短横杠相连),也可用孕 X 产 Y 来表示,XY 分别代表妊娠次数和足月产次数。 (3)家族史:父母、兄弟、姐妹健康状况,有无与患者类似疾病,有无家族遗传倾向的疾病。 6.体格检查:应当按照系统循序进行书写。内容包括体温、脉搏、呼吸、血压,一般情况,皮肤、黏膜,全身浅表淋巴结,头部及其器官,颈部,胸部(胸廓、肺部、心脏、血管),腹部(肝、脾等),直肠肛门,外生殖器,脊柱,四肢,神经系统等。 7.专科情况:应当详细记录妇科检查的结果。内容包括:外阴、阴道、宫颈、宫体及双侧附件(左右分别记录)。 8.辅助检查:指入院前所作的与本次疾病相关的主要检查及其结果。应分类按检查时间顺序记录检查结果,如系在其他医疗机构所作检查,应当写明该机构名称及检查号。 9.初步诊断:是指经治医师根据患者入院时情况,综合分析所作出的诊断。如初步诊断为多项时,应当主次分明。对待查病例应列出可能性较大的诊断。 10.书写入院记录的医师签名	第 1、2、4、7、8、9 项各 4 分, 第 3 项 25 分, 第 5、6 项各 10 分, 第 10 项 3 分

操作内容	操作步骤与方法	评分标准
注意事项 （6分）	1.病历是指医务人员在医疗活动过程中形成的文字、符号、图表、影像、切片等资料的总和。书写时要求必须"规范、客观、真实、准确、及时、完整"。 2.上级医务人员有审查修改下级医务人员书写的病历的责任	第1项4分， 第2项2分

（马　晖）

实训项目三十一　负压吸引术

负压吸引术适用于孕10周以内要求终止妊娠者,是用吸管伸入宫腔,以负压将胚胎组织吸出而终止妊娠的一种方法。

一、目的要求

掌握负压吸引术的适应证、禁忌证,负压吸引术的操作方法及步骤,负压吸引术的注意事项,术前准备、术后处理。

二、实训内容

负压吸引术的适应证及禁忌证,术前需要做的相关检查,手术时患者的体位,具体操作过程及术后处理,术前、术中、术后注意事项。

三、教学模型及仪器设备

窥阴器、3~8号宫颈扩张器1套、长镊子、宫颈钳、子宫探针、刻度吸引管(3~7号)、刮匙、纱布,棉球、棉签,消毒液及负压吸引装置、量杯及筛网、中弯盘、橡皮管及橡皮接头、消毒臀垫1块、无菌洞巾1块。

四、教学方法

1.讲解负压吸引术的目的、适应证、禁忌证、操作步骤和临床经验教训。
2.示范负压吸引术的操作方法和操作步骤。
3.个别辅导,解答疑问。

五、适应证

1.妊娠在10周以内自愿要求终止妊娠而无禁忌证者。
2.因某种疾病(包括遗传性疾病)不宜继续妊娠者。

六、禁忌证

1.各种疾病的急性阶段。

2. 生殖器炎症,如阴道炎、急性或亚急性宫颈炎、急慢性盆腔炎、性传播性疾病等,未经治疗者。

3. 全身健康状况不良不能耐受手术者。

4. 术前两次体温在 37.5℃ 以上者。

七、操作前准备

1. 术前咨询,解除思想顾虑。讲明负压吸引术可能出现的异常情况,受术者签署知情同意书。

2. 详细询问病史及避孕史,特别注意高危情况。如:年龄 <20 岁或 >50 岁,反复人流史,剖宫产后半年内,哺乳期,生殖器畸形或有子宫穿孔史,带器妊娠及内外科并发症等。

3. 测量血压、体温,检查心、肺、血常规、妇科 B 超。必要时做心电图等辅助检查。

4. 取阴道分泌物检查滴虫、念珠菌、清洁度,如有异常,应治愈后再行手术。

5. 术前排空膀胱。

八、操作方法

1. 术者应穿清洁工作服,戴帽子、口罩及无菌手套。

2. 受术者取膀胱截石位。常规消毒外阴阴道。

3. 常规铺无菌巾。

4. 查清子宫位置,大小,倾屈度及附件情况。更换无菌手套。

5. 窥阴器扩开阴道,拭净阴道积液,暴露出子宫颈,2.5% 碘酒及 75% 酒精或碘附等其他消毒液消毒宫颈后,用宫颈钳钳夹宫颈前唇或后唇。

6. 右手执毛笔式持子宫探针,顺着子宫方向渐渐进入宫腔,探测子宫方向并测量术前宫腔深度。

7. 右手执毛笔式持子宫颈扩张器顺着子宫腔方向自 4~5 号开始依次扩张宫颈口直至 7~8 号(扩大程度比所用吸管大半号到 1 号)。如宫颈内口较紧,应避免强行扩张,可加用润滑剂。

8. 吸管及负压的选择   根据孕周及宫颈口大小,选择适当号的吸管,负压一般在 400~500mmHg 左右。

9. 吸引   ①将吸管与术前准备好的负压装置连接,试负压。②依子宫方向将吸管徐徐送入宫腔,达宫底部后退出少许,寻找胚胎着床处。③开放负压 400~500mmHg,将吸管顺时针或逆时针方向顺序转动,并上下移动,吸到胚囊所在部位时,吸管常有震动并感到有组织物流向吸管,同时有子宫收缩感和有宫壁粗糙感时,可折叠并捏紧橡皮管,取出吸管(注意不要带负压进出宫颈口)。再将负压降到 200~300mmHg,继续用吸管按上述方法在宫腔内吸引 1~2 圈后,取出吸管。如组织物卡在子宫口,可用卵圆钳将组织取出。

10. 用小刮匙刮宫壁一周,检查是否干净,如已净,则感宫壁四周毛糙。若感宫壁某处滑溜溜,表示未净,则再将吸头进入宫腔吸净该处之组织。用探针再探测术后宫腔深度并与术前比较。

11. 用纱布拭净阴道,除去宫颈钳,取出阴道窥器。如需放置宫内节育器者,可按常规操作。

12. 吸出之组织用过滤器过滤后,测量流血量及组织量,并仔细检查组织中是否有绒毛及绒毛多少。如组织不新鲜伴有陈旧血块者,则给抗生素预防感染。如发现异常及未见绒毛,组织物应全部送病理检查。

九、术后处理

1. 填写手术记录表。

2. 受术者在观察室休息 0.5～1 小时,注意阴道出血及一般情况,无异常方可离去。

3. 酌情给予子宫收缩药及抗生素。

4. 告知受术者术后注意事项:①嘱两周内或阴道出血未净前禁止盆浴,但应每日清洗外阴。②嘱 1 个月内禁止性交。③指导避孕方法。④如有阴道多量出血,发热,腹痛等异常情况,随时就诊。一般术后 1 个月应随诊 1 次。

十、术中注意事项

1. 如用电吸引器作人工流产术,在吸引术前要检查机器功能正常,肯定是负压吸力,方可应用。

2. 吸引时负压最高不能超过 500mmHg,以后随宫腔内组织减少而降低负压。

3. 探针进入宫腔遇有阻力,勿用暴力,以免方向不对造成子宫穿孔。任何器械每次进宫腔时都应轻柔,以免损伤。

4. 吸宫时动作要轻巧,尤以宫角处及宫底部更要注意,以防漏吸及残留。

5. 进宫腔器械之上端不可用手直接接触,更不能接触阴道壁,以免污染。

6. 哺乳期行吸引术时,因子宫较软,术前先用子宫收缩剂,吸宫时吸头先距宫底 1cm 处吸引,待子宫收缩后再将吸头进入宫底部轻轻吸引,以防子宫穿孔。

7. 双子宫吸引术时,两个宫腔均要吸宫,以防组织残留。

8. 有剖宫产史者,有时宫颈管较长,或宫颈与宫体间形成不规则或成角通道,吸宫时要注意疤痕组织处,以防穿孔。

9. 前屈或后屈子宫妊娠,用宫颈钳夹住宫颈前唇,向外向下牵拉,尽量使子宫位置变成中位,这样便于手术操作,又可防止残留和穿孔。

10. 子宫肌瘤合并妊娠,由于肌瘤使宫腔形态变形,宫腔变大,所以要测准宫腔长度,吸引时要注意宫腔形态,细心操作,防止漏吸或残留。子宫肌瘤合并妊娠吸宫时一般出血量偏多,吸前及术中均可用子宫收缩药物。

11. 短期内两次人流者,子宫尚未完全复旧又怀孕,子宫较软,易发生损伤。扩张宫口后,酌用子宫收缩剂,以防子宫穿孔。

十一、教学考核及评分标准(表4－6)

表4－6　负压吸引术教学考核及评分标准

操作内容	操作步骤与方法	评分标准
适应证 (5分)	1. 妊娠在10周以内自愿要求终止妊娠而无禁忌证者。 2. 因某种疾病(包括遗传性疾病)不宜继续妊娠者	每项2.5分
准备工作 (10分)	1. 术前咨询,解除思想顾虑。讲明负压吸引术可能出现的异常情况,受术者签署知情同意书。 2. 详细询问病史及避孕史,特别注意高危情况。 3. 测量血压、体温,检查心、肺、血常规、妇科B超。必要时做心电图等辅助检查。 4. 取阴道分泌物检查滴虫、念珠菌、清洁度,如有阳性发现,应治愈后再行手术。 5. 术前排空膀胱	每项2分
操作方法 (55分)	1. 术者应穿清洁工作服,戴帽子口罩及无菌手套。 2. 受术者取膀胱截石位。常规消毒外阴阴道。 3. 常规铺无菌巾。 4. 查清子宫位置,大小,倾屈度及附件情况。更换无菌手套。 5. 窥阴器扩开阴道,拭净阴道积液,暴露出子宫颈,2.5%碘酒及75%酒精或碘附等其他消毒液消毒宫颈后,用宫颈钳钳夹宫颈前唇或后唇。 6. 右手执毛笔式持子宫探针,顺着子宫方向渐渐进入宫腔,探测子宫方向并测量术前宫腔深度。 7. 右手执毛笔式持子宫颈扩张器顺着子宫腔方向自4~5号开始依次扩张宫颈口直至7~8号。(扩大程度比所用吸管大半号到1号)。如宫颈内口较紧,应避免强行扩张,可加用润滑剂。 8. 吸管及负压的选择　根据孕周及宫颈口大小,选择适当号的吸管,负压一般在400~500mmHg左右。 9. 吸引:①将吸管与术前准备好的负压装置连接。试负压。②依子宫方向将吸管徐徐送入宫腔,达宫底部后退出少许,寻找胚胎着床处。③开放负压400~500mmHg,将吸管顺时针或逆时针方向顺序转动,并上下移动,吸到胚囊所在部位时,吸管常有震动并感到有组织物流向吸管,同时有子宫收缩感和有宫壁粗糙感时,可折叠并捏紧橡皮管,取出吸管(注意不要带负压进出宫颈口)。再将负压降到200~300mmHg,继续用吸管按上述方法在宫腔内吸引1~2圈后,取出吸管。如组织物卡在子宫口,可用卵圆钳将组织取出。 10. 用小刮匙刮宫壁一周,检查是否干净,如已净,则感宫壁四周毛糙。若感宫壁某处滑溜溜,表示未净,则再将吸头进入宫腔吸净该处之组织。用探针再探测术后宫腔深度并与术前比较。	

续表

操作内容	操作步骤与方法	评分标准
操作方法 （55分）	11.用纱布拭净阴道,除去宫颈钳,取出阴道窥器。如需放置宫内节育器者,可按常规操作。 12.吸出之组织用过滤器过滤后,测量流血量及组织量,并仔细检查组织中是否有绒毛及绒毛多少。如组织不新鲜伴有陈旧血块者,则给抗生素预防感染。如发现异常及未见绒毛,组织物应全部送病理检查	第 1、2、3、项 各 2分, 第 4、5、6、7、8、10、11、12 项各4分, 第9项17分
术后处理 （8分）	1.填写手术记录表。 2.受术者在观察室休息0.5～1小时,注意阴道出血及一般情况,无异常方可离去。 3.酌情给予子宫收缩药及抗生素。 4.告知受术者术后注意事项:①嘱两周内或阴道出血未净前禁止盆浴,但应每日清洗外阴。②嘱1月内禁止性交。③指导避孕方法。④如有阴道多量出血,发热,腹痛等异常情况,随时就诊。一般术后1月应随诊1次。	每项2分
注意事项 （22分）	1.如用电吸引器作人工流产术,在吸引术前要检查机器功能正常,肯定是负压吸力,方可应用。 2.吸引时负压最高不能超过500mmHg,以后随宫腔内组织减少而降低负压。 3.探针进入宫腔遇有阻力,勿用暴力,以免方向不对造成子宫穿孔。任何器械每次进腔时都应轻柔,以免损伤。 4.吸宫时动作要轻巧,尤以宫角处及宫底部更要注意,以防漏吸及残留。 5.进宫腔器械之上端不可用手直接接触,更不能接触阴道壁,以免污染。 6.哺乳期行吸引术时,因子宫较软,术前先用子宫收缩剂,吸宫时吸头先距宫底1cm处吸引,待子宫收缩后再将吸头进入宫底部轻轻吸引,以防子宫穿孔。 7.双子宫吸引术时,两个宫腔均要吸宫,以防组织残留。 8.有剖宫产史者,有时宫颈管较长,或宫颈与宫体间形成不规则或成角通道,吸宫时要注意疤痕组织处,以防穿孔。 9.前屈或后屈子宫妊娠,用宫颈钳夹住宫颈前唇,向外向下牵拉,尽量使子宫位置变成中位,这样便于手术操作,又可防止残留和穿孔。 10.子宫肌瘤合并妊娠,由于肌瘤使宫腔形态变形,宫腔变大,所以要测准宫腔长度,吸引时要注意宫腔形态,细心操作,防止漏吸或残留。子宫肌瘤合并妊娠吸宫时一般出血量偏多,吸前及术中均可用子宫收缩药。 11.短期内两次人流者,子宫尚未完全复旧又怀孕,子宫较软,易发生损伤。扩张宫口后,酌用子宫收缩剂,以防子宫穿孔	每项2分

（马　　晖）

实训项目三十二 宫内节育器放置术

放置宫内节育器(IUD)是我国计划生育节育措施的主要方法。因其简单、经济、安全、可复性好,已被中国广大妇女接受。

一、目的要求

掌握放置宫内节育器的适应证、禁忌证,放置宫内节育器的操作方法及步骤,术前准备及注意事项。

二、实训内容

放置宫内节育器的适用症及禁忌证,术前准备,具体操作过程及术后处理,术前、术中、术后注意事项。

三、教学模型及仪器设备

窥阴器、无菌上环包一个(宫腔探针、宫颈钳、上环叉、卵圆钳、消毒盘各1个,洞巾一块)、避孕模型。

四、教学方法

1. 讲解放置宫内节育器的目的、适应证、禁忌证、操作步骤和临床经验教训。
2. 示范放置宫内节育器的操作方法和操作步骤。
3. 分组在避孕模型上进行放置宫内节育器的操作实践。
4. 个别辅导,解答疑问。

五、适应证

凡育龄妇女要求放置IUD而无禁忌证者均可放置。

六、禁忌证

1. 严重全身性疾患。
2. 急、慢性生殖道炎症。
3. 生殖器官肿瘤。
4. 子宫畸形。
5. 宫颈过松、重度陈旧性宫颈裂伤或子宫脱垂者。
6. 月经过多、过频或不规则出血者。
7. 宫腔大于9cm或小于5.5cm者(人工流产时、剖宫产后、正常产后和有剖宫产史者除外)。
8. 有铜过敏者,不能放置含铜节育器。

七、宫内节育器放置时间

1. 月经干净 3~5 天,无性交。

2. 人工流产后立即放置。

3. 产后 42 天恶露已净,会阴伤口已愈合,子宫恢复正常。

4. 剖宫产后半年放置。

5. 含孕激素 IUD 在月经第 3 日放置。

6. 自然流产于转经后放置,药物流产 2 次正常月经后放置。

7. 哺乳期放置应先排除早孕。

8. 用于紧急避孕,不论月经周期时间,在无保护性性交后 5 天内放置。

八、操作前准备

1. 医生准备 带无菌帽和口罩。检查手术包和节育器的有效灭菌日期。

2. 患者准备 受术者排空膀胱,取截石位,常规检查后,进行外阴及阴道消毒,然后铺消毒巾或孔单。

3. 物品准备 无菌上环包 1 只。

九、操作方法(以铜 T 型节育器为例)

1. 患者排空膀胱后取膀胱截石位,常规消毒外阴冲洗阴道。

2. 铺无菌孔巾,排好器械。

3. 双合诊确认子宫大小、方向和双附件有无炎症及包块。

4. 放入窥阴器暴露宫颈,碘附涂擦宫颈、阴道穹窿。

5. 宫颈钳夹宫颈前唇向外牵拉,如子宫过度屈曲则尽量向外牵拉使宫体呈水平位,用子宫探针测宫腔深度后,顺号扩张宫颈,一般扩张至 5~6 号。

6. 将尾丝与实心棒均放在放置管内,实心棒放在"T"丝臂下端,尾丝在实心棒旁,折叠"T"横臂使其两端插入放置管内,折叠后放置时间不超过 5 分钟,以防变形。将调节器放在宫腔深度处,且调节器长轴方向与"T"横臂方向一致。

7. 经宫颈沿宫腔方向送入装有 T 的放置管,保持调节器平面放与子宫前后壁间送入深度以与宫底相接触为止,此时可见调节器的位置约在子宫颈外口约 1cm 处。固定实心杆,将放置器后撤 1.2cm,此时横臂向两侧伸展恢复水平位,再将放置管上移至"T"横臂下端并将 T 送至宫底,此时调节器正好在子宫外口处,抽出实心杆,再从宫腔内慢慢撤出放置管,剪去外置的尾丝保留约在宫颈口外 1.5cm。

十、注意事项

1. 严格执行无菌操作,进入宫腔的器械和节育器不能触碰阴道壁。

2. 节育器应放置于宫腔底部。若术中感觉位置不正应取出重放。

3. 对子宫颈口较紧者,应扩张宫颈口,不可勉强放入,以免损伤和出血。

4.术后休息3日,1周内避免重体力劳动,2周内禁止盆浴和性生活。

5.定期随访　一般在术后3个月、6个月各随访一次,1年后每年随访一次。

十一、教学考核及评分标准(表4-7)

表4-7　宫内节育器放置术教学考核及评分标准

操作内容	操作步骤与方法	评分标准
适应证 (2.5分)	凡育龄妇女要求放置IUD而无禁忌证者均可放置	2.5分
准备工作 (7.5分)	1.医生准备:带无菌帽和口罩。检查手术包和节育器的有效灭菌日期。 2.患者准备:受术者排空膀胱,取截石位,常规检查后,进行外阴及阴道消毒,然后铺消毒巾或孔单。 3.物品准备:上环包1只	每项2.5分
操作方法 (70分)	以铜T型节育器为例: 1.排空膀胱后取膀胱截石位,常规消毒外阴冲洗阴道。 2.铺无菌孔巾,排好器械。 3.双合诊确认子宫大小、方向和双附件有无炎症及包块。 4.放入窥阴器暴露宫颈,碘附涂擦宫颈、阴道穹窿。 5.宫颈钳夹宫颈前唇向外牵拉,如子宫过度屈曲则尽量向外牵拉使宫体呈水平位,用子宫探针测宫腔深度后,顺号扩张宫颈,一般扩张至5~6号。 6.将尾丝与实心棒均放在放置管内,实心棒放在"T"丝臂下端,尾丝在实心棒旁,折叠"T"横臂使其两端插入放置管内,折叠后放置时间不超过5分钟,以防变形。将调节器放在宫腔深度处,且调节器长轴方向与"T"横臂方向一致。 7.经宫颈沿宫腔方向送入装有T的放置管,保持调节器平面放与子宫前后壁间送入深度以与宫底相接触为止,此时可见调节器的位置约在子宫颈外口约1cm处。固定实心杆,将放置器后撤1.2cm,此时横臂向两侧伸展恢复水平位,再将放置管上移至"T"横臂下端并将T送至宫底,此时调节器正好在子宫外口处,抽出实心杆,再从宫腔内慢慢撤出放置管,剪去外置的尾丝保留约1.5cm	每项10分
注意事项 (20分)	1.严格执行无菌操作,进入宫腔的器械和节育器不能触碰阴道壁。 2.节育器应放置于宫腔底部。若术中感觉位置不正应取出重放。 3.对子宫颈口较紧者,应扩张宫颈口,不可勉强放入,以免损伤和出血。 4.术后休息3日,1周内避免重体力劳动,2周内禁止盆浴和性生活。 5.定期随访一般在术后3个月、6个月各随访一次,1年后每年随访一次	每项4分

(马　晖)

实训项目三十三 宫内节育器取出术

一、目的要求

掌握宫内节育器取出术的适应证、禁忌证,宫内节育器取出术的操作方法及步骤,宫内节育器取出术的术前准备。

二、实训内容

宫内节育器取出术的适用症及禁忌证,术前需要做的相关检查,宫内节育器取出术具体操作过程及术后处理,术前、术中、术后注意事项。

三、教学模型及仪器设备

取环包一个(宫腔探针、取环钩、止血钳、扩宫器)、窥器、避孕模型。

四、教学方法

1.讲解宫内节育器取出术的目的、适应证、禁忌证、操作步骤和临床经验教训。
2.示范宫内节育器取出术的操作方法和操作步骤。
3.分组在避孕模型上进行宫内节育器取出术的操作实践。
4.个别辅导,解答疑问。

五、适应证

1.计划再生育者。
2.放置年限到期需更换节育器者。
3.带器副反应或并发症治疗无效者。
4.改换其他节育方法者。
5.绝经一年以上者。
6.带器妊娠者。

六、禁忌证

各种疾病的急、重期。

七、宫内节育器的取出时间

1.常规以月经干净3~7天取出。
2.因带器副反应和并发症经处理无效者,可随时取出。
3.带器妊娠者,可行人工流产同时取出,中期引产或足月分娩者应注意节育器是否在分娩时排出。未排出者,可在分娩后子宫复旧后再取。

八、操作前准备

1.术前了解已放置的节育器是何种类型,必要时做 B 超或 X 线检查确定类型及位置。

2.仔细进行妇科检查。了解有无内外生殖器炎症,宫颈口有无节育器尾丝,查清子宫的位置和大小等。

3.物品准备 取环包一个(宫腔探针、取环钩、止血钳、扩宫器)、窥器、避孕模型。

4.医生戴无菌帽和口罩。

九、操作方法

1.术者穿清洁工作服,戴口罩、帽子和消毒手套。

2.按手术步骤,把所需器械排列整齐。

3.放置阴道扩张器,充分暴露宫颈,擦净阴道内积液,用 2.5% 碘酊及 75% 酒精先后消毒宫颈及穹隆部。

4.用宫颈钳夹住宫颈前唇,轻轻向下牵引,使子宫保持水平位。

5.用子宫探针循子宫倾屈方向测宫腔深度。

6.根据子宫颈口的松紧和节育器的种类决定是否扩大子宫颈口。

7.取出节育器。带有尾丝的节育器可用长止血钳夹住尾丝轻轻将节育器牵出。如尾丝断落,可改用取环钩勾出。不带尾丝的节育器,先用探针探及节育器后,再用取环钩顺子宫方向进入宫腔,触及节育环后,勾住环下缘轻轻向外牵拉,取出节育器。若环丝断裂或钩取困难,而确定无节育器异位者,可将宫颈口扩大,用细长弯止血钳将节育器夹住取出。

8.取下宫颈钳,擦净阴道分泌物,去掉窥器。术毕。

9.填写手术记录单。

十、注意事项

1.取环钩的钩端容易损伤子宫内膜或子宫壁,有时可发生子宫穿孔,甚至盆腔脏器损伤,勾取节育器时必须准确、轻柔。不宜反复勾取。

2.术后休息 1 天。

3.生育年龄妇女应落实计划生育措施。

4.术后 2 周内禁止盆浴和性生活。

十、教学考核及评分标准(表 4 - 8)

表 4 - 8 宫内节育器取出术教学考核及评分标准

操作内容	操作步骤与方法	评分标准
适应证 (12分)	1.计划再生育者。 2.放置年限到期需更换节育器者。 3.带器副反应或并发症治疗无效者。	

操作内容	操作步骤与方法	评分标准
适应证 （12 分）	4. 改换其他节育方法者。 5. 绝经一年以上者。 6. 带器妊娠者	每项 2 分
准备工作 （8 分）	1. 术前了解已放置的节育器是何种类型，必要时做 B 超或 X 线检查确定类型及位置。 2. 仔细进行妇科检查。了解有无内外生殖器炎症，宫颈口有无节育器尾丝，查清子宫的位置和大小等。 3. 物品准备：取环包一个（宫腔探针、取环钩、止血钳、扩宫器）、窥器、避孕模型。 4. 医生戴无菌帽和口罩	每项 2 分
操作方法 （60 分）	1. 术者穿清洁工作服，戴口罩、帽子和消毒手套。 2. 按手术步骤，把所需器械排列整齐。 3. 放置阴道扩张器，充分暴露宫颈，擦净阴道内积液，用 2.5% 碘酊及 75% 酒精先后消毒宫颈及穹窿部。 4. 用宫颈钳夹住宫颈前唇，轻轻向下牵引，使子宫保持水平位。 5. 用子宫探针循子宫倾屈方向测宫腔深度。 6. 根据子宫颈口的松紧和节育器的种类决定是否扩大子宫颈口。 7. 取出节育器。带有尾丝的节育器可用长止血钳夹住尾丝轻轻将节育器牵出。如尾丝断落，可改用取环钩勾出。不带尾丝的节育器，先用探针探及节育器后，再用取环钩顺子宫方向进入宫腔，触及节育环后，勾住环下缘轻轻向外牵拉，取出节育器。若环丝断裂或钩取困难，而确定无节育器异位者，可将宫颈口扩大，用细长弯止血钳将节育器夹住取出。 8. 取下宫颈钳，擦净阴道分泌物，去掉窥器。术毕。 9. 填写手术记录单	第 1～6 项每项 5 分，第 7 项 20 分，第 8、9 项各 5 分
注意事项 （20 分）	1. 取器前应做 B 型超声检查或 X 线检查，确定节育器是否在宫腔内，同时了解 IUD 的类型。 2. 使用取环钩取 IUD 时，应十分小心。不能盲目钩取，不宜反复勾取。 3. 术后休息 1 天。 4. 生育年龄妇女应落实计划生育措施。 5. 术后 2 周内禁止盆浴和性生活	每项 4 分

（马　晖）

第五章　儿科临床基本技能

实训项目三十四　儿童体格生长测量及评价

测量并评价常用的儿童体格生长指标,可初步判断儿童生长发育是否正常,还可为诊断疾病、计算药物剂量和输液量、健康指导提供依据。

一、目的要求

掌握儿童体格生长常用指标(体重、身长、坐高、上部量及下部量、头围、前囟、胸围)的意义、正确测量方法及正确评价。

二、实训内容

体重、身长、坐高、上部量及下部量、头围、前囟、胸围的正确测量方法及评价。

三、教学模型及仪器设备

新生儿模型、儿童模型、儿童秤、婴儿盘式秤、身长测量板、身高测量计、坐高计、软尺、尿布、清洁布、毛毯、儿童玩具、记录本。

四、教学方法

1. 讲解体格测量的目的、操作步骤、评价方法及常见的错误。
2. 示范体格测量的操作方法和操作步骤。
3. 分组在模型上及同学之间的操作实践。
4. 个别辅导,解答疑问。

五、实训前准备

1. 医生准备　着装整洁,举止端庄,仪表大方,穿工作服,洗手,剪指甲,戴口罩、帽子。
2. 环境准备　室内光线充足,安静,室温24℃～28℃,避免对流风。
3. 物品准备　见教学模型及仪器设备。

六、实训

【体重测量及评价】
（一）目的
了解小儿体格生长、营养状况、观察水肿消退及增长的情况,为临床输液、用药、奶量的计算提供依据。

（二）准备

婴儿磅秤或成人磅秤、清洁布或小毛毯。

（三）测量步骤

1. 小婴儿用盘式秤测量，10kg 以下的小婴儿先进行环境的准备，使室温保持在 22℃ ～ 24℃，然后将清洁布放在婴儿磅秤上，调整至零。脱去小儿衣服和尿裤或尿布，并测量，准确读数至 10g。低体温或病情较重的患儿，可先将衣服、尿裤和小毛毯称重后，给患儿穿上衣服，包上毛毯后测量；若与前次体重相差较大时，应重复测量。

2. 1 ～ 3 岁幼儿用坐式杠杆秤测量，准确读数至 50g。

3. 年龄较大的患儿可用成人的磅秤测量，准确读数至 100g。称前必须校对秤，称量时小儿两手自然下垂，不可接触其他物体或摇动，称好体重后仍需要适当扣除衣服等的重量以得到小儿的净重。

（四）评价

1 ～ 6 月婴儿体重（kg）= 出生体重（kg）+ 月龄 ×0.7

7 ～ 12 个月婴儿体重（kg）= 6（kg）+ 月龄 ×0.25

2 ～ 12 岁儿童体重（kg）= 年龄 ×2 + 8

用以上公式计算出来的为标准体重，在标准体重的基础上加减标准体重的 10% 为体重正常范围，当体重低于同年龄标准体重的 15% ～ 25% 为Ⅰ度营养不良；当体重低于同年龄标准体重的 25% ～ 40% 为Ⅱ度营养不良；当体重低于同年龄标准体重的 40% 以为为Ⅲ度营养不良。当体重大于标准体重的 20% 为营养过剩。

（五）注意事项

测量体重应选择在清晨、空腹、排尿、排便后；操作熟练、规范、安全、准确，有爱心，并与家长沟通。

【身长（高）测量】

（一）目的

了解小儿骨骼生长发育的情况，为临床诊断疾病、健康指导提供依据。

（二）准备

测量板、清洁布、立位测量器或身高量杆的磅秤。

（三）测量步骤

1. 婴儿身长测量法　将清洁布平铺在测量板上，脱帽、鞋及外衣，仰卧于量板中线上，头顶接触头板，测量者一手按直小儿膝部，使两下肢伸直紧贴底板；一手移动足板紧贴小儿足底，当量板两侧数字相等时测出身长，读出身长的厘米数。记录至小数点后一位数。

2. 儿童身高测量法　脱去帽、鞋，站立于立位测量器或身高量杆的磅秤，要求小儿直立，胸稍挺，腹微收，双目平视，两臂自然下垂，手指并拢，脚跟靠拢，使两足后跟、臀部、两肩胛骨及枕部同时靠在测量杆上，测量者移动身高计顶板与小儿头顶紧密接触，顶板与测量杆呈 90°，读出身高的厘米数，读数至小数点后一位数。

（四）评价

1～6月婴儿身长（cm）＝出生身长（cm）＋月龄×2.5

7～12个月婴儿身长（cm）＝出生身长（cm）＋6×2.5＋（月龄－6）×1.5

2～12岁儿童身高（cm）＝（年龄－2）×7＋85＝年龄×7＋70cm

用以上公式计算出来的为标准身高（长），在标准身高的基础上加减标准身高的30%为身高正常范围。当身高低于标准身高30%，见于呆小病、侏儒症、软骨病。当身高高于标准身高30%，见于巨人症。

（五）注意事项

卧位测量时，被测量者头顶接触头板（无刻度端），两下肢伸直紧贴底板；站立位测量时，被测量者应保持四点（枕部、肩胛部、臀部、足跟）一线。操作熟练、规范，安全、准确，有爱心，与家长有效沟通。

【头围的测量及评价】

（一）目的

了解头围的大小，进一步了解小儿颅骨和大脑的发育。

（二）准备

新生儿模型、儿童模型、软尺

（三）测量步骤

用软尺紧贴头皮，前经眉弓上最突出点，后经枕骨结节，左右对称环绕一周，精确读数到0.1cm。

（四）评价

新生儿平均头围34cm，6月42cm，1岁46cm，2岁48cm，5岁50cm。若头围过大，见于脑积水，头围过小，见于脑发育不全及小脑畸形。

（五）注意事项

找准骨骼标志、软尺松紧适度、准确读数。

【前囟的测量及评价】

（一）目的

了解前囟的大小、平坦度，评价小儿颅骨发育状况及颅压变化情况。

（二）准备

新生儿模型、软尺。

（三）测量步骤

1. 前囟大小测量

（1）小儿取平卧位或由成人抱坐于腿上。

（2）触摸到新生儿前囟四条边缘，找到四条边中点，见图5-1。

（3）软尺零点压在一条边中点上，拉至对边中点，其长度则为这两对边前囟大小，按同样方法，测出另外两对边中点连线，两条对边

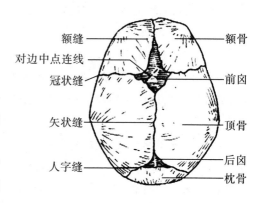

图5-1 小儿囟门

中点连线即为小儿前囟大小。

2. 前囟平坦度测定

（1）小儿取平卧位或由成人抱坐于腿上。

（2）将示指、中指、环指并拢，从头顶轻轻向前额触摸，判定前囟与四周颅骨的关系，如前囟处的头皮高于四周颅骨，则可考虑颅内压力增高；如前囟处的头皮低于四周颅骨，则可考虑颅内压力降低。

（四）评价

新生儿前囟约为 1.5cm×2cm，6 个月后渐减小，1～1.5 岁闭合。囟门关闭过小或闭合过早，见于小头畸形。囟门过大或闭合过晚，见于脑积水、佝偻病。前囟门隆起见于颅内压增高，前囟门凹陷可见于脱水或重度营养不良。

（五）注意事项

操作时动作应迅速、轻巧；四边中点应找准，测量要准确读数到 0.1cm。

【上部量、下部量的测量及评价】

（一）目的

评价小儿体格发育的状况，了解身长（高）比例是否正常。

（二）准备

新生儿模型、儿童模型、软尺

（三）测量步骤

小儿取平卧位，触摸到耻骨联合上缘，用软尺测量从头顶到耻骨联合上缘的长度即为上部量，用软尺测量从耻骨联合上缘到足底的长度即为下部量。

（四）评价

上部量反映颅骨及脊柱的发育，下部量反映下肢长骨的发育，新生儿的上部量占身长的 60%，下部量占身长的 40%，12 岁以前各年龄期有一定的比例。对矮小症患者，除测量身长外，尚需测量上、下部量，上下部量小，但比例匀称，见于侏儒症，上部量/下部量＞1.5，见于呆小病。

（五）注意事项

找对耻骨联合上缘，软尺对准头顶，测量垂直距离。

【坐高的测量及评价】

（一）目的

评价小儿体格发育的状况，了解身长（高）比例是否正常。

（二）用物

坐高计、量板。

（三）测量步骤

3 岁以下的测量顶臀长即为坐高。小儿平卧在量板上，测量者一手提起小儿小腿使膝关节屈曲，大腿与底板垂直而骶骨紧贴底板，一手移动足板紧压臀部，读刻度至 0.1cm。3 岁以上小儿坐于坐高计凳上，先使身躯前倾，骶部紧靠坐高计，再挺身坐直，大腿靠拢紧贴凳面与躯干成直角，膝关节弯曲成直角，移下头板与头顶接触，读数。

（四）评价

坐高代表头颅与脊柱的生长，由于下肢增长速度随年龄增加而增快，坐高占身高的百分数则随年龄的增加而下降，由出生时的 67% 降至 6 岁时的 55%，呆小病及软骨营养不良，可使坐高与身高的比例停留在幼年状态。

（五）注意事项

找准坐骨结节。

【胸围的测量及评价】

（一）目的

了解胸围的大小，进一步了解小儿肺、胸廓骨骼、肌肉和皮下脂肪的发育。

（二）准备

新生儿模型、儿童模型、软尺。

（三）测量步骤

用软尺紧贴乳头下缘皮肤，经乳头下缘绕两肩胛骨下缘一周。在儿童身上测量时，儿童平静呼吸，双手自然下垂，双目平视，用软尺前经乳头下缘（乳腺已发育的女孩，固定于锁骨中线第四肋间），后绕两肩胛骨下缘一周，取吸气、呼气的平均值，精确读数到 0.1cm。

（四）评价

正常新生儿胸围比头围约小 1～2cm，为 32cm，1 岁时胸围与头围大致相等，以后胸围超过头围。1 岁至青春期前胸围等于头围 + 年龄 - 1。胸围过大，见于肥胖，胸围过小，见于营养不良、佝偻病等。

（五）注意事项

找准骨骼标志，软尺松紧适度，准确读数。

七、思考题

1. 记录并评价各项测量指标。

2. 8 个月小儿，体重 6kg，身长 70cm，头围 44cm，前囟 0.5cm×0.4cm，胸围 42cm，该小儿的各项指标是否正常？

3. 2 岁正常小儿应有几个乳牙，几个骨化中心？

实训项目三十五　儿科体格检查

病史询问、体格检查是医学生必须掌握的技能。小儿处在不断的生长发育中，小儿的解剖、生理、病理、免疫等与成人有许多不同，儿科体格检查有许多自身特点。

一、目的要求

掌握儿科体格检查的特点，儿科体格检查的方法、步骤、内容。

二、实训内容

1. 儿科体格检查的注意事项。
2. 儿科体格检查的方法及内容。
3. 体格检查记录方法。

三、教学用具

体重计、温度计、血压计(儿科用)、皮尺或测量床、听诊器、压舌板、棉签、叩诊锤、手电筒、手表、钢笔、小儿玩具等。

四、实训方法

通过观看生长发育录像片及教师示教后,去儿科病房进行实践。

(一)一般状况

观察发育与营养状况、精神状态、脸部表情、对周围事物反应、面色、哭声、语言应答、活动能力、体位、检查是否合作等。

(二)一般测量

体温、脉搏、呼吸、血压(病情需要或五岁以上者测量)、体重、身长,结合患儿病需要可测量头围、胸围、上部量和下部量。各年龄正常小儿的呼吸、脉搏见表5－1。

表5－1　各年龄正常小儿的呼吸、脉搏

年龄	呼吸(/min)	脉率(/min)	呼吸:脉率
新生儿	40～45	120～140	1:3
1岁以内	30～40	110～130	1:(3～4)
2～3岁	25～30	100～120	1:(3～4)
4～7岁	20～25	80～100	1:4
8～14岁	18～20	70～90	1:4

(三)皮肤及皮下组织

自然光下观察皮肤有无苍白、潮红、黄疸、发绀、皮疹、瘀点(斑)、脱屑、色素沉着、毛发异常、水肿(部位、性质、程度)、皮肤弹性、皮下脂肪厚度(检查方法:在锁骨中线平脐处,检查者用左手将该处皮肤及皮下脂肪捏起,捏时两手指相距3cm,皮褶方向与躯干长轴平行、右手拿量具测量皮褶厚度)。

(四)淋巴结

触到浅表淋巴结应描述其部位、数目、大小、质地、压痛、活动度,有无粘连、瘘管、疤痕。颈部、耳后、枕部、腹股沟等部位要认真检查,正常情况下,在这些部位可触及单个质软的黄豆大小的淋巴结,活动,无压痛。

(五)头颅

头颅大小、形状、有无颅骨软化;颅骨缝、前囟门、后囟门是否闭合;前囟大小及紧张度、头发分布及颜色光泽;新生儿注意有无产瘤、血肿等。

1．眼　有无眼睑红肿、下垂、闭合不全;有无结膜充血、脓性分泌物;有无角膜混浊、溃疡;瞳孔大小、形态、对光反应。

2．耳　注意外耳道有无脓性分泌物,有无疖肿,提耳时有无疼痛,乳突有无压痛。

3．鼻　有无畸形、堵塞、分泌物,有无鼻翼扇动。

4．口腔　口唇色泽有无苍白、发绀、干燥、口角糜烂、疱疹。口腔内颊黏膜、牙龈、硬腭有无充血、溃疡、黏膜斑、鹅口疮,腮腺开口处有无红肿及分泌物,牙齿数目,舌质及舌苔颜色。咽部检查应放在体格检查最后进行,医生一手固定小儿头部使其面对光源,一手持压舌板,在小儿张口时进入口腔,压住舌后根部,利用小儿反射性将口张大暴露咽部的短暂瞬间,迅速观察双侧扁桃体是否肿大,有无充血、分泌物、脓点、伪膜及咽部有无溃疡、充血、滤泡增生、咽后壁脓肿等情况。

(六)颈部

是否对称、软,有无强直、斜颈、短颈或颈蹼等情况。颈静脉充盈情况,颈动脉有无异常搏动;气管位置;甲状腺有无肿大。

(七)胸部

胸廓的形状、对称性;有无异常搏动和畸形(鸡胸、漏斗胸、桶状胸、心前区隆起、肋骨串珠、肋缘外翻、肋膈沟);呼吸运动是否对称、是否受限。

1．肺部

(1)视诊　呼吸频率和节律有无异常,有无呼吸困难和呼吸深浅改变;有无三凹征。

(2)触诊　利用患儿啼哭或说话时进行,双侧语颤有无增强、减弱及胸膜摩擦感。

(3)叩诊　叩诊用力要轻或可用直接叩诊法。叩诊音是否为清音,有无浊音及实音。

(4)听诊　正常小儿呼吸音较成人响,呈支气管肺泡呼吸音,注意听腋下、肩胛区及肩胛下区有无呼吸音增强或减弱、有无干湿啰音及胸膜摩擦音。

2．心脏

(1)视诊　心前区是否隆起,心尖搏动强弱和搏动范围。

(2)触诊　心尖搏动位置及有无震颤,震颤部位、性质。

(3)叩诊　3岁以内婴儿除心脏血管疾病外,一般不叩心界。3~7岁的小儿可叩心界。叩左界时,应在心尖搏动部位左侧起自左而右,如发觉有浊音改变则为左界,同时以左乳线作为标准记录在内或在外几厘米。叩右界时应在肝浊音界上一肋间水平自右而左,有浊音改变即为右界,以右胸骨线(即胸骨右缘)外几厘米来记录。7岁以上年长儿按成人方法检查记录,见表5-2。

表5-2　小儿各年龄心界

年　龄	左　界	右　界
<1岁	左乳线外1~2cm	沿右胸骨线旁
2~5岁	左乳线外1cm	右胸骨线旁与右胸骨线之间
5~12岁	左乳线上或乳线内0.5~1cm	接近右胸骨线
>12岁	左乳线内0.5~1cm	右胸骨线

（4）听诊 注意心音强弱、心率快慢和心律是否整齐；心脏有无杂音，以及杂音性质、响度、部位、传导方向及有无心包摩擦音等。

（八）腹部

1. 视诊 腹外形、肠型及蠕动波；有无腹壁静脉曲张；新生儿应注意脐部是否有炎症、出血、分泌物及脐疝。

2. 触诊 有无腹肌紧张及压痛；5岁以前小儿肝边缘在右肋下1～2cm处触及属正常，小婴儿有时可触及脾脏，肝脾均质软，无压痛，6～7岁后不应再触到。

3. 叩诊 有无移动性浊音。

4. 听诊 有无肠鸣音亢进及血管杂音。

（九）四肢和脊柱

观察有无畸形（"O"型或"X"型腿、手镯征、脚镯征、脊柱侧弯或后突、杵状指等）；有无躯干长和四肢长比例失调。

（十）外生殖器和肛门

肛门有无畸形、肛裂，女孩阴道有无分泌物、畸形。男孩有无隐睾及疝等。

（十一）神经系统

根据病种、病情、年龄等选择必要的检查。四肢肌张力和运动有无异常，有无病理反射和脑膜刺激征，新生儿原始生理反射是否正常等。

五、体格检查记录方法

体格检查项目虽然在检查时无一定顺序，但检查结果记录应按上述顺序书写，不仅记录阳性体征，还要记录重要的阴性体征。

六、小儿体格检查注意事项

1. 建立良好关系，微笑、呼患儿的小名、鼓励或抚摸患儿，用玩具或听诊器逗患儿等可消除患儿紧张恐惧心理。

2. 患儿可坐或躺在家长的怀抱中检查，检查者顺应患儿的体位。

3. 态度和蔼，动作轻柔，冬天时双手及听诊器要温暖，注意保温。检查患儿前清洗双手，避免交叉感染。

4. 检查顺序灵活掌握，安静时，先检查心、肺，后检查口腔、咽部，疼痛部位放在最后。

5. 危重患儿先重点检查生命体征或疾病相关的部位，也可边抢救边检查，病情稳定后全面检查。

七、思考题

1. 小儿体格检查的注意事项有哪些？

2. 小儿体格检查有哪些不同于成人特点？

实训项目三十六　配乳法

母乳是 6 个月内婴儿最好的食品,在不能实现母乳喂养的情况下,选择、配制适合婴儿的乳制品显得很必要。

一、实训目的

掌握婴儿喂养方法及热量计算,鲜牛奶、全脂奶粉、酸乳的配制方法,为人工喂养的婴儿提供适宜的乳制品。

二、实训内容

1. 观看婴幼儿喂养 VCD。
2. 制定一个体重 5 千克婴儿的 1 日奶方。
3. 教师示教,学生操作鲜牛奶、全脂奶粉、酸牛奶、脱脂奶的配制。

三、实训物品

天平、大量杯、漏斗、奶瓶、奶锅、搅拌棒、汤匙、滴管、温度计、广口容器、鲜牛奶、全脂奶粉、白糖、温开水、乳酸、婴儿配方奶粉。

四、实训方法

(一)鲜牛奶的配制方法

1. 热量计算　婴儿每日能量需要为 110kcal/kg,牛奶每 100ml 供能 70kcal 热量,若加入 8g 糖供能 32kcal,则 8% 糖牛奶每 100ml 供能 100kcal 热能,故小婴儿每日需 8% 的加糖牛奶100 ~ 110ml/kg,需水总量为 150ml/kg。

体重 5kg 婴儿,每日需总热量 5 × 110 = 550kcal

每日需纯牛奶 5 × 110 = 550ml

每日需糖 550 × 8% = 44g

每日所需水总量 5 × 150 = 750ml

另给水 750 − 550 = 200ml

2. 配制　按计算量取将所需鲜牛奶倒入无菌量杯,经消毒漏斗倒入无菌奶瓶,放锅内蒸 20 分钟,在冷却的过程中加入所需糖量搅拌均匀。

(二)全脂奶粉配制法

全脂奶粉是将鲜牛奶浓缩、干燥、喷雾制成,较鲜牛奶易消化,使用时加水冲调,配制比例按重量比 1∶8(1g 奶粉加 8g 水)或容积比 1∶4(1 平匙奶粉加 4 匙水)即配成全乳。

(三)酸牛奶配制法

在鲜牛奶中加入乳酸杆菌经发酵后制成或在鲜牛乳中加入乳酸制成,酸奶凝块细小易于消化。

具体步骤:①量取所需鲜牛奶,煮沸消毒;②将消毒牛奶冷却至40℃,用滴管吸取所需乳酸液(通常100ml牛乳中加入10%乳酸溶液5ml)缓慢加入,边加边搅拌,使其形成均匀而细小的凝块。

(四)脱脂牛乳配制法

将牛乳煮沸后静置于广口容器内冷却8~12小时,除去浮在表面的乳皮(脂肪),反复2~3次,即成脱脂乳,喂前再煮沸加糖。

五、注意事项

1. 工作人员先洗手、穿工作服,戴帽子和口罩,严格无菌操作。

2. 乳、糖及乳酸液取量准确。

3. 配制酸牛乳时,牛奶的温度要适宜,过高易使凝块过大,而过低则影响凝块形成;加乳酸液时需慢慢滴入,并随时观察凝块形成情况。

六、思考题

1. 小儿每日所需的营养素有哪些?

2. 母乳喂养的优点和方法?

3. 辅食添加的原则是什么?

4. 男婴,4个月,体重6kg,每日需8%糖牛奶多少毫升?如何配制?

5. 目前,人工喂养最好的乳制品是什么?有什么优点?

6. 怎样冲兑婴儿配方奶粉?

7. 1袋400g的全脂奶粉,应加水多少毫升?

(林丽萍 王晓红)

第六章　眼科临床基本技能

实训项目三十七　视力检查

视力检查(examination of visual acuity)是眼科的基本检查。这里主要介绍远视力检查、近视力检查、光感和光定位检查。

一、目的要求

掌握视力的概念,视力检查的操作方法和程序,视力检查的结果记录,视力检查的适应证和禁忌证,视力检查的注意事项及影响因素。

二、实训内容

视力的概念,远视力检查、近视力检查、光感和光定位检查的适应证和禁忌证,检查前准备,操作方法和步骤,检查的结果记录,相关注意事项和影响因素。

三、教学模型及仪器设备

1. 远视力检查　远视力表(灯箱视力表、投影视力表等)。
2. 近视力检查　近视力表(或阅读卡)。
3. 光感和光定位检查　笔式小手电筒。

四、教学方法

1. 讲解视力的概念。视力检查的适应证和禁忌证,准备事项,操作方法和程序,检查的结果记录,相关注意事项和影响因素。
2. 示范操作方法和步骤,检查结果记录。
3. 分组进行视力检查和检查结果记录实践。
4. 个别辅导,解答疑问。

五、适应证

1. 远视力检查,眼科就诊及其他科室要求会诊的患者,健康体检。
2. 近视力检查,屈光不正患者。老视患者。需要检查近视力的其他情况。
3. 光感和光定位检查　只能辨认指数或手动的受检者。

六、禁忌证

1. 全身状况不允许检查者。

2.因智力或精神状态不配合者。

七、检查前准备

1.远视力检查　受检者裸眼检查或配戴常规的远矫正眼镜（或角膜接触镜），视力表和被测者的距离根据所用视力表规定的距离而设定，一般为5m。房间灯光根据视力表要求设置。

2.近视力检查　受检者裸眼检查或配戴常规的远矫正眼镜（或角膜接触镜），视力表和被测者的距离为30cm，良好的阅读照明。

3.光感和光定位检查　被测者舒服位，检测手电离被测者30cm，房间照明暗。

八、检查方法

1.远视力检查

（1）受检者用手掌或遮眼板遮一只眼并不要眯眼睛，先测右眼，后测左眼。

（2）鼓励受检者尽量读出尽可能小的视标直至在一行中有半数的视标读错，该行的上一行就是被测者的视力。

（3）遮盖另一眼重复以上测量。

（4）正常标准视力为1.0。如果在5m处连最大的视标（0.1行）也不能识别，则嘱受检者逐步向视力表走近，直到识别视标为止。再根据 V＝d/D 的公式计算。如在3m处看清50m视标，其实际视力为 V＝3m/50m＝0.06。

（5）指数检查　如走到视力表1m处仍不能识别最大视标时（即视力低于0.02时），则检查指数，检查距离从1m开始，逐渐移近，直到正确辨认为止，并记录该距离，例如"指数/30cm"。如指数在眼前5cm仍不能识别，则检查手动，例如"手动/30cm"。

2.近视力检查

（1）受检者用手掌或遮眼板遮一只眼并不要眯眼睛，先测右眼，后测左眼。

（2）鼓励受检者尽量读出尽可能小的视标直至在一行中有半数的视标读错，该行的上一行就是被测者的视力。

（3）遮盖另一眼重复以上测量。

3.光感和光定位检查

（1）受检者用手掌或遮眼板遮一只眼并不要眯眼睛，先测右眼，后测左眼。

（2）将手电光直接照在被测者眼前，问能否看到灯光。有光感者检查光定位将手电光置于受检者眼前1.0cm处，检查上、下、左、右、左上、左下、右上、右下及中央九个方位，按方位记录，能辨认出记录为"＋"，不能辨认记录为"－"。

（3）遮盖另一眼重复以上测量。

九、注意事项

1.如果检查室的最大距离<5m，采用反光镜法检查视力。将视力表置于被检查者座位的后上方，于视力表对面2.5cm处放一平面镜，嘱受检者注视镜内所见的视力表来检查远视力。

2. 每个字母辨认时间约为 2～3 秒。

3. 未受检眼遮盖要完全,但不要压迫眼球。

4. 检查时受检者头位要正,不能歪头用另一眼偷看,也不能眯眼。

5. 视力检查是心理物理检查,评价结果时应当考虑到这一点。

6. 检查会受到解剖、照明、年龄及受检时间等因素影响。

十、结果记录

1. 远视力检查　VAcc:OD1.0,OS0.8@ D(cc 表示戴镜视力,sc 表示裸眼视力,D 代表远距)。

2. 近视力检查　VAcc:OD1.0,OS0.8@ N(cc 表示戴镜视力,sc 表示裸眼视力,N 代表近距)。

3. 光感　OD:LP(+)　OS:LP(-)

4. 光定位　＋ ＋ －

－ ＋ －

十一、教学考核及评分标准(表 6 - 1)

表 6 - 1　视力检查教学考核及评分标准

项目	内容要求	分值	得分	扣分原因
适应证 (10分)	远视力: 1. 眼科就诊会诊; 2. 健康体检。 近视力: 1. 屈光不正; 2. 老视。 光感光定位:只能辨认指数或手动	2 2 2 2 2		
用物 (10分)	远视力:远视力表 近视力:近视力表 光感和光定位:笔式小手电筒 眼罩	2.5 2.5 2.5 2.5		
准备 (10分)	远视力:裸眼或戴镜,5m 近视力:裸眼或戴镜,30cm 光感和光定位:30cm,照明暗	4 4 3		
操作程序 与步骤 (60分)	远视力: 1. 遮眼,先右后左; 2. 读视标直至看不清; 3. 测另只眼; 4. 如不能看清最大视标,走近换算; 5.1m 处仍不能识别最大视标,查指数,指数在眼前 5cm 仍不能识别,查手动	5 5 5 5 5		

项目	内容要求	分值	得分	扣分原因
操作程序与步骤（60分）	近视力： 1. 遮眼，先右后左； 2. 读视标直至看不清； 3. 测另只眼	5 5 5		
	光感光定位： 1. 遮眼，先右后左； 2. 将手电光直接照在被测者眼前，问能否看到灯光； 3. 有光感者检查光定位	5 5 5		
	记录检查结果	5		
注意事项（10分）	1. 查远视力时，如果检查室的最大距离＜5m，采用反光镜法检查视力。 2. 控制辨认时间。 3. 注意遮盖。 4. 注意头位要正。 5. 其他影响因素	2 2 2 2 2		
提问（10分）				
总分（100分）				

十二、思考题

1. 视力检查的流程是什么？

2. 什么时候测指数和手动？

（吴　昌　龚　帅）

实训项目三十八　视野检查

视野检查(examination of visual field)是眼科视功能的基本检查。这里主要介绍对照法和自动视野计检查。

一、目的要求

掌握视野的概念，视野检查的操作方法和程序，视野检查的结果分析，视野检查的适应证和禁忌证，视野检查的注意事项及影响因素。

二、实训内容

视野的概念,对照法和自动视野计检查的适应证和禁忌证,操作方法和程序,结果分析及注意事项。

三、教学模型及仪器设备

自动视野计 Humphery 或 Octopus 型。

四、教学方法

1.讲解视野的概念。视野检查的适应证和禁忌证,操作方法和程序,检查的结果分析和相关注意事项。

2.示范操作方法和步骤,分析检查结果。

3.个别辅导,解答疑问。

五、适应证

1.对照法 检查者的视野正常,大致测量。

2.自动视野计

(1)普查及特殊职业人员体检。

(2)怀疑青光眼者。

(3)确诊的青光眼随诊检查。

(4)神经科疾患。

(5)视路疾患。

(6)黄斑部疾病。

六、禁忌证

1.智力低下。

2.全身疾病不配合。

七、检查方法

1.对照法 受检者与检查者对坐或对立,眼位同高,距离 1.0cm。检查右眼时,受检者的右眼与检查者的左眼对视,并遮盖另一眼,检查左眼则反之。检查者用示指,置于距两人之间同等距离,在上、下、左、右各个方向由外向内缓慢移动,如受检者在各个方向与检查者同时看到手指,则视野大致正常。该方法简单易行,无需任何仪器。

2.自动视野计

(1)开启视野计,选择适当的备用程序。

(2)遮盖一眼,将患者头部安放在前下颌托架上,使其坐舒适后,嘱其受检眼固视视野屏十字中心。

（3）告知受检者每当察觉视野屏上出现闪亮光点，就立即按一下手柄按钮，无论光点大小、明暗、方位，只要出现，就按按钮，不能漏按或多按。检查过程中受检眼始终保持注视正前方的固视点。

（4）检查完毕，视野计自动记录结果。

（5）将结果保存并打印。

八、注意事项

自动视野计：

1.检查者应详细了解被检者的全身及眼部情况。

2.向受检者说明检查目的、检查过程和注意事项，以取得合作。

3.检查应在暗光线环境进行，保持检查过程安静。

4.受检者若有屈光不正，应配戴纠正眼镜检查。

5.年龄大的患者应配戴近用镜后检查。

6.检查时若有上睑遮挡，可用胶布将上提上睑加以固定。

7.检查结果会受到屈光不正，屈光间质混浊及受检者主观认识等影响。

九、教学考核及评分标准（表6-2）

表6-2 视野检查教学考核及评分标准

项目	内容要求	分值	得分	扣分原因
适应证 （10分）	对照法：视野正常，大致测量。 自动视野计： 1.普查体检； 2.青光眼检查； 3.神经科检查； 4.视路黄斑病变	2 2 2 2 2		
仪器 （5分）	自动视野计 Humphery 或 Octopus 型	5		
操作程序 与步骤 （65分）	对照法： 1.对坐或对立，眼位同高，距离1m； 2.遮眼，另侧眼对视； 3.示指从外向内缓缓移动，判断视野是否正常 自动视野计： 1.启动仪器，输入程序； 2.遮眼，舒适头位，固视； 3.告知检查方法，开始检查； 4.存留检查结果	5 5 10 10 10 20 5		

续表

项目	内容要求	分值	得分	扣分原因
注意事项 (10分)	自动视野计： 1. 检查前评估； 2. 让被检查者知晓检查方法； 3. 光线暗，环境安静； 4. 如有屈光不正或老视,戴镜检查； 5. 上睑遮挡,提眼睑	2 2 2 2 2		
提问 (10分)				
总分 (100分)				

十、思考题

1. 视野检查的适应证是什么?
2. 自动视野计检查的流程是什么?

（吴 昌 龚 帅）

实训项目三十九　裂隙灯显微镜检查

裂隙灯显微镜检查(slit‐lamp biomicroscopy)在眼科临床工作中占有重要的地位,主要用于检查眼前节,如角膜,结膜,眼睑,前房,晶状体等。

一、目的要求

掌握裂隙灯的基本结构和光学原理、检查的操作方法和程序、眼前节的检查流程、检查的适应证和禁忌证及检查的注意事项。

二、实训内容

裂隙灯灯的基本结构和光学原理,弥散光照明法,直接焦点照明法,后部照明法,角膜缘分光照明法,镜面反光照明法,眼睑,结膜,角膜,前房,虹膜,瞳孔,晶状体,玻璃体检查,适应证和禁忌证,注意事项。

三、教学模型及仪器设备

裂隙灯显微镜。

四、教学方法

1. 讲解裂隙灯的基本结构和光学原理,适应证和禁忌证,注意事项。

2. 示范弥散光照明法,直接焦点照明法,后部照明法,角膜缘分光照明法,镜面反光照明法。

3. 分组用裂隙灯进行眼前节检查。

4. 个别辅导,解答疑问。

五、适应证

1. 眼病患者。

2. 健康体检。

六、禁忌证

因全身状况不允许坐位。

七、检查前准备

1. 受检者不戴任何镜片。

2. 房间灯光昏暗。

3. 将头靠和颌托清洁消毒。

4. 调整设施或椅子高度,使得检查者和受检者处于舒适状态。

5. 将受检者的头位和下颌放好,调整好高度。

6. 将放大倍率调整在 6 × 或 10 ×。

7. 嘱受检者闭眼,开启照明系统,利用受检者的眼睫毛作为对焦目标,调整好瞳距。

8. 检查者一手把握调焦柄,及时对焦;另一手调整裂隙宽度并把握照明角度。

八、检查方法

1. 前后,左右及上下调节操纵杆,使裂隙灯光线聚焦于检查部位。

2. 一般先用低倍镜进行检查。若需要观察某一部位的细微改变时,可换用高倍镜。并根据需要,调节裂隙灯与显微镜之间的夹角、光线强弱和裂隙灯的宽窄。

3. 光源一般从受检眼的颞侧射入,然后从颞侧到鼻侧逐一做光学切面,然后按照从前到后的顺序进行检查。

4. 弥散光照明法 以裂隙灯弥散宽光为光源,通常在低倍镜下将光源以较大角度斜向投向眼前部组织,进行直接观察,主要用于眼前部组织的快速初步检查,所得印象比较全面,且有立体感。

5. 直接焦点照明法 最常用。特点是裂隙灯与显微镜的焦点重合。根据光带形态可分为宽光照射法、窄光照射法和圆点光照射法。

(1)宽光照射法 裂隙灯光较宽,形成较宽的光学切面,可用于检查弥散光照射时所发现或未被发现的病变。

（2）窄光线照射法 裂隙光带尽量调窄,便于观察病变的位置和细微病变。

（3）圆点光照射法 入射光调节为圆点状,用于观察房水的改变。

6. 后部照明法 裂隙灯取 45°位置照射。将光线投射到虹膜表面,形成一个模糊的光斑,该光斑反射回来的光线照射到角膜的后表面,把显微镜聚焦到检查部位,可以看到光亮背景上出现的角膜病变。适合于观察角膜有新生血管或后沉着物、角膜深层异物、角膜深层血管、角膜血管翳等。

7. 角膜缘分光照明法 利用角膜的透明性能,光线可在角膜组织内形成全反射。先将裂隙光源投射在角膜缘上,这时角膜的其他部位出现明亮的光晕,将显微镜焦点聚焦在角膜上,可以清晰地显示角膜组织的透明度情况。检查角膜的云翳,水肿等。

8. 镜面反光照明法 光线自颞侧透照,在角膜可出现两个光亮区,即鼻侧的光学切面和颞侧出现的反光区。嘱受检眼稍向颞侧注视,再将裂隙灯向颞侧偏移,当光学切面与反光区重合时,检查者就会感到有光线刺目,此时将显微镜焦点对好,即可进行观察。适用于检查角膜和晶状体的前后表面。

九、眼前节检查内容

1. 眼睑和结膜 首先采用弥散光照明法,低放大倍数下注意眼睑正常的解剖结构,皮肤颜色,有无炎症、伤口、水肿、皮疹、包块、压痛,睑缘或眦部有无糜烂,有无睑内翻、外翻、倒睫、上睑下垂、闭合不全、睑板腺开口异常,了解结膜有无水肿、干燥、出血,有无乳头肥大、滤泡增生、瘢痕形成等。

2. 角膜 使用多种检查法观察,注意大小、形状及弯曲度,是否透明、光滑,如有混浊应观察其厚薄、颜色、部位、大小、形态、深浅、及是否有荧光素染色阳性,有无新生血管及角膜后沉着物。

3. 前房 用直接焦点照明法将焦点移行到前房内,并将裂隙光源长度缩小,使入射光源形成一个小光柱投射到前房内,利用胶体的 Tyndall 现象,观察前房水是否透明。正常的房水因蛋白含量很低,可以认为是透明的。一旦发现有 Tyndall 现象存在,说明房水中蛋白含量增高,是虹膜有炎症的重要体征。

4. 虹膜 用直接焦点法观察虹膜纹理是否清楚,颜色是否正常,有无新生血管、结节、穿孔、异物、粘连等。

5. 瞳孔 用弥散照明法可以观察瞳孔的大小、形状、位置、对称、对光反射、闭锁、膜闭等。

6. 晶状体 用直接焦点照明法观察晶体的结构和病变。将细小裂隙光线从 45 度角投射到晶状体,可以在晶状体上出现一个层次丰富的长立方体。主要观察晶体是否透明,位置是否正常,如有混浊要注意部位、形状、颜色、范围及程度。

7. 玻璃体 将焦点移向晶状体的后面可以看到前部 1/3 玻璃体的切面图像,在前部玻璃体出血、炎症时,可以看到红色的血液或炎性渗出物飘动。通过飘动度可以判断是否有玻璃体液化及程度。

十、注意事项

1.检查结膜、角膜、巩膜时,光源与显微镜的夹角一般为40°。检查前房、晶状体和前部玻璃体时,夹角应小于30°;检查后部玻璃体和眼底时,除需加用前置镜或三面镜等辅助设备外,夹角应调为10°或更小。

2.实际检查时,应综合使用裂隙灯的不同使用方法。

3.注意裂隙灯显微镜的维护和保养。

十一、教学考核及评分标准(表6-3)

表6-3 裂隙灯显微镜检查教学考核及评分标准

项 目	内容要求	分值	得分	扣分原因
适应证 (5分)	眼前节检查,房角,眼压,眼底	5		
仪器 (5分)	裂隙灯显微镜	5		
准备 (20分)	1.裸眼;	4		
	2.暗光环境;	4		
	3.仪器消毒;	4		
	4.舒适头位;	4		
	5.调整放大倍率,对焦	4		
操作程序 与步骤 (50分)	1.调整操纵杆,聚焦;	10		
	2.弥散光照明法检查眼睑,结膜,角膜,瞳孔;	10		
	3.直接焦点照明法查前房,虹膜,晶体;	20		
	4.检查前部玻璃体	10		
注意事项 (10分)	1.综合灵活运用各种方法进行眼部检查;	5		
	2.裂隙灯的维护保养	5		
提问 (10分)				
总分 (100分)				

十二、思考题

1.裂隙灯显微镜检查前有什么准备工作?

2.如何综合运用多种检查方法进行眼前节检查?

(吴 昌 龚 帅)

实训项目四十　检眼镜检查

常用的检眼镜(ophthalmoscope)有直接和间接两种。其中直接检眼镜可以检查眼的屈光间质和眼底,是眼科的常用检查仪器。它不仅可以诊断眼底疾病,还可以协助全身其他系统疾病的诊断和病情的判断。

一、目的要求

掌握检眼镜的原理和结构、检查的顺序及内容、检查的适应证和禁忌证及检查的注意事项。

二、实训内容

检眼镜的光学原理和和基本结构,直接检眼镜和间接检眼镜的检查顺序和内容,适应证和禁忌证,注意事项。

三、教学模型及仪器设备

直接检眼镜,间接检眼镜。

四、教学方法

1.讲解直接检眼镜和间接检眼镜的基本结构和光学原理,适应证和禁忌证,注意事项。

2.示范彻照法和眼底检查。

3.分组用检眼镜进行眼底检查。

4.个别辅导,解答疑问。

五、适应证

1.眼病患者,特别怀疑玻璃体或眼底病变时。

2.健康体检。

六、禁忌证

1.屈光间质明显混浊。

2.瞳孔明显缩小。

七、检查前准备

1.暗室,瞳孔自然散大。

2.散瞳药　2.5%～10%新福林滴眼液,每5～10分钟点眼1次,1～2次后30分钟内瞳孔散大,维持3个小时,散瞳前要了解前房深浅、房角宽窄、眼压高低及有无青光眼,因散瞳可诱发闭角型青光眼发作。

八、检查方法

1. 彻照法 检查眼的屈光间质有无混浊。将镜片转盘拨到 +8 ~ +10D,距受检眼 10 ~ 20cm,将检眼镜灯光射入瞳孔,如瞳孔区呈均匀一致的橘红色反光则表明屈光间质透明。如屈光间质有混浊,红色反光中出现黑影。此时嘱受检者转动眼球,如黑影移动方向与眼动方向一致,则混浊位于晶状体前方,反之位于晶状体后方,不动则在晶状体。

2. 直接检眼镜检查 将转盘拨到"0"处,距受检眼 2cm 处,逐渐靠近被检眼,以不触及睫毛为标准。令受检者向正前方注视做眼底检查,如不能看清,可转动转盘直到看清为止。检眼镜光源经瞳孔偏鼻侧 15°可检查视盘,再沿血管走向观察视网膜周边部,最后嘱患者注视检眼镜灯光,以检查黄斑部。

3. 间接检眼镜检查

(1)检查者头戴仪器,一般左手持物镜,并以左手环指协助分开受检眼眼睑,固定于眶缘。右手不持巩膜压迫器时,用中指辅助牵开受检眼眼睑。

(2)先以弱光线从眼底中周部开始检查,这样可给受检者一个对光线的适应过程,以便用较强光线检查眼底后极部时,受检眼可以较好配合。

(3)根据屈光间质混浊程度调整检眼镜的照明强度,根据瞳孔大小选择不同直径照明光斑,根据眼底病变情况选择不同度数的非球面镜。

(4)检查眼底时,先在物镜中心找到以视乳头为中心的眼底后极部。从视乳头开始,沿着某一眼底血管走向从后极部向周边部眼底观察,直至尽可能周边部眼底。然后再沿其邻近部位由周边部向视乳头观察。

(5)分别注视上下、鼻侧、颞侧、鼻上、鼻下、颞上、颞下 8 个检查眼位,以便检查全部眼底。对于病变或可疑病变部位进行重点检查。

(6)检查锯齿缘和睫状体平坦部等远周边眼底,需用巩膜压迫器辅助检查。

九、注意事项

1. 直接检眼镜

(1)检查所见比实际物象约放大 14 ~ 16 倍。正立虚像,无立体感。

(2)检查结束时,应将检眼镜的转盘拨到"0"处,以免转盘上的镜片受到污染。

(3)一般检查时可不散大瞳孔。若要详细检查眼底时,需要散瞳后检查。

(4)直接检眼镜观察范围小,屈光间质混浊可影响眼底观察。

(5)怀疑闭角型青光眼患者或前房浅者,散瞳要格外谨慎,以免导致青光眼发作。

(6)对于高度屈光不正者,直接检眼镜检查较为困难,可采用间接检眼镜进行检查。

2. 间接检眼镜

(1)间接检眼镜所见图像放大倍数较小,因而不易发现细微病变。但观察范围较大。

(2)检查时所见眼底像为倒立实像,有立体感。

(3)怀疑闭角型青光眼患者或前房浅者,散瞳要格外谨慎,以免导致青光眼发作。

（4）检查时避免强光长时间照射黄斑部，以免引起损伤。

（5）注意保持物镜清洁，否则会影响成像效果。

十、教学考核及评分标准（表6-4）

表6-4 检眼镜检查教学考核及评分标准

项目	内容要求	分值	得分	扣分原因
适应证（5分）	眼病检查，其他系统疾病辅助判断，健康体检	5		
仪器（5分）	直接检眼镜，间接检眼镜	5		
准备（5分）	暗室，瞳孔自然散大或使用扩瞳药	5		
操作程序与步骤（55分）	1.彻照法： （1）调整镜片度数，设置观察距离； （2）判断屈光间质是否混浊； （3）转动眼球，判断屈光间质的混浊部位	5 10 10		
	2.直接检眼镜： （1）调整镜片度数，设置观察距离； （2）观察眼底结构	5 10		
	3.间接检眼镜： （1）左手持物镜，双手分眼睑； （2）观察眼底结构	5 10		
注意事项（20分）	1.直接检眼镜： （1）放大倍数较大，观察范围较小； （2）检查结束镜片归零； （3）详细检查需散瞳； （4）正立虚像，无立体感； （5）散瞳注意防止青光眼发作 2.间接检眼镜： （1）高度屈光不正多采用； （2）放大倍数小，观察范围大； （3）倒立实像，有立体感； （4）散瞳注意防止青光眼发作； （5）注意仪器的维护	2 2 2 2 2 2 2 2 2 2		
提问（10分）				
总分（100分）				

十一、思考题

1. 直接检眼镜与间接检眼镜的区别是什么?
2. 眼底检查的流程是什么?

(吴 昌 龚 帅)

实训项目四十一 眼压测量

眼压测量(tonometry)包括指测法和眼压计测量法。临床上对于 40 岁以上患者,所有内眼手术前的患者、内眼手术后患者、疑有青光眼者和有原因不明的视力下降者都要常规进行眼压测量。

一、目的要求

掌握眼压的概念、眼压测量的操作方法和程序、测量的结果记录、测量的适应证和禁忌证、测量的注意事项及影响因素。

二、实训内容

眼压的概念,指测法和非接触眼压计测量眼压的适应证和禁忌证,操作方法和程序,注意事项和影响因素。

三、教学模型及仪器设备

非接触压平眼压计。

四、教学方法

1. 讲解眼压的概念。眼压测量的适应证和禁忌证,操作方法和程序,注意事项和影响因素。
2. 示范指测法和非接触眼压计的操作方法和步骤。
3. 分组进行眼压测量和检查结果记录实践。
4. 个别辅导,解答疑问。

五、适应证

1. 指测法

(1)只需粗略的了解眼压时。

(2)需了解眼压,但不能用眼压计测量眼压的情况,例如角膜白斑、角膜葡萄肿、圆锥角膜和扁平角膜等引起角膜曲度明显改变时。

(3)一部分先天性青光眼患者测量眼压时。

(4)眼球明显震颤者需要测量眼压时。

2.非接触眼压计　需要了解眼压和眼压波动时。

六、禁忌证

1.指测法

(1)结膜或角膜急性传染性或活动性炎症者。

(2)严重角膜上皮损伤者。

(3)低眼压合并视网膜或脉络膜活动性出血者。

(4)眼球开放性损伤者。

(5)具有容易破裂的巨大薄壁滤过泡者。

2.非接触眼压计

(1)全身状况不允许坐于非接触眼压计之前接受检查者。

(2)结膜或角膜急性传染性或活动性炎症者。

(3)严重角膜上皮损伤者。

(4)低眼压合并视网膜或脉络膜活动性出血者。

(5)眼球开放性损伤者。

七、测量方法

1.指测法　令患者双眼向下注视,检查者以双手示指间放在上睑皮肤上,两手指尖交替轻压眼球,像检查脓肿波动感那样感觉眼球的硬度。

2.非接触眼压计

(1)接通电源,开启仪器。

(2)受检者取坐位,至下颌于下颌托架上,嘱被检者放松,睁眼注视仪器中的目标。

(3)调整受检者头位,使其角膜位于观察镜的视区内,并将定位光标移到瞄准环内按触发器,从显示屏上读出眼压数值。

(4)同法测量3次,取平均值。

八、注意事项

1.指测法　压迫眼球时,不可用力过大。

2.非接触眼压计

(1)与接触式眼压计相比,在正常范围内的测量值是可靠的,但在高眼压时其测量值可能出现误差,角膜异常注视或注视困难的受检者可能出现较大误差。

(2)由于测压时非接触眼压计不直接接触眼球,因而减少了应用其他眼压计测压可能引起的并发症。

(3)瞬目、挤眼等会影响读数。

九、结果记录

1.指测法　Tn　T+1　T+2　T+3　　　T-1　T-2　T-3

2. 非接触眼压计　OD:＿＿＿＿＿mmHg　　　OS:＿＿＿＿＿mmHg

十、教学考核及评分标准(表 6-5)

表 6-5　眼压测量教学考核及评分标准

项目	内容要求	分值	得分	扣分原因
适应证 (20分)	指测法: 1. 粗略测眼压;	4		
	2. 不能用眼压计;	4		
	3. 先天性青光眼;	4		
	4. 眼球明显震颤	4		
	非接触眼压计:了解眼压及波动情况	4		
仪器 (5分)	非接触眼压计	5		
操作程序 与步骤 (45分)	指测法:双眼向下注视,示指轻压上睑皮肤,感觉眼球的硬度	10		
	非接触眼压计: 1. 启动仪器;	5		
	2. 保持舒适头位,观察目标;	5		
	3. 调整头位,定位读取数值;	10		
	4. 重复 3 次,求平均值	10		
	记录测量结果	5		
注意事项 (20分)	指测法:压迫力度不可过大	5		
	非接触眼压计: 1. 正常范围内的测量值是可靠的,但也可能出现误差;	5		
	2. 并发症,交叉感染,麻醉剂过敏较少;	5		
	3. 测量受其他因素影响	5		
提问 (10分)				
总分 (100分)				

十一、思考题

1. 眼压的定义是什么?

2. 如何用非接触眼压计测眼压?

（吴　昌　龚　帅）

第七章 临床护理基本技能

实训项目四十二 药物疗法

给药即药物治疗,是临床常用的一种治疗方法。护士是给药的直接执行者。为了合理、安全、有效地给药,护士必须了解常用药物的药理学知识、患者的用药情况,掌握正确的给药技术,评价用药后的疗效与反应,并指导患者正确用药。

一、药物疗法的基本知识

(一)药物的种类

1. 内服药 有溶液、合剂、片剂、酊剂、粉剂、胶囊、丸散及纸型等。

2. 注射药 有溶液、油剂、混悬剂、结晶、粉剂等。

3. 外用药 有软膏、酊剂、粉剂、搽剂、洗剂、滴剂、栓剂、涂膜剂等。

4. 新剂型 有粘贴敷片、植入慢溶药片、胰岛素泵等。

(二)药疗原则

1. 根据医嘱给药 用药时应注意观察药物的疗效及其病情变化。

2. 严格执行查对制度 杜绝差错,做到"三查八对"。

三查:操作前、操作中、操作后查(查八对的内容)。

八对:对床号、姓名、药名、浓度、剂量、方法、时间、有效期。

3. 安全正确给药 准确掌握给药剂量、浓度、方法和时间。备好的药品应及时分发或使用,避免放置过久引起药效降低或药物污染。

4. 注意用药后反应 某些药物易引起过敏或毒副作用较大的应加强观察,做好记录。

5. 做好心理护理 给药时护士熟练的技术、轻柔的动作、和蔼的态度可增强患者的治疗信心。根据患者不同的心理状态给予解释、鼓励、劝慰,消除其对药物治疗的怀疑、恐惧及抗药心理,以取得主动治疗的效果。

二、口服给药法

(一)目的与要求

1. 掌握口服给药的程序、方法及注意事项。

2. 学会观察药物疗效和不良反应。

(二)实训内容

遵医嘱进行配药、发药和发药后处理。

（三）教学模型及仪器设备

药柜、发药车、药物、药盘、药杯、药匙、量杯、滴管、研钵、湿纱布、药纸包、饮水管、服药本、小药牌、治疗巾、水壶（内盛温开水）。

（四）教学方法

1. 讲解口服给药的程序、方法及给药的注意事项。

2. 教师示教－分组练习－小组考核－教师总结。

3. 解惑答疑。

（五）操作前准备

1. 操作者准备　衣帽整齐,修剪指甲,洗手,戴口罩。

2. 环境准备　备药环境清洁、安静,且有足够照明。

3. 患者准备　了解服药目的,能复述服药的注意事项。

4. 用物及药物准备　遵医嘱备齐用物及药物。

（六）操作方法

1. 配药

（1）操作前洗手、戴口罩,打开药柜将用物备齐。

（2）按服药时间挑选小药牌,核对小药牌及服药单,无误后依床号顺序将小药牌插入发药盘内配药,注意用药的起止时间,先配固体药,后配水剂及油剂。

（3）摆固体药片、药粉、胶囊时应用药匙分发,同一患者的数种药片可放入同一个杯内,药粉或含化药需用纸包。

（4）摆水剂用量杯计量,左手持量杯,拇指置于所需刻度,右手持药瓶先将药液摇匀,标签朝上,举量杯使所需刻度与视线平行,缓缓倒入所需药量,倒毕以湿纱布擦净瓶口放回原处。同时服用几种水剂时,须分别倒入几个杯内。更换药液品种应洗净量杯。

（5）药液不足1ml,须用滴管测量,1毫升＝15滴,滴时须稍倾斜。为使患者得到准确的药量,避免药液蘸在杯内,应滴入已盛好冷开水的药杯。如患者同时服用几种药液,应将药液分别置于不同的药杯内。量取不同种类药液应先洗净量杯和滴管。

（6）药摆毕,应将药物、小药牌与服药单全部核对一遍;用治疗巾覆盖发药盘,发药前由另一护士再查对一次,无误后方可发药。

2. 发药

（1）洗手,在规定的时间内备好温开水,携带发药车或发药盘、服药本进病室。

（2）按规定时间送药至床前,核对床号、姓名,并呼唤患者无误后再发药物,待患者服下后方可离开。

（3）对危重患者护士应予喂服,鼻饲患者应由胃管注入。若患者不在或因故不能当时服药者,将药品带回保管。更药或停药应及时告诉患者,如患者提出疑问,应耐心解释。对自理服药有困难的患者应提供帮助。

（4）按需要向患者或家属解释服药的目的及注意事项。药杯按要求作相应处理,清洁发药盘,防止交叉感染。

（5）抗生素及磺胺类药物需在血液内保持有效浓度,必须准时给药。

①某些刺激食欲的健胃药,宜在饭前服,可以刺激舌的味觉感受器,使胃液大量分泌。

②某些磺胺类药物经肾脏排出,尿少时即析出结晶引起肾小管堵塞,服药后指导患者多饮水,而对呼吸道黏膜起保护性作用的止咳合剂,服后则不宜立即饮水,以免冲淡药物,降低药效。

③服用强心甙类药物如洋地黄、地高辛等,应先测脉率、心率,并注意其节律变化,脉率低于60/min或节律不齐时则不可继续服用。

④某些药物对牙齿有腐蚀作用或使牙齿染色的药物,如酸类或铁剂,服用时避免与牙齿直接接触,可将药液由饮水管吸入,服后及时漱口。

3.发药后处理 药杯用肥皂水和清水洗净,消毒擦干后,放回原处备用。油剂药杯应先用纸擦净后清洗再消毒,同时清洁药盘或发药车。

(七)注意事项

1.严格做到三查八对,认真落实给药方案,保证用药安全。

2.及时评价药物疗效及毒副反应。

3.教会患者正确服药的方法。

(八)教学考核及评分标准(表7-1)

表7-1 口服给药法教学考核及评分标准

操作内容	操作步骤与方法	评分标准
准备工作 (10分)	1.操作者准备:衣帽整洁、洗手、戴口罩。正确评估患者吞咽能力,是否有口腔、食道疾患	3分
	2.患者准备:了解服药的目的、方法、注意事项和配合要点	2分
	3.环境准备:清洁、安静、光线充足	2分
	4.物品准备:物品齐全	3分
操作方法 (70分)	1.核对医嘱、服药单及服药卡	10分
	2.洗手、戴口罩。按照药品性质和病情的特殊需要有序备齐各种药物。药物配备完毕后再次核对,并经双人查对后方可发药	20分
	3.携各种药物及用物至床旁。按规定时间送药至患者,核对无误后给药(三查八对),告知患者所服的药物名称、服用方法,告知患者特殊药物服用的注意事项	20分
	4.协助患者服药,看服到口,(为鼻饲患者给药时,应当将药物研碎溶解后由胃管注入)。若患者不在病房或者因故暂不能服药者,暂不发药,并做好交班	10分
	5.再次核对,并在服药单上签名	5分
	6.清理用物,药杯、量杯、乳钵、药匙等浸泡消毒、清洗、干燥后备用,洗手,记录服药情况及用药后反应	5分
终末评价 (20分)	1.掌握口服给药注意事项(提问)	5分
	2.操作熟练,动作规范有序	5分
	3.严格执行三查八对	5分
	4.人文关怀:关心、爱护患者,沟通有效	5分

三、药物抽吸法

(一)目的与要求

1. 掌握自安瓿、密封瓶内吸取药液方法。

2. 熟悉结晶、粉剂或油剂药物的吸取方法。

(二)实训内容

安瓿抽吸药物、密封瓶内抽吸药物。

(三)教学模型及仪器设备

治疗车,注射卡,注射盘:无菌持物镊(浸泡于消毒溶液瓶内或盛放于灭菌后的干燥容器内)、2%碘酊(或5%碘附)、75%乙醇、无菌棉签、75%乙醇棉球、砂轮、弯盘、开瓶器、注射器、针头、药物(备有溶液、油剂、混悬液、结晶和粉剂等)。

(四)教学方法

1. 讲解示教自安瓿、密封瓶内抽吸药物的方法及注意事项。

2. 学生分组练习,教师巡视指导。

3. 抽考学生,教师总结。

(五)操作前准备

1. 操作者准备 衣帽整齐,修剪指甲,洗手,戴口罩。

2. 环境准备 清洁、光线充足,符合无菌操作要求。

3. 用物及药物准备 遵医嘱备齐用物及药物,放置合理。

(六)操作方法

1. 查对药物。

2. 抽取药液

(1)安瓿内药液抽吸法

①消毒及折断安瓿:查对后将安瓿尖端的药液弹至体部,用75%乙醇棉球消毒安瓿和砂轮后,用砂轮在安瓿颈部划一锯痕,再用75%乙醇棉球消毒后,拭去细屑,用棉球按住颈部,折断安瓿。若安瓿颈部有蓝点标记,则不需划痕,用75%乙醇棉球消毒安瓿颈部,用棉球按住颈部,蓝点标记在上,折断安瓿。

②抽吸药液:持注射器,将针头斜面向下置入安瓿内的液面下,持活塞柄,抽动活塞,吸取药液。

(2)密封瓶内药液抽吸法

①去铝盖中心并消毒:查对后除去铝盖的中心部分,用0.5%碘附棉签消毒瓶塞2次,待干。

②抽吸药液:将针头插入瓶塞内,向瓶内注入与所需药液等量的空气。倒转药瓶和注射器,使针头在药液面以下,抽动活塞吸取药液至所需量,再以示指固定针栓,拔出针头。

(3)结晶、粉剂或油剂、混悬液药物抽吸法

①结晶和粉剂药物抽吸法:先用无菌生理盐水或注射用水将药物溶化(某些药物有专用溶媒),待充分溶解后抽吸。

②油剂和混悬液药物抽吸法:应选用稍粗的针头,如为油剂,可先加温(药液易被热破坏者除外)或两手对搓药瓶后,再抽吸。如为混悬液,应先摇匀后再抽吸。

3. 排尽空气 抽毕,将针头垂直向上,轻拉活塞,使针头中的药液流入注射器内,并使注射器内的气泡聚集在乳头口,稍推活塞,驱出气体。若注射器的乳头偏向一侧,排气时,应将注射器乳头向上倾斜,使气泡集中于乳头根部,然后如上法排气。

4. 保持无菌 再次核对无误后放于无菌盘中备用。

5. 清洁整理用物,洗手。

(七)注意事项

1. 严格执行无菌操作原则和查对制度。

2. 抽吸药液时不能握住活塞体部,以免污染药液;排气时不可浪费药液,以免影响药量的准确性。

3. 药液最好现用现抽吸,避免药液污染和效价降低。

(八)教学考核及评分标准(表7-2)

表7-2 药物抽吸法教学考核及评分标准

操作内容	操作步骤与方法	评分标准
准备工作 (10分)	1. 操作者准备:衣帽整洁,洗手,戴口罩	3分
	2. 环境准备:清洁、整齐	2分
	3. 物品准备:物品齐全,药物及一次性用物质量符合要求	5分
操作方法 (70分)	1. 核对医嘱、检查药品	10分
	2. 自安瓿内吸药法 (1)将安瓿尖端药液弹至体部,用75%乙醇棉签消毒安瓿颈部和砂轮后,用砂轮在安瓿颈部划一锯痕,再用75%乙醇棉签消毒并拭去细屑,用无菌纱布包住安瓿颈部,折断安瓿 (2)用注射器将针头斜面向下,伸入安瓿内的液面下,抽动活塞进行吸药。吸药时不得用手握住活塞,只能持活塞柄	20分
	3. 自密封瓶内吸药法 (1)除去铝盖中心部分,用0.5%碘伏棉签消毒瓶塞2次,待干后往瓶内注入所需药液的等量空气 (2)倒转药瓶及注射器,使针头在液面下,吸取所需药量,再以食指固定针栓,拔出针头	20分
	4. 排尽空气 将针头向上,轻拉活塞使针头中的药液流入注射器内,并使气泡聚集在乳头口,稍推活塞,驱出气体	10分
	5. 套好针帽,再次核对后放于无菌巾或无菌棉垫中备用	5分
	6. 洗手,在注射器上贴上标签并注明	5分
终末评价 (20分)	1. 掌握药物抽吸注意事项	5分
	2. 操作规范、熟练	5分
	3. 有严格的无菌观念及查对意识	10分

(黄文杰 冯晓云)

实训项目四十三 注射法

一、皮下注射法

皮下注射法是将少量药液或生物制剂注入皮下组织的方法。

(一)目的与要求

1.掌握皮下注射法的操作方法及注意事项。

2.熟悉皮下注射法的目的及常用注射部位。

(二)教学模型及仪器设备

多功能注射模块、注射盘(内盛棉签、0.5%碘附)、注射器及针头、按医嘱备药、注射单或医嘱单等。

(三)教学方法

1.观看教学录像,讲解皮下注射的目的、要求、操作方法及注意事项。

2.示范皮下注射的操作方法和操作步骤。

3.同学每两人一组进行操作实践。

4.随堂考核,个别辅导,解答疑问。

(四)操作前准备

1.操作者准备 衣帽整洁,修剪指甲,洗手,戴口罩。评估患者的病情、治疗情况、用药史、过敏史、局部注射部位的皮肤状况、心理状态及对操作的认识程度。

2.患者准备 了解皮下注射的目的、方法及配合要点,取舒适体位。

3.用物及药物准备 遵医嘱备齐各种用物及药物。

4.环境准备 清洁、整洁、安静、温度适宜,必要时备屏风等。

(五)操作方法

1.抽吸药液 严格查对并抽吸药液,放于注射盘内。

2.核对并解释 携用物到患者处,核对床号、姓名并解释操作目的。

3.选择注射部位 常规消毒皮肤,再次核对并排气。

4.穿刺、注射 一手绷紧局部皮肤,一手持注射器,以示指固定针栓,针头斜面向上,与皮肤呈30°~40°角,快速刺入皮下,深度为针梗的1/2或2/3。

5.注药 缓慢推注药液,松开绷皮肤的手,以左手拇指、示指抽动活塞栓,如无回血,缓慢推注药物。

6.拔针、按压 注射完毕,用干棉签按压针刺处,快速拔针。

7.整理用物 操作后查对,协助患者取舒适体位,整理用物,洗手并记录。

(六)注意事项

1.严格执行查对制度和无菌操作制度,注射前详细询问患者的用药史。

2.进针角度不宜超过45°,以防刺入肌层。对过于消瘦者,可捏起局部组织,穿刺角度适当减少。刺激性强的药物不宜进行皮下注射。

3.长期皮下注射者应经常更换注射部位,做好注射计划,以免局部产生硬结。

4.注射不足1ml的药液时,应用1ml注射器抽吸药液,以保证药物剂量的准确性。

(七)教学考核及评分标准(表7－3)

表7－3　皮下注射法教学考核及评分标准

操作内容	操作步骤与方法		评分标准
准备工作 (10分)	1.操作者准备:衣帽整洁、洗手、戴口罩;评估患者病情、治疗情况、用药史、过敏史;向患者解释取得合作		3分
	2.患者准备:了解皮下注射的目的、方法,注意事项并愿意配合		2分
	3.环境准备:符合注射的基本要求		2分
	4.物品准备:物品齐全、在消毒有效期内		3分
操作方法 (70分)	1.核对医嘱、治疗单,检查药液质量		5分
	2.铺无菌盘,正确规范吸取药物,双人核对无误		10分
	3.携用物至床旁,核对、解释,协助患者取舒适体位		5分
	4.选择注射部位,常规消毒皮肤,消毒范围直径在5cm以上,待干		5分
	5.再次核对药物、排气		5分
	6.注射:一手绷紧局部皮肤,一手持注射器以示指固定针栓,针头斜面向上,与皮肤呈30°～40°角,迅速刺入针头的2/3,松开绷紧皮肤的手,抽动活塞,如无回血,缓慢推注药液		20分
	7.注射完毕,用干棉签轻压进针处的同时快速拔针,注射器丢入锐器回收盒,集中处理		10分
	8.协助患者取舒适卧位,整理床单,清理用物,洗手,脱口罩,记录,交待注意事项		10分
终末评价 (20分)	1.掌握皮下注射的注意事项(提问)		5分
	2.坚持三查八对,无菌观念强		5分
	3.操作规范、熟练,药物剂量准确		5分
	4.人文关怀:关心、爱护患者,沟通有效		5分

二、肌内注射法

肌内注射是将一定量药液注入肌肉组织内的方法。

(一)目的与要求

1.掌握肌内注射法的操作方法、定位方法及注意事项。

2.熟悉肌内注射法的目的及常用注射部位。

(二)教学模型及仪器设备

多功能注射模块、注射盘(内盛棉签、0.5%碘附、砂轮)、5ml一次性注射器、治疗卡、医嘱用药、弯盘等。

(三)教学方法

1.观看教学录像,讲解肌内注射的目的、要求、操作方法及注意事项。

2.示范肌内注射的操作方法和操作步骤。

3.同学每两人一组进行操作实践。

4.随堂考核,个别辅导,解答疑问。

(四)操作前准备

1.操作者准备　衣帽整洁,修剪指甲,洗手,戴口罩。评估患者的病情及治疗情况,意识状态,肢体活动能力,注射部位皮肤与肌肉情况,对肌肉注射的了解及合作程度。

2.患者准备　理解目的,愿意合作,体位舒适。

3.用物及药物准备　遵医嘱备齐各种用物及药物。

4.环境准备　清洁、安静、明亮,必要时用屏风遮挡。

(五)操作方法

1.抽吸药液　严格查对并抽吸药液,放于注射盘内。

2.核对并解释　携用物到患者处,核对床号、姓名并解释操作目的。

3.取体位　协助患者取合适的体位,暴露注射部位。

4.定位消毒　确定注射部位并消毒皮肤,待干。

5.再次核对、排气。

6.穿刺　以一手拇指和示指绷紧局部皮肤,另一手持注射器,以中指或环指固定针栓,用手臂带动腕部力量,将针头迅速垂直刺入,深度约为针梗的2/3。

7.推药　固定针头,另一手抽动活塞,无回血后以均匀的速度慢慢推注药液。

8.拔针　注药毕,用无菌干棉签轻按于进针处快速拔针,并继续按压片刻。

9.操作后查对。

10.整理　协助患者穿好衣裤,取舒适体位;整理床单位和清理物品。

11.洗手,记录。

(六)注意事项

1.严格执行查对制度和无菌操作原则。

2.两种药物同时注射时,注意配伍禁忌。

3.对2岁以下婴幼儿不宜选用臀大肌注射,最好选择臀中肌和臀小肌。

4.若针头折断,应先稳定患者情绪,并嘱患者保持原位不动,固定局部组织,同时尽快用无菌血管钳夹住断端取出或速请外科医生处理。

5.对需长期注射者,应交替使用注射部位,并选用细长针头,以避免或减少硬结的发生。如因长期多次注射出现局部硬结时,可采用热敷,理疗等方法予以处理。

(七)教学考核及评分标准(表7-4)

表7-4　肌内注射法教学考核及评分标准

操作内容	操作步骤与方法	评分标准
准备工作 (10分)	1.操作者准备:衣帽整洁、洗手、戴口罩;评估患者的病情及治疗情况,意识状态,肢体活动能力,局部注射部位皮肤情况。向患者解释取得合作	3分
	2.患者准备:了解肌内注射的目的、方法,注意事项并愿意配合	2分
	3.环境准备:符合注射的基本要求	2分
	4.物品准备:物品齐全、在消毒有效期内	3分

续表

操作内容	操作步骤与方法	评分标准
操作方法 (70分)	1.核对医嘱、治疗单,检查药液质量	5分
	2.铺无菌盘,正确规范吸取药物,双人核对无误	10分
	3.携用物至床旁,核对、解释,协助患者取舒适体位	5分
	4.选择注射部位(臀大肌注射用十字法或连线法定位),常规消毒皮肤,消毒范围直径在5cm以上,待干	10分
	5.再次核对药物、排气	5分
	6.注射:一手绷紧局部皮肤,一手持注射器,中指固定针栓,将针头迅速垂直刺入,深度约为针梗的2/3,松开绷紧皮肤的手,抽动活塞,如无回血,缓慢推注药液	15分
	7.注射完毕,用干棉签轻压进针处的同时快速拔针,注射器丢入锐器回收盒,集中处理	10分
	8.协助患者去舒适卧位,整理床单元,清理用物,洗手,脱口罩,记录,交待注意事项	10分
终末评价 (20分)	1.掌握肌内注射的注意事项(提问)	10分
	2.坚持三查八对,无菌观念强	5分
	3.操作规范、熟练,药物剂量准确	5分

三、静脉注射法(周围静脉输液法)

静脉输液是将大量无菌溶液或药物直接输入静脉的治疗方法。

(一)目的与要求

1.掌握静脉注射法的操作方法及注意事项。

2.熟悉静脉注射法的目的。

(二)教学模型及仪器设备

多功能注射模块、密闭式或开放式输液器一套。注射盘另加开瓶器、小垫枕、止血带、胶布、输液卡、瓶套、输液架、小夹板和绷带(必要时准备)、药液(按医嘱准备)、碘附。

(三)教学方法

1.观看教学录像,讲解静脉注射的目的、要求、方法及注意事项。

2.示范静脉注射的操作方法和操作步骤。

3.同学每2人一组进行操作实践。

4.随堂考核,个别辅导,解答疑问。

(四)操作前准备

1.操作者准备　衣帽整洁,修剪指甲,洗手,戴口罩。评估患者的病情及治疗情况,意识状态,肢体活动能力,注射部位皮肤状况,静脉充盈度及弹性情况,对静脉注射的了解及合作程度。

2.患者准备　了解静脉输液的目的、方法、注意事项及配合要点,必要时排空大小便;卧以舒适体位。

3.用物及药物准备　遵医嘱备齐各种用物及药物。

4.环境准备　清洁、安静、明亮,必要时屏风遮挡。

（五）教学内容

1.按医嘱吸取药液　核对药名、浓度、剂量和有效期,检查药瓶有无裂痕,药液有无浑浊、沉淀或絮状物,查对无误后遵医嘱消毒加药。

2.核对、解释　携用物至床旁,核对、解释,备胶布。

3.排气　将输液瓶挂于输液架上,倒置茂菲氏滴管,打开调节器,当茂菲滴管内液面达到 1/2～1/3 时,迅速转正滴管,排尽输液管和针头内的空气。

4.选择合适静脉　选择粗、直、弹性较好、易于固定的静脉,避开关节和静脉瓣。

5.穿刺部位下方垫小棉垫。

6.系止血带　在穿刺部位上方(近心端)约 6cm 处扎紧止血带。

7.消毒　常规消毒皮肤,用 0.5% 碘附以穿刺点为中心向外消毒,直径大于 5cm,待干。

8.嘱患者握拳　二次核对排尽空气。

9.穿刺与固定　以一手拇指绷紧静脉下端的皮肤,使其固定。一手持注射器,示指固定针栓,针头斜面向上,与皮肤呈 15°～30° 自静脉上方或侧方刺入皮下,再沿静脉走向滑行刺入静脉,见回血,可再顺静脉进针少许。

10.两松一固定　松开止血带,嘱患者松拳,固定针头。

11.调节滴速缓慢注入药物　根据病情、年龄、药物性质调节滴速,一般成人 40～60 滴/分钟,儿童 20～40 滴/分钟。

12.记录　在输液卡上记录输液时间、滴速、护士签全名后挂于输液架上,致谢。

13.拔针、按压　注射完毕,输液完毕,将干棉签轻压穿刺点上方,迅速拔针,按压片刻至无出血。

14.再次核对。

15.整理用物　协助患者取舒适卧位,致谢,整理床单位,清理用物并记录,洗手。

（六）注意事项

1.严格执行无菌技术操作及查对制度。

2.根据病情需要安排输液顺序。

3.对需要长期输液的患者,注意保护和合理使用静脉。

4.注意药物配合禁忌。

5.严格掌握输液的速度。对有心、肺、肾疾病的患者,老年患者、婴幼儿以及输注高渗、含钾或升压药液的患者,要适当减慢输液速度;对严重脱水、心肺功能良好者可适当加快输液速度。

6.输液过程中要加强巡视。

（七）教学考核及评分标准（表7-5）

表7-5 静脉输液法教学考核及评分标准

操作内容	操作步骤与方法	评分标准
准备方法 （10分）	1.操作者准备:衣帽整洁、洗手、戴口罩;评估患者的病情及治疗情况,意识状态,肢体活动能力,注射部位皮肤状况,静脉充盈度及弹性情况,向患者解释取得合作	3分
	2.患者准备:了解静脉输液的目的、方法、注意事项及配合要点,排空大小便;卧以舒适体位。	2分
	3.环境准备:符合注射的基本要求	2分
	4.物品准备:物品齐全、在消毒有效期内	3分
操作步骤 （70分）	1.核对医嘱、治疗单,检查药液质量	10分
	2.按医嘱正确规范加药,插好输液器,关闭调节器。双人核对无误	5分
	3.携用物至床旁,核对、解释,备好胶布	5分
	4.将输液瓶挂于输液架上,排气	10分
	5.选择合适静脉,在穿刺部位上方（近心端）扎上止血带,常规消毒皮肤,消毒范围直径在5cm以上	5分
	6.穿刺:嘱患者握拳 二次核对排尽空气。以一手拇指绷紧静脉下端的皮肤,使其固定。一手持注射器,示指固定针栓,针头斜面向上,与皮肤呈15? ~30?自静脉上方或侧方刺入皮下,再沿静脉走向滑行刺入静脉,见回血,可再顺静脉进针少许。	15分
	7.松开止血带,嘱患者松拳,松开调节器,点滴通畅,固定针头。调节滴速	5分
	8.核对,在输液卡上记录输液时间、滴速、护士签全名后挂于输液架上,交待注意事项。	5
	9.输液完毕,将干棉签轻压穿刺点上方,迅速拔针,按压片刻至无出血。	5
	10.协助患者取舒适卧位,致谢,整理床单位,清理用物洗手,脱口罩,记录。	5
终末评价 （20分）	1.掌握静脉输液的注意事项（提问）	5
	2.坚持三查八对,无菌观念强	5
	3.操作规范,熟练,无输液不良反应发生	5
	4.人文关怀:关心、爱护患者,沟通有效	5

（冯晓云 黄文杰）

实训项目四十四　药物过敏试验（青霉素）

过敏试验（allergy test）可验证患者是否对某药物过敏，以确保安全用药。

一、目的要求

掌握青霉素过敏试验的适应证，青霉素过敏试验的操作方法及步骤，青霉素药物过敏试验的注意事项及结果的判断。

二、实训内容

青霉素皮试液的配置，青霉素过敏试验方法，及试验结果判断。

三、教学模型及仪器设备

基本用物：注射盘（2%碘酒、75%乙醇、棉签），2ml或5ml及1ml注射器（针头$4^1/_2$~7号），0.9%生理盐水，青霉素80万U，0.1%盐酸肾上腺素，带盖无菌治疗盒，砂轮，启瓶器，一次性治疗巾，弯盘内放湿纱布，皮试通知单，医嘱单，红蓝铅笔，医用垃圾筒、生活垃圾筒、锐器盒、手消毒液。

特殊用物：需要时备吸氧装置、吸痰装置。

四、教学方法

1. 讲解青霉素药物过敏试验的目的、适应证、操作步骤。
2. 示范青霉素药物过敏试验的操作方法和操作步骤。
3. 学生分组互相进行生理盐水的皮内注射及青霉素皮试液的配制练习。
4. 个别辅导，解答疑问。

五、适应证

1. 无青霉素用药史者
2. 青霉素治疗已停药3天以上者。
3. 在用药过程中批号更换者。

六、禁忌证

对青霉素过敏者禁止做此药物的过敏试验。

七、操作前准备

1. 操作者准备　衣帽整洁、洗手、戴口罩。详细询问患者用药史、过敏史、家族过敏史。向患者说明青霉素过敏试验的目的和配合技巧，以解除患者的顾虑取得其合作。
2. 患者准备或使用穿刺模型　患者了解过敏试验的目的及方法，学会配合技巧并愿意配合。

3. 物品准备　基本用物、抢救用物齐备。

八、操作方法

1. 取青霉素 80 万 U,去除铝盖中心部分,0.5% 碘附消毒瓶塞 2 遍,75% 乙醇脱碘 2 次;启生理盐水瓶盖中央(易拉环的无须消毒,铝盖的常规消毒);注射器抽吸 2ml 生理盐水溶解青霉素(每毫升含 40 万 U);用 1ml 注射器抽 0.1ml 青霉素溶液,加生理盐水至 1ml,抽吸 0.1ml 空气,摇匀(每毫升含 4 万 U);弃去 0.9ml,加生理盐水至 1ml,摇匀(每毫升含 4000U);弃去 0.9ml,加生理盐水至 1ml,摇匀(每毫升含 400U,一般每毫升青霉素皮试液中含青霉素钠 200～500U);将安瓿套在针头上,放入无菌治疗盒内备用。

2. 携物至床旁,核对患者,再次询问三史(用药史、过敏史、家族过敏史),做好解释。

3. 选择前臂掌侧下段,用 75% 乙醇以穿刺点为中心螺旋式消毒皮肤 2 遍,待干。

4. 取出配置好的青霉素皮试液,排气,左手绷紧前臂掌侧皮肤,右手持注射器,针头斜面向上与皮肤呈 5°角刺入,针头斜面全部刺入皮内后,放平注射器,左手拇指固定针栓,右手推药 0.1ml,使局部形成一圆形隆起的皮丘,皮肤变白,毛孔变大;注毕,迅速拔出针头勿按压。

5. 看表计时,核对;嘱患者在病房留观 20 分钟后看结果;清理用物,感谢患者的配合,污物按医用废弃物分类处理。

6. 20 分钟后,记录判断结果(阴性:皮丘无改变,周围不红肿并无自觉症状,记蓝"－";阳性:局部皮丘隆起,并出现红晕硬块,直径大于 1cm 或周围有伪足,局部发痒,严重时可出现胸闷、气短、发麻等过敏症状,记红"＋")。

7. 如需作对照试验,须在另一臂相同部位皮内注射 0.1ml 生理盐水,20 分钟后,观察对照试验结果。

九、注意事项

1. 严格执行无菌操作和查对制度。

2. 认真核实患者的用药史、药物过敏史及家族过敏史。

3. 皮试液现配现用,浓度、剂量准确。

4. 严密观察患者,备好抢救药品。

5. 忌用碘酊、碘附消毒注射部位皮肤,以免影响皮试结果的判断。

十、教学考核及评分标准(表 7－6)

表 7－6　药物过敏试验操作教学考核及评分标准

操作内容	操作步骤与方法	评分标准
准备工作 (10 分)	1. 操作者准备:衣帽整洁、洗手、戴口罩。详细询问用药史、过敏史、家族过敏史;向患者解释取得合作。	4 分
	2. 患者准备:了解过敏试验的目的、方法,并愿意配合。	3 分
	3. 物品准备:物品齐全、备齐抢救用物	3 分

操作内容	操作步骤与方法	评分标准
操作步骤 (70分)	1. 皮试液配置剂量准确,保持无菌。	20分
	2. 携物至床旁,核对患者,做好解释。	5分
	3. 选择前臂掌侧下段,用75%乙醇以穿刺点为中心螺旋式消毒皮肤2遍,待干。	5分
	4. 注射器排气、按皮内注射法注射药液0.1ml。	20分
	5. 计时,留观20分钟后看结果;清理用物。	5分
	6. 判断并记录试验结果(阴性记蓝"－";阳性记红"＋")	15分
终末评价 (20分)	熟悉适应证及注意事项	10分
	操作程序:动作规范、熟练、准确	5分
	人文关怀:关心爱护患者,沟通有效	5分

十一、思考题

1. 青霉素药物过敏试验结果如何判断?

2. 哪些情况下患者需要做青霉素的药物过敏试验?

(高欢玲)

实训项目四十五　搬运术

搬运术(skills of transportation)常用于护送不能起床的患者入院、检查、治疗、手术或转运患者。

一、目的要求

掌握各种搬运术的适应证,搬运术的操作方法及步骤,搬运术的注意事项。

二、实训内容

一人、两人、三人、四人搬运术;平车搬运法。

三、教学模型及仪器设备

1. 基本用物　平车、大单、橡胶单、中单、枕头、棉被或毛毯。

2. 特殊用物　运送骨折患者时,车上垫木板;运送颈、腰椎骨折或病情较重的患者时,备帆布中单。

四、教学方法

1. 讲解搬运术的目的、适应证、操作步骤。

2. 示范搬运术的操作方法和操作步骤。

3. 分组在同学或模拟人上进行搬运术的操作实践。

4. 个别辅导,解答疑问。

五、适应证

1. 病情允许,能在床上配合的患者可采取挪动术。

2. 病情允许,患儿或体重较轻的患者可采取一人搬运术。

3. 病情较轻,但不能自行活动且体重较重的患者可采取两人或三人搬运术。

4. 颈、腰椎骨折或病情危重的患者可采取四人搬运术。

六、操作前准备

1. 操作者准备　衣帽整洁。详细询问病史、体格检查。向患者说明搬运的目的和配合技巧,以解除患者的顾虑取得其合作。掌握平车运送技能及沟通交流技巧。

2. 患者准备　患者了解平车运送的目的及方法,学会配合技巧并愿意主动配合。

3. 物品准备　平车(包好床单、橡胶单及中单的褥子和枕头,棉被或毛毯),必要时备木板、帆布中单。

七、操作方法

1. 用物携至床旁,核对患者信息。检查平车各部件的性能,铺好床褥、床单等,确保患者舒适安全。

2. 向患者及家属解释,安置好患者携带的导管,协助穿好衣服。

3. 移开床旁桌椅,将平车大轮端与床头平齐,平车与床边紧靠(适用于挪动术、四人搬运术)或平车大轮端与床尾衔接呈钝角(适用于一人、两人、三人搬运),制动车闸。

4. 根据患者的病情、体重选择不同搬运术

(1)挪动术　①平车紧靠床边,制动车闸,搬运者在车旁抵住平车,防止移动。②协助患者按上半身、臀部、双下肢的顺序挪向平车(下车回床时,按双下肢、臀部、上半身的顺序挪向床),盖好被子。

(2)一人搬运术　①平车与床尾衔接呈钝角,制动车闸。②松开被子,将患者移至床边,搬运者一臂从患者的腋下伸入至对侧肩部,一臂从患者的股下伸入;患者双臂交叉环抱搬运者颈部;搬运者抱起患者稳步移向平车,将患者轻放于平车上,盖好被子。

(3)两人搬运术　①平车与床尾衔接呈钝角,制动车闸。②搬运者甲、乙站在同侧床旁,松开被子,将患者的手臂交叉于其胸前。③将患者移至床边,较高的搬运者甲一手托住患者的头、颈、肩部,一手托住腰部;搬运者乙一手托住臀部,一手托住腘窝处;两人同时抬起,使患者稍向搬运者倾斜,两人齐步移向平车,同步将患者轻放于平车上,盖好

被子。

（4）三人搬运术　①平车与床尾衔接呈钝角,制动车闸。②搬运者甲、乙、丙(按身高,最高者站在患者头侧,依次排列)站在同侧床旁,松开被子,将患者的手臂交叉于其胸前。③将患者移至床边,搬运者甲托住患者的头、肩胛部;搬运者乙托住腰、臀部;搬运者丙托住腘窝、小腿部;三人同时抬起,使患者稍向搬运者倾斜,三人齐步移向平车,同步将患者轻放于平车上,盖好被子。

（5）四人搬运术　①平车紧靠床边,制动车闸。②搬运者甲、乙、丙、丁分别站在床头、床及平车两侧、床尾,松开被子,将帆布中单铺在患者的腰、臀下。③搬运者甲托住患者的头、颈肩部;搬运者乙、丙紧抓中单的四角;搬运者丁托住双腿部;四人同时抬起,将患者轻放于平车上,盖好被子。

5. 整理好患者的床单位,铺暂空床。

6. 将患者安置妥当,必要时加床档。打开车闸,推平车到目的地。

八、注意事项

1. 搬运患者时动作轻稳,协调一致,确保患者舒适、安全。

2. 将患者抬离床面后,使其身体靠近搬运者,既缩短重力臂又使其重力线在支撑面内,达到省力和维持平衡的目的。

3. 患者枕于大轮端;上下坡时,患者头部应位于高处,减轻颠簸与不适。推行时,医护人员通常站于患者头侧,便于观察患者面色、呼吸等的变化。

4. 观察病情,妥善安置患者

（1）骨折患者挪动时应在车上垫一木板,并固定好骨折部位。

（2）颅脑损伤、颌面部外伤患者,头卧于健侧;昏迷的患者,头转向一侧;患者有意识障碍时,车旁加床档。

（3）安置患者身上的有关导管,避免导管脱落、受压或液体逆流,输液和引流管需保持通畅。

（4）进出门时不可用车撞门,以免震动患者及损坏设施。

5. 搬运危重患者时应备好氧气及抢救设备。

九、教学考核及评分标准（表 7-7）

表 7-7　搬运术教学考核及评分标准

操作内容	操作步骤与方法	评分标准
准备工作 （20分）	1.操作者准备:衣帽整洁。询问病史、体格检查。说明搬运的目的和配合技巧,取得合作。	8分
	2.患者准备:了解平车运送的目的及方法,学会配合技巧、愿意配合。	6分
	3.物品准备:物品齐全,性能良好。必要时备木板、帆布中单	6分

续表

操作内容	操作步骤与方法	评分内容
操作步骤 (60分)	1.平车携至病室,核对解释。	3分
	2.安置导管,协助穿好衣服,移开床旁桌椅,松被。	3分
	3.挪动术:平车置床边,大轮靠床头,制动车闸;协助按上半身、臀部、下肢的顺序挪至平车。	8分
	4.搬运:平车与床尾衔接呈钝角,制动车闸;松被,将患者移至床边。①一人搬运术;②两人搬运术;③三人搬运术;④四人搬运术;轻放患者于车上,盖被。	40分
	5.整理床单位,铺暂空床。	3分
	6.将患者安置妥当,推平车到目的地	3分
终末评价 (20分)	熟悉搬运法的适应证及注意事项	10分
	操作程序:动作规范、熟练、准确,保证患者的安全	5分
	人文关怀:关心爱护患者,沟通有效	5分

十、思考题

1. 四人搬运术的适应证。

2. 运送骨折患者为何在平车上垫木板?

3. 两人或三人将患者托起床面后为何要将患者稍微向操作者倾斜?

(高欢玲)

实训项目四十六　安置卧位技术

卧位是指患者休息、检查及治疗时所采取的卧床姿势。维持舒适的卧位,不但可以使患者感觉舒适,而且还可以预防因长期卧床可能导致的并发症。

常见的卧位有主动卧位、被动卧位、被迫卧位。

一、目的要求

掌握常用卧位的使用方法,并能运用到临床实践过程中;各种卧位的适用范围及临床意义。

二、实训内容

各种卧位的适用范围及临床意义;各种卧位的安置方法及操作中注意事项。

三、教学模型及仪器设备

操作模拟人、摇床、软枕(若干)、靠背架、跨床小桌、支托物垫等

四、教学方法

1.在实验室,利用多媒体展示有关卧位的一些音视频资料,激发学生学习兴趣,导入新课。

2.教师讲解每种卧位的适应证,请一名同学扮演患者,示教各种卧位安置方法

3.学生分组,两人一组,分别扮演护士及患者,练习各种卧位的安置

4.教师在学生练习中巡视,随时纠正发现的错误,讲解学生在操作过程中提出的问题。

5.练习完毕,随机抽取 2~3 名同学考核巩固。

五、适应证

1.仰卧位　去枕仰卧位适用于全麻未清醒或昏迷患者、椎管内麻醉或脊髓腔穿刺后的患者;中凹卧位适用于休克患者;屈膝仰卧位适用于腹部检查,导尿术、会阴冲洗。

2.侧卧位　适用于灌肠、肛门检查;配合胃镜、肠镜检查;臀部肌肉注射;预防压疮。

3.半坐位　适用于某些面部、颈部手术后患者;心肺疾病引起呼吸困难患者;胸、腹、盆腔手术后或有炎症患者;腹部手术后患者;疾病恢复期体质虚弱的患者。

4.端坐位　适用于心力衰竭、心包积液、支气管哮喘发作的患者。

5.俯卧位　适用于腰背部检查或配合胰、胆囊造影检查;腰背部手术后或腰背、臀部有伤口、不能平卧或侧卧的患者;胃肠胀气所致腹痛。

6.头低足高位　用于肺部分泌物引流、十二指肠引流术、妊娠胎膜早破、下肢骨折牵引时。

7.头高足低位　适用于减轻颅内压,预防脑水肿,颅骨牵引,颅脑手后患者。

8.膝胸卧位　适用于肛门、直肠、乙状结肠镜检查;矫正胎位不正或子宫后倾;促进产后子宫复原。

9.截石位　适用于会阴、肛门部位检查、治疗或手术;膀胱镜、妇产科检查;阴道灌洗;产妇分娩。

六、操作前准备

1.操作者准备　着装整齐、洗手、戴口罩。熟悉各种卧位的安置。

2.患者准备　患者或家属理解操作目的,愿意配合。

3.物品准备　摇床、软枕(若干)、靠背架、跨床小桌、支托物垫等。

4.环境准备　安静、整洁,必要时关闭门窗,屏风遮挡。

七、操作方法

1.评估患者病情、体重、意识状态、肢体活动能力、配合程度等;调节室温;用物各部件性能良好。

2.核对解释,检查床单位,将靠背架及用物推至床旁,核对患者并解释。患者病情允许。

3.妥善安置患者身上的导管。

4.仰卧位

(1)去枕仰卧位 助患者去枕仰卧→头偏向一侧→两臂放身体两侧→两腿自然放平→枕头横立床头(图7-1)。

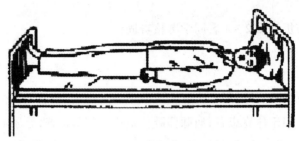

图7-1 去枕仰卧位

(2)中凹卧位 抬高患者头胸10°~20°→抬高下肢20°~30°(图7-2)。

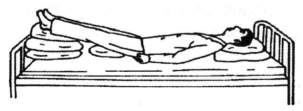

图7-2 中凹卧位

(3)屈膝仰卧位 助患者仰卧→两臂放身体两侧→两膝屈起稍向外分开(图7-3)。

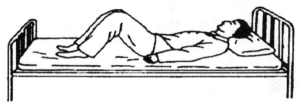

图7-3 屈膝仰卧位

5.侧卧位 患者侧卧→两臂屈肘→一手放枕旁→一手放胸前→下腿伸直→上腿弯曲→两膝之间、胸腹部、背部放软枕(图7-4)。

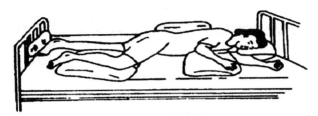

图 7 - 4 侧卧位

6.半坐卧位

（1）摇床法 患者仰卧→摇起床头支架 30°～50°→摇起膝下支架→足底垫软枕→枕头横立床头（图 7 - 5）。

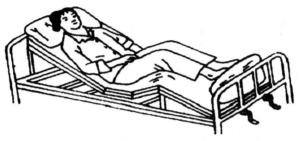

图 7 - 5 半坐卧位（摇床法）

（2）靠背架法 抬高患者上半身→床褥下放靠背架→下肢屈膝→用中单包裹膝枕垫膝下→足底垫软枕→其他同摇床法（图 7 - 6）。

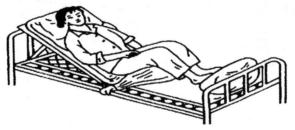

图 7 - 6 半坐卧位（靠背架法）

7.端坐位 扶患者坐起→用床头支架或靠背架→床头抬高 70°～80°→膝下抬高 15°～20°→床上放一跨床小桌→桌上放软枕（图 7 - 7）。

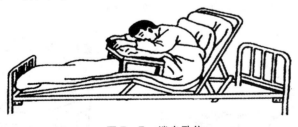

图 7 - 7 端坐卧位

8.俯卧位 患者俯卧→两臂屈肘放头两侧→头偏向一侧→两腿伸直→胸下、髋部、踝部各垫软枕（图 7 - 8）。

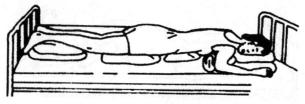

图7-8 俯卧位

9.头低足高位　患者仰卧→头偏一侧→枕头横立床头→床尾用木墩垫高 15~30cm（图7-9）。

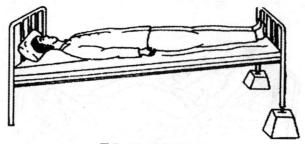

图7-9 头低足高位

10.头高足低位　患者仰卧→床头用木墩垫高 15~30cm 或根据病情而定→另用一枕横立床尾（图7-10）。

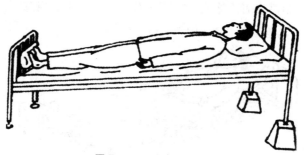

图7-10 头高足低位

11.膝胸卧位　患者跪卧→两小腿平放床上稍分开→大腿和床面垂直→胸贴床面→腹部悬空→臀部抬起→头偏向一侧→两臂屈肘→放头两侧（图7-11）。

12.截石位　患者仰卧检查台上→两腿分开放支腿架上→臀部齐床沿→两手放身体两侧或胸前→臀部垫治疗巾或纸巾→一人一换→防交叉感染（图7-12）。

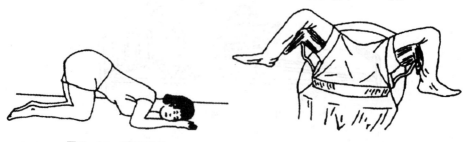

图7-11 膝胸卧位　　　　图7-12 截石位

13.整理　用物归还原处,协助患者休息。

八、注意事项

1. 使用靠背架及摇把前认真检查各部件功能是否完好,保证功能。

2. 为患者安置卧位过程中,动作应轻、稳,防止损伤,确保患者安全。

3. 安置过程中速度要适宜,观察病情,注意患者面色、呼吸、脉搏情况。

九、教学考核及评分标准(表7-8)

表7-8　安置卧位技术教学考核及评分标准

操作内容	操作步骤与方法	评分标准
准备工作 (10分)	1. 操作者准备:衣帽整洁,洗手。	2分
	2. 患者准备:协助患者解大、小便,检查各种引流管是否牢固,对气管切开患者先吸痰。	3分
	3. 环境准备:室内温暖。	2分
	4. 物品准备:备齐用物	3分
操作步骤 (70分)	1. 用物携至床旁,核对,解释。	3分
	2. 评估患者病情、躯体移动能力。	5分
	3. 根据患者情况选择安置的卧位。	30分
	4. 安置卧位方法正确。	20分
	5. 卧位安置过程中注意观察病情。	5分
	6. 卧位安置时间恰当。	5分
	7. 整理床单位,洗手,记录	2分
终末评价 (20分)	注意事项:熟悉注意事项,操作中无不良反应发生	10分
	操作程序:动作规范、熟练、轻巧、安全	5分
	人文关怀:关心爱护患者,注意保暖,沟通有效	5分

十、思考题

1. 哪些患者需采取半卧位?

2. 去枕仰卧位用于哪些患者?

执业助理医师技能考试链接

　　患者,男,72岁。因支气管哮喘急性发作,呼吸极度困难、不能平卧,患者焦虑不安,医生小刘需思考下列问题:(20分)

　　1. 帮助患者采取何种卧位?(2分)

　　2. 患者所采取的卧位属于什么性质?(3分)

　　3. 采取此卧位的目的是什么?(5分)

　　4. 如何为患者安置卧位?(10分)

(袁　俊　黄文杰)

实训项目四十七　无菌技术

无菌技术(aseptic technique)是指在执行医疗、护理技术过程中,防止一切微生物侵入机体和保持无菌物品及无菌区域不被污染的操作技术和管理方法。

一、目的要求

1. 掌握无菌技术操作原则,无菌技术的正确操作方法。
2. 使学生树立无菌观念,并能应用到医疗护理实践过程中。

二、实训内容

1. 无菌持物钳(镊)的使用法。
2. 无菌容器的使用法。
3. 无菌包的使用法。
4. 无菌盘的铺法。
5. 无菌溶液的倒取法。
6. 戴脱无菌手套。

三、教学模型及仪器设备

无菌持物钳及盛有消毒液的大口容器、无菌容器、无菌溶液、无菌包、无菌手套、无菌棉签、治疗盘、弯盘、0.5%碘附、75%乙醇。

四、教学方法

1. 案例教学法　利用临床案例导入新课。
2. 讲解示范,随机抽取同学,现场回示。同学分组点评,教师归纳总结。
3. 观看录像。
4. 学生分组练习,教师巡视、指导、答疑。

五、操作前准备

1. 操作者准备　着装整洁,修剪指甲,洗手,戴口罩,必要时穿无菌衣、戴无菌手套。
2. 用物准备　①无菌物品　无菌持物钳及盛有消毒液的大口容器、无菌容器、无菌溶液、无菌包、无菌手套、无菌棉签。②治疗盘、弯盘、0.5%碘附、75%乙醇。
3. 环境准备　清洁、宽敞,操作前30分钟停止清扫地面,通风,减少人员走动。

六、操作方法

1. 评估操作环境是否符合要求;各种无菌物品的有效期、消毒灭菌效果是否符合要求,包布完整无潮湿。

2.使用无菌持物钳(镊)

(1)取放 手固定在持物钳上1/3部分,前端闭合,垂直取放,不可触碰容器口缘及液面以上容器内壁(图7-13)。

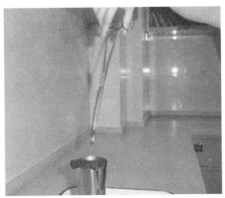

图7-13 取、放时应前端闭合

(2)使用 保持钳(镊)端向下,用后立即放回,不可在空气中暴露过久(图7-14, 7-15)。

(3)消毒 每周消毒或每日消毒。

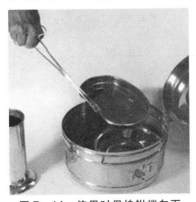

图7-14 使用时保持钳端向下

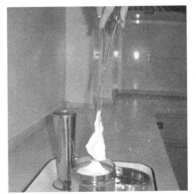

图7-15 只能夹取无菌物品,不能夹取油纱布

3.使用无菌容器

(1)开盖 平移离开容器,内面向上放置稳妥或拿在手中,用毕盖严(图7-16)。

●取物:从无菌容器中取物时,无菌钳不可触及容器边缘。

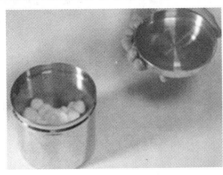

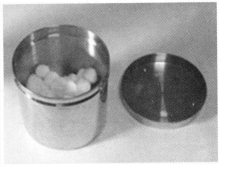

图7-16 盖的内面朝上放于操作台稳妥处,或拿在手上

（2）持无菌容器　手托底部，不可触及容器边缘及内面（图7-17）。

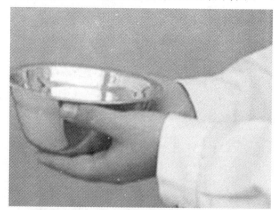

图7-17　手持无菌容器时，应托起容器底部

（3）消毒　每周消毒，启用后24小时有效。

4.无菌包使用（图7-18）

（1）查对　名称、有效期、化学指示胶带符合使用要求。

（2）开包　解开系带，揭开包布外、右、左、内角。

（3）取物　用无菌持物钳取出所需物品放无菌区域内。

（4）用不完按原折痕，从包布内、左、右、外角包起"一"字扎好。

（5）注明　开包时间，24小时有效。

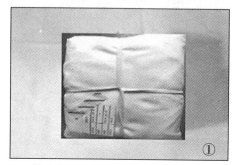

检查核对后将无菌包放于操作台上

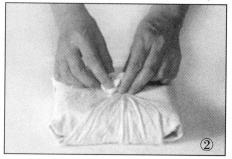

解开系带压于包下

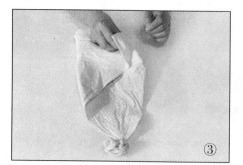

先打开包布对角，再分别打开左右两角

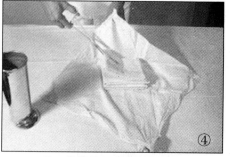

用无菌持物钳夹取包内物品

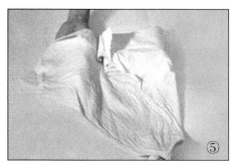
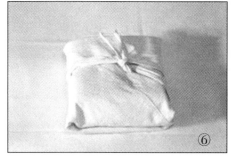

按原折包盖无菌包　　　　　系上"一"字带,注明开包日期和时间

图 7－18　无菌包的使用

5.铺无菌盘

（1）取巾　用无菌钳取出无菌巾双折平铺于治疗盘上。

（2）双手捏住治疗巾外面两角,由近向对侧方向扇形折叠,开口边向外,无菌面向上。

（3）合理放置所需无菌物品。

（4）覆盖　双手捏住治疗巾两角外面,边缘对齐,开口处向上反折两次,两侧向下反折一次（图 7－19）。

（5）注明　名称、时间,4 小时有效。

6.取用无菌溶液

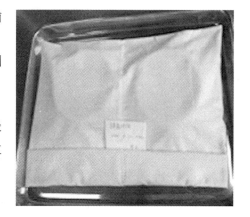

图 7－19　无菌盘

（1）清洁　用纱布擦去溶液瓶表面灰尘。

（2）查对　药名、浓度、剂量、有效期、瓶盖、药液质量。

（3）打开瓶盖,两手拇指将瓶盖边缘向上翻起,用示指和拇指套住皮塞拉出,不污染瓶塞内面和瓶口。

（4）瓶签向掌心倒溶液冲瓶口,从原处倒入无菌容器内（图 7－20）。

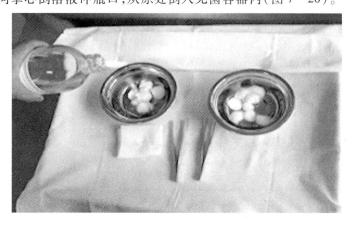

图 7－20　倒无菌溶液

（5）倒毕消毒瓶塞盖好。

（6）记录 在瓶签上注明开瓶时间并签名。已开启的溶液,有效期24小时,但余液只能做清洁操作用。

7. 戴无菌手套

（1）查对 号码、灭菌日期。

（2）取滑石粉擦双手。

（3）一手掀开手套袋开口处,另一手捏住两只手套反折部分取出,对准五指戴上(图7 −21)。

（4）戴手套的手指插入另一手套反折处,同法戴上。

（5）用完清洗,翻转脱下,消毒液浸泡,洗手。

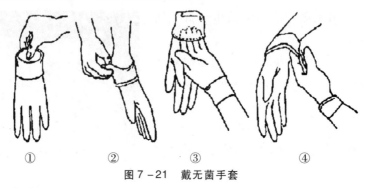

① ② ③ ④

图 7 −21 戴无菌手套

8. 清理用物,环境。

七、注意事项

1. 无菌持物钳只能用于夹取和传递无菌物品,不能夹取非无菌物品,不能夹取油纱布及换药。

2. 从无菌容器内取出的无菌物品虽未使用,也不可再放回无菌容器内。

3. 无菌包内物品被污染或无菌包被浸湿,须重新灭菌。

4. 铺无菌盘区域应保持清洁干燥,避免无菌巾潮湿、污染。

5. 倒无菌溶液时瓶口不可触及无菌容器,不能将无菌敷料堵塞瓶口或伸入瓶内蘸取溶液。

6. 戴手套时,未戴手套的手不可接触无菌手套的外面,已戴手套的手不可触及未戴手套的手及手套的内面。

八、教学考核及评分标准（表 7 −9）

表 7 −9 无菌技术教学考核及评分标准

操作内容	操作步骤与方法	评分标准
准备工作 （10分）	1. 操作者准备:衣帽整洁,洗手,戴口罩,剪指甲。	3分
	2. 环境准备:符合操作要求。	3分
	3. 物品准备:备齐用物,各种无菌物品符合要求,放置合理	4分

操作内容		操作步骤与方法	评分标准
操作步骤（60分）	无菌钳使用法	1. 浸泡放置方法正确。	3 分
		2. 取放时,钳端闭合向下,不触及容器口边缘及液面以上内壁,用后立即放回容器。	3 分
		3. 取远处物品时,连同容器一并转移,就地取用。	2 分
		4. 使用时不可低于腰部,应在视线之内,不能随意甩动。	2 分
		5. 不可夹油纱布、有色消毒棉球,不可换药及消毒皮肤。污染后重新灭菌。	2 分
		6. 清洁、灭菌方法、时间正确。	2 分
		7. 开包后的干燥持物钳及容器每 4 小时更换 1 次	1 分
	无菌包使用法	1. 查对名称、有效期、化学指示带颜色变化,检查包布干燥、完整,系带严紧方可使用。	4 分
		2. 开包,不能跨越无菌区。	4 分
		3. 包内有剩余物品时,按原折痕开包反向顺序包扎,注明开包日期、时间,有效期 24 小时。	3 分
		4. 一次全部取出时,包托在手中打开,另一手抓住包布四角,使物品妥善投于无菌区	4 分
	铺无菌盘法	1. 擦治疗盘,再洗手。	2 分
		2. 铺治疗盘方法正确。	3 分
		3. 放物,盖住物品,上下边缘对齐。开口处向上翻折两次,两侧边缘向下翻折一次备用。	3 分
		4. 记录铺盘日期及时间,放无菌盘旁	2 分
	无菌容器使用法	1. 开盖内面朝上放置或拿手中,取物后立即盖严容器。	3 分
		2. 手不可触及容器的内面及边缘,无菌持物钳不可触及容器边缘。	3 分
		3. 手持无菌容器时,应托住底部。打开容器后,避免手臂跨越容器上方。	2 分
		4. 从贮槽中取物时,应将盖子完全打开,避免物品触碰边缘而污染	2 分
	取用无菌溶液法	1. 擦净瓶口及瓶体,核对、检查瓶盖、溶液等。	3 分
		2. 取无菌治疗碗放操作台上。	2 分
		3. 开盖,从标签侧翻瓶塞,从瓶口向下消毒瓶口。拉瓶塞,标签朝上,冲洗瓶口,再倒溶液。	3 分
		4. 及时盖好,从瓶口向下消毒瓶口,注明开瓶日期及时间,有效期 24 小时	2 分

续表

操作内容		操作步骤与方法	评分标准
操作步骤 (60分)	戴无菌手套	1.选择手套号码,核对灭菌日期。检查包布有无潮湿、破损。	3分
		2.打开手套包,用滑石粉涂擦双手,放于包布外右上角。	3分
		3.按照无菌技术原则和方法戴手套。	2分
		4.脱手套(翻转脱下)	2分
	终末评价 (20分)	熟悉无菌操作原则(提问)。	10分
		用物摆放及操作有序,动作熟练。	5分
		操作过程中有较强的无菌观念	5分

九、思考题

1.打开无菌包时应检查哪些方面?

2.铺好的无菌盘、打开的无菌包、打开的无菌溶液有效期各为多长时间?

十、执业医师实践考试参考

有一白血病患者伤口需要换药,作为护士该如何准备物品,如何操作?(20分)

(黄文杰　袁　俊)

实训项目四十八　导尿术

导尿术(catheterization),是在严格无菌操作下,用无菌导尿管经尿道插入膀胱引流尿液的方法。

一、目的要求

掌握导尿术的操作方法及步骤,导尿术的适应证和注意事项,导尿术操作过程中的无菌操作原则。

二、实训内容

男、女患者导尿术。

三、教学模型及仪器设备

男、女导尿术模型、治疗盘(一次性无菌导尿包、别针、垫巾、橡胶单)、治疗车(下层被便盆及便盆布、生活垃圾桶、医疗垃圾桶)、必要时备屏风。

四、教学方法

1.讲解导尿术的目的、适应证、禁忌证、操作步骤和临床经验教训。

2.示范导尿术的操作方法和操作步骤。

3.分组在模拟人上进行导尿术的操作实践。

4.个别辅导,解答疑问。

五、适 应 证

1.尿潴留患者引出尿液。

2.昏迷、尿失禁或会阴部有损伤者。

3.需做尿细菌培养者。

4.盆腔内脏手术患者需膀胱减压及持续排空膀胱患者。

5.需经尿管对膀胱进行药物灌注治疗者。

6.需准确记录尿量者及协助临床诊断。

六、操作前准备

1.操作者准备　衣帽整洁,修剪指甲,洗手,戴口罩。详细评估患者,告知操作目的、方法、注意事项及配合要点,以解除患者的顾虑取得其合作。

2.患者准备或使用模型　在操作者的指导下摆好体位。患者了解导尿的目的,愿意配合。

3.物品准备　男、女导尿术模型、治疗盘(一次性无菌导尿包、别针、垫巾、橡胶单)、治疗车(下层备便盆及便盆布、生活垃圾桶、医疗垃圾桶)、必要时备屏风。

4.环境准备　保持合适的室温,光线充足,酌情关闭门窗,拉好床帘或屏风遮挡。

七、操作方法

1.女性患者导尿术　女性尿道短,约3～5cm长,富于扩张性,尿道口在阴蒂下方,呈矢状裂。老年妇女由于会阴肌肉松弛,尿道口回缩,插导尿管时应正确辨认。

(1)备好用物进病房,向患者说明目的,取得合作,遮挡患者。

(2)能自理者,嘱其清洗外阴,不能起床者,协助其清洗外阴。患者取仰卧位,操作者立于患者右侧,脱对侧裤腿,盖于近侧腿上,并用大毛巾遮盖,将盖被折叠遮盖胸、腹部及对侧腿部。嘱患者两腿屈膝自然分开,暴露外阴。

(3)将橡胶单、垫巾(一次性垫巾)垫于臀下。打开一次性导尿包的外层,弯盘放于近会阴处。

(4)初步消毒　开消毒棉球包,左手戴无菌手套,将已备好的清洗消毒用物置于患者两腿之间,右手持止血钳(镊子)夹取消毒棉球清洗外阴,其原则由上至下,由外向内(阴阜、大小阴唇、尿道口、阴道口、会阴联合、肛门),消毒尿道时以左手分开小阴唇,暴露尿道外口。清洗完毕,移去清洁外阴物品,脱手套置于医疗垃圾桶内。

(5)在两腿间打开导尿包内层,放置正确,双手戴无菌手套,铺洞巾,按操作顺序整理好用物,检查并润滑导尿管前端。

(6)再次消毒 以左手拇、示指分开大阴唇,右手持止血钳(镊子)夹消毒棉球再次消毒,其原则由上至下,由内向外,以尿道口为中心(尿道口、左右小阴唇内侧、尿道口)。左手固定,右手将污棉球、镊子、弯盘置于床尾。

(7)插管导尿 将方盘置于近会阴处,另换一止血钳(镊子)持导尿管轻轻插入尿道4~6cm,见尿后再插入1cm左右,松开固定小阴唇的手下移固定导尿管,将尿液引入集尿袋或方盘内。

(8)如需作尿培养,用无菌标本瓶或试管接取,盖好瓶盖,置合适处。

(9)导尿毕,用纱布包裹导尿管,拔出,放入医疗垃圾桶内。擦净外阴,撤去洞巾,清理用物,脱去手套,协助患者穿裤,整理床单位,测量尿量,标本送检。洗手并记录。

2.男性患者导尿术 成人男性尿道全长约17~20cm,有两个弯曲即活动的耻骨前弯和固定的耻骨下弯;三个狭窄部即尿道内口、膜部和尿道外口,导尿时,需掌握这些解剖特点,以便导尿管顺利插入。

(1)~(3)同女性患者导尿术。

(4)初步消毒 开消毒棉球包,左手戴无菌手套,将已备好的清洗消毒用物置于患者两腿之间,右手持止血钳(镊子)夹取消毒棉球依次消毒阴阜、阴茎背侧、阴茎腹侧、阴囊,左手持无菌纱布包住阴茎,后推包皮,充分暴露尿道口及冠状沟,右手持血管钳(镊子)夹消毒棉球严格消毒尿道口、龟头,螺旋形向上至冠状沟。清洗完毕,移去清洁外阴物品,脱手套置于医疗垃圾筒内。

(5)同女性患者导尿术。

(6)再次消毒 左手持无菌纱布包住阴茎,后推包皮,充分暴露尿道口及冠状沟,右手持血管钳(镊子)夹消毒棉球依次消毒尿道口、龟头、冠状沟、尿道口。左手固定,右手将污棉球、镊子、弯盘置于床尾。

(7)插管导尿 将方盘置于近会阴处,左手固定并提起阴茎使之与腹壁成60°角。另换一止血钳(镊子)持导尿管轻轻插入尿道20~22cm左右,见尿后再插入1~2cm,尿液引入集尿袋或方盘内。

(8)~(9)同女性患者导尿术。

八、注意事项

1.严格执行无菌技术操作,严防尿路感染。男患者消毒时要注意包皮和冠状沟的消毒。

2.操作环境要遮挡,保护好患者的隐私。

3.尿潴留患者或极度虚弱者一次放尿不可超过1000ml,以防引起虚脱和血尿。

4.男患者导尿时充分润滑导尿管,插管时应注意两个弯曲三个狭窄。遇到阻力时,嘱患者缓慢深呼吸,慢慢插入尿管,以防损伤尿道黏膜。女患者导尿管误入阴道或脱出时,应更换尿管重新插入。

九、教学考核及评分标准（表7-10）

表7-10 导尿术教学考核及评分标准

操作内容	操作步骤与方法	评分标准
准备工作 （10分）	1.操作者准备：衣帽整洁,洗手,戴口罩。详细询问病史；明确导尿适应证,告知操作目的,取得患者同意。	3分
	2.患者准备：协助患者取好体位。	2分
	3.物品准备：备齐用物,放置合理。	3分
	4.环境准备：温度适宜、光线充足、拉床帘或屏风遮挡	2分
操作方法 （70分）	1.用物携至床旁,核对,解释,取得合作,遮挡患者。	5分
	2.能自理者,嘱其清洗外阴,不能自理者,协助清洗外阴。	3分
	3.患者取好体位、臀下垫巾。	5分
	4.检查导尿包,打开导尿包外层,单手戴手套。	2分
	5.根据男女患者局部解剖特点进行消毒、导尿	40分
	●女性患者	
	(1)初步消毒：右手持止血钳（镊子）夹取消毒棉球由外向内消毒（阴阜、大小阴唇、尿道口、阴道口、会阴联合、肛门）；每个棉球仅用于消毒一处、一次,不可重复；消毒尿道时以左手分开小阴唇,暴露尿道外口。清洗完毕,移去清洁外阴物品,脱手套置于医疗垃圾筒内。	10分
	(2)在两腿间打开导尿包内层,放置正确,双手戴无菌手套,铺洞巾,按操作顺序整理好用物,检查并润滑导尿管前端。	5分
	(3)再次消毒：以左手拇、示指分开大阴唇,右手持止血钳（镊子）夹消毒棉球再次消毒尿道口、左右小阴唇内侧、尿道口。左手固定,右手将污棉球、镊子、弯盘置于床尾。	10分
	(4)插管导尿：将方盘置于近会阴处,另换一止血钳（镊子）持导尿管轻轻插入尿道4～6cm,见尿后再插入1cm左右,松开固定小阴唇的手下移固定导尿管,将尿液引入集尿袋或方盘内。	15分
	●男性患者	
	(1)初步消毒：右手持止血钳（镊子）夹取消毒棉球依次消毒阴阜、阴茎背侧、阴茎腹侧、阴囊,左手持无菌纱布包住阴茎,后推包皮,充分暴露尿道口及冠状沟,消毒尿道口、龟头、螺旋形向上至冠状沟。清洗完毕,移去清洁外阴物品,脱手套置于医疗垃圾筒内。清洗完毕,移去清洁外阴物品,脱手套置于医疗垃圾筒内。	10分
	(2)在两腿间打开导尿包内层,放置正确,双手戴无菌手套,铺洞巾,按操作顺序整理好用物,检查并润滑导尿管前端。	5分
	(3)再次消毒：左手持无菌纱布包住阴茎,后推包皮,充分暴露尿道口及冠状沟,右手持血管钳（镊子）夹消毒棉球依次消毒尿道口、龟头、冠状沟、尿道口。左手固定,右手将污棉球、镊子、弯盘置于床尾。	10分

续表

操作内容	操作步骤与方法	评分标准
操作方法 (70分)	(4)插管导尿:将方盘置于近会阴处,左手固定并提起阴茎使之与腹壁成60°角。另换一止血钳(镊子)持导尿管轻轻插入尿道20~22cm左右,见尿后再插入1~2cm,尿液引入集尿袋或方盘内。	15分
	6.如需作尿培养,用无菌标本瓶或试管接取,盖好瓶盖,置合适处。	8分
	7.导尿毕,用纱布包裹导尿管,拔出,放入医疗垃圾桶内。擦净外阴,撤去洞巾,清理用物,脱去手套,协助患者穿裤,整理床单位,测量尿量,标本送验。	4分
	8.洗手并记录	3分
终末评价 (20分)	掌握适应证及注意事项,操作中无不良反应发生(提问)	5分
	无菌观念:操作过程中具有较强的无菌观念	10分
	操作程序:动作规范、熟练、轻巧	5分

十、思考题

1. 导尿术的适应证。

2. 导尿术的注意事项。

3. 尿潴留患者或极度虚弱者为何一次放尿不可超过1000ml?

(黄文杰　刘春娥)

实训项目四十九　鼻导管吸氧术

吸氧术(oxygenic therapy),指通过给氧,提高动脉血氧分压(PaO_2)和动脉血氧饱和度(SaO_2),增加动脉血氧含量(CaO_2),纠正各种原因造成的缺氧状态,促进组织的新陈代谢,维持机体生命活动的一种治疗方法。

一、目的要求

掌握鼻导管吸氧术的操作方法及步骤,鼻导管吸氧术的适应证和注意事项。

二、实训内容

鼻导管吸氧术。

三、教学模型及仪器设备

氧气筒及氧气表装置一套。一次性吸氧管、纱布、无菌棉签、弯盘、灭菌水、扳手、手电筒、笔。

四、教学方法

1. 结合临床病例讲解鼻导管吸氧术的目的、适应证、禁忌证、操作步骤。

2. 示范鼻导管吸氧术的操作步骤。

3. 分组在模拟人上进行鼻导管吸氧术的操作实践。

4. 个别辅导,解答疑问。

五、适应证

1. 呼吸系统　肺源性心脏病、哮喘、重症肺炎、肺水肿、气胸等。

2. 心血管系统　心源性休克、心力衰竭、心肌梗死、严重心律失常等。

3. 中枢神经系　统颅脑外伤、各种原因引起的昏迷等。

4. 其他　严重的贫血、出血性休克、一氧化碳中毒、麻醉药物及氰化物中毒、大手术后、产程过长等。

六、操作前准备

1. 操作者准备　衣帽整洁,洗手,根据需要戴口罩。评估患者,告知操作目的,方法、注意事项,取得患者的配合。

2. 患者准备或使用模型　在操作者的指导下摆好体位。患者了解鼻导管吸氧的目的、方法、注意事项及配合要点。

3. 物品准备　氧气筒及氧气表装置一套。双腔鼻导管、纱布、无菌棉签、弯盘、灭菌水、扳手、手电筒、笔。

4. 环境准备　室温适宜,光线充足,环境安静,远离火源。

七、操作方法

1. 携用物至患者床边,核对信息,解释用氧目的,取得合作。

2. 安置患者体位(根据病情取端坐位、半卧位、平卧位),检查并用湿棉签清洁鼻腔。

3. 装氧气表　打开氧气筒总开关(逆时针旋转1/4周),使少量气体从气门流出冲去灰尘,遂即关上;上氧气表,用手初步旋紧,再用扳手拧紧;连接通气管、湿化瓶;确认流量表开关是关闭状态,开氧气筒总开关,开流量表开关,检查氧气装置通畅无漏气,关流量表开关备用。

4. 根据医嘱、患者需要调节氧气流量。

5. 将一次性吸氧管的鼻塞用水润湿并检查通畅后,插入患者鼻前庭,固定。

6. 记录指导　记录上氧时间及流量,向患者及家属做好注意事项的指导。

7. 巡视观察　吸氧过程中严密观察缺氧改善状况、氧气装置无漏气并通畅、有无氧疗不良反应。

8. 停用氧气时,向患者说明停氧的原因,拔出鼻塞,擦净鼻部,关闭总开关;分离取下一次性吸氧管置于医疗垃圾桶内,放尽余氧,关流量表开关,清洁面部并去除胶布痕迹,记录停氧时间。

9. 整理用物,将患者安置好舒适体位,洗手,健康指导。

10. 卸氧气表 取下湿化瓶、通气管,用扳手卸下流量表,分类消毒处理。

八、注意事项

1. 严格遵守操作规程,注意用氧安全,切实做好"四防",即防震、防火、防热、防油。氧气瓶搬运时要避免倾倒撞击。氧气筒应放置阴凉处,周围严禁烟火及易燃品,至少距明火 5m,距暖气 1m,以防引起燃烧。氧气表及螺旋口勿上油,也不用带油的手装卸。

2. 用氧之前,检查氧气装置有无漏气,是否通畅。

3. 使用氧气时,应先调节流量后应用。停氧气时,应先拔出导管,再关闭氧气开关。中途改变流量,先分离鼻导管与氧气表连接处,调节好流量再接上。以免一旦开关出错,大量氧气进入呼吸道而损伤肺部组织。

4. 常用湿化液为灭菌水。急性肺水肿用 20% ~30% 乙醇,具有降低肺泡内泡沫的表面张力,使肺泡泡沫破裂、消散,改善肺部气体交换,减轻缺氧症状的作用。

5. 氧气筒内氧勿用尽,压力表至少要保留 0.5MPa,以免灰尘进入筒内,再充气时引起爆炸。

6. 对未用完或已用尽的氧气筒,应分别悬挂"满"或"空"的标识,便于及时调换和急用时搬运,提高抢救速度。

7. 用氧过程中,应加强监测。

九、教学考核及评分标准(表 7-11)

表 7-11 鼻导管吸氧术和电动吸痰术教学考核及评分标准

操作内容	操作步骤与方法	评分标准
准备工作 (10分)	1.操作者准备:衣帽整洁,洗手,戴口罩。评估缺氧情况,告知操作目的及注意事项,取得患者配合。	3分
	2.患者准备:协助患者取好体位。	2分
	3.物品准备:备齐用物,放置合理。	3分
	4.环境准备:温度适宜、安静整洁,无火源	2分
操作方法 (70分)	1.用物携至床旁,核对,解释,取得合作。	5分
	2.安置患者体位,检查并用湿棉签清洁鼻腔。	3分
	3.装表:打开氧气筒总开关冲气门→上氧气表→连接通气管、湿化瓶→关流量表开关→开总开关→开流量表开关→检查氧气装置通畅无漏气→关流量表开关→备用。	15分
	4.根据医嘱、患者需要调节氧气流量。	5分
	5.将一次性吸氧管的鼻塞用水润湿并检查通畅后,插入患者鼻前庭,固定	5分

操作内容	操作步骤与方法	评分标准
操作方法 (70分)	6.记录指导:记录上氧时间及流量,向患者及家属做好注意事项的指导。	10分
	7.巡视观察:吸氧过程中严密观察缺氧改善状况、氧气装置无漏气并通畅、有无氧疗不良反应。	5分
	8.停用氧气时,向患者说明停氧的原因,拔出鼻塞,擦净鼻部,关闭总开关;分离取下一次性吸氧管置于医疗垃圾桶内,放尽余氧,关流量表开关,清洁面部并去除胶布痕迹,记录停氧时间。	10分
	9.整理用物,将患者安置好舒适体位,洗手,健康指导。	5分
	10.卸氧气表:取下湿化瓶、通气管,用扳手卸下流量表,分类消毒处理	7分
终末评价 (20分)	掌握适应证及注意事项,操作中无不良反应发生(提问)	10分
	操作程序:动作规范、熟练、轻巧	5分
	人文关怀:关心爱护患者	5分

十、思考题

1. 鼻导管吸氧术的适应证。

2. 鼻导管吸氧术的注意事项。

3. 吸氧在流量方面应注意哪些问题;哪些患者适于高流量;哪些患者适于低流量?

(刘春娥 黄文杰)

实训项目五十 吸痰术

吸痰术(aspiration of sputum)指经口、鼻腔、人工气道将呼吸道的分泌物吸出,以保持呼吸道通畅,预防吸入性肺炎、肺不张、窒息等并发症的一种方法。

一、目的要求

掌握吸痰术的操作方法及步骤,吸痰术的适应证和注意事项,吸痰过程中的无菌操作原则。

二、实训内容

经口/鼻吸痰法,经气管插管/气管切开吸痰法。

三、教学模型及仪器设备

中心负压装置或电动吸引器、接线板、无菌手套、弯盘、无菌纱布数块、生理盐水2

瓶、一次性无菌吸痰管（型号合适）、听诊器、必要时备压舌板、开口器、舌钳、牙垫。

四、教学方法

1.讲解电动吸痰术的目的、适应证、禁忌证、操作步骤和临床经验教训。

2.示范电动吸痰术的操作方法和操作步骤。

3.分组在模拟人上进行电动吸痰术的操作实践。

4.个别辅导，解答疑问。

五、适应证

危重、昏迷、年老、全麻未醒等呼吸道被呕吐、分泌物阻塞而出现各种困难症状的患者。

六、操作前准备

1.操作者准备　衣帽整洁，洗手，戴口罩。评估患者，告知操作目的，方法、注意事项，取得患者的配合。

2.患者准备或使用模型　在医生的指导下摆好体位，体位舒适，情绪稳定。

3.物品准备　中心负压装置或电动吸引器、接线板、无菌手套、弯盘、无菌纱布数块、生理盐水2瓶、一次性无菌吸痰管（型号合适）、听诊器、必要时备压舌板、开口器、舌钳、牙垫。

七、操作方法

1.检查吸引装置连接是否完善，有无漏气。接通电源，打开开关，检查吸引器性能，调节负压。一般成人150~250mmHg(0.02~0.033MPa)，儿童<100mmHg(0.013MPa)。

2.将患者头部转向操作者，铺治疗巾于颌下。

3.戴无菌手套，连接吸痰管，生理盐水试吸。插入吸痰管，其顺序是由口腔前庭→颊部→咽部，将各部吸尽。如口腔吸痰有困难时，可由鼻腔插入（颅底骨折患者禁用）。若有气管插管或气管切开时，可由插管或套管内插入将痰液吸出。昏迷患者可用压舌板或开口器先将口腔启开，再行吸引。

4.气管内吸痰，待患者吸气时，快速轻柔将导管插入，自下而上边退边左右旋转导管，消除气道分泌物，并注意观察患者的呼吸。在吸引过程中，如患者咳嗽厉害，应稍等片刻后再行吸出。并随时冲洗吸引管，以免痰液堵塞。

5.吸毕，关闭吸引器开关，弃吸痰导管于医疗垃圾桶内，吸引胶管玻璃接头插入床栏上盛有消毒液瓶内备用，擦净患者口鼻部。整理用物，分类处理。观察吸出液的量、颜色及性质，洗手，做好记录。

八、注意事项

1.吸痰前，检查床头中心负压装置或电动吸引器性能是否良好；各导管连接是否正确;根据痰液黏稠度调节负压,以减轻吸痰导致的低氧血症,保护患者气道黏膜。

2.选择粗细适宜的吸痰管,吸痰动作轻稳、准确、敏捷,防止损伤黏膜。插管前如遇阻力应分析原因,不可盲插。

3.严格执行无菌操作原则,防止医院内感染。吸痰用物每天更换 1 次,无菌生理盐水每次更换,吸痰管每吸一个部位更换 1 根;贮液瓶内放入 100ml 消毒液,瓶内吸出液不能超过 2/3 满,应及时倾倒;贮液瓶及连接导管每天清洁消毒。

4.每次吸痰时间 <15 秒,如痰液较多需要再次吸引,应间隔 3~5 分钟。吸痰前后可增加氧气吸入,以减轻缺氧。

5.吸痰过程中观察呼吸、吸出物性状,观察黏膜有无损伤。痰液黏稠时,可先进行蒸汽吸入或雾化吸入以稀化痰液,提高吸痰效果。

九、教学考核及评分标准 (表 7 – 12 , 7 – 13)

表 7 – 12 经口/鼻吸痰术的操作流程及评分标准

操作内容	操作步骤与方法	评分标准
准备工作 (10 分)	1.操作者准备:衣帽整洁,洗手,戴口罩。告知操作目的,取得患者同意。	2 分
	2.患者准备:协助患者取好体位。	3 分
	3.物品准备:备齐用物,放置合理。	2 分
	4.环境准备:安静整洁,温、湿度适宜	3 分
操作方法 (70 分)	1.携用物至床旁,核对患者,取合适体位,头偏向操作者。如有活动义齿取下。	5 分
	2.接通吸引器电源,打开开关检查吸引器性能是否良好,根据患者情况及痰液黏稠度调节负压。	10 分
	3.戴无菌手套,连接贮液瓶和吸痰管,试吸少量生理盐水,检查吸痰管是否通畅。	5 分 5 分
	4.确认无负压的情况下将吸痰管自口腔轻轻插入,给予负压,一边轻轻的旋转吸痰管,一边慢慢地退出,遇到分泌物时稍作停留,切忌上下抽吸。其顺序是由口腔前庭→颊部→咽部。	20 分
	5.痰液吸引完毕,分离吸痰管,冲洗引流管,关负压开关,将引流管接头放消毒液内保存。	5 分
	6.用无菌纱布擦净患者脸部,脱去手套,检查其口鼻腔有无损伤,气道是否通畅,观察呼吸、面色、心率和吸出液的色、量、性质。	10 分
	7.关闭电源,协助患者取舒适卧位。整理用物,查对,洗手,做好记录	10 分
终末评价 (20 分)	掌握适应证及注意事项,操作中无不良反应发生(提问)	10 分
	操作程序:动作规范、熟练、轻巧	5 分
	人文关怀:关心爱护患者	5 分

表7-13 经气管插管/气管切开吸痰术操作流程及评分标准

操作内容	操作步骤与方法	评分标准
准备工作 （10分）	1.操作者准备:衣帽整洁,洗手,戴口罩。告知操作目的,取得患者同意。	2分
	2.患者准备:协助患者取好体位。	3分
	3.物品准备:备齐用物,放置合理。	2分
	4.环境准备:安静整洁,温湿度适宜	3分
操作方法 （70分）	1.携用物至床旁,核对患者,取合适体位。	
	2.将呼吸机的氧浓度调至100%,给予患者纯氧2分钟,以防止吸痰造成的低氧血症。	5分 5分
	3.接负压吸引器电源或者中心负压吸引装置,调节压力,打开冲洗水瓶。	5分
	4.撕开吸痰管外包装前端,一只手戴无菌手套,将吸痰管尾端与负压管相连,抽吸生理盐水,湿润前端并检查吸力及吸痰管通畅情况。	5分 5分
	5.非无菌手断开呼吸机与气管导管,将呼吸机接头放在无菌纸巾上。用戴无菌手套的一只手迅速并轻轻地沿气管导管送入吸痰管,吸痰管遇阻力略上提后加负压,边上提边旋转吸引,避免在气管内上下提插。吸痰过程中应观察患者痰液情况、血氧饱和度、生命体征。	25分
	6.吸痰结束后立即接呼吸机通气,给予患者100%的纯氧2分钟,待血氧饱和度升至正常水平后再将氧浓度调至原来水平。	5分
	7.冲洗吸痰管和负压管吸引管,如果再次吸痰应重新更换吸痰管。	3分 2分
	8.关闭吸引器,用纱布或护帽保护连接管接头备用。	5分
	9.擦净患者口鼻分泌物,协助患者取安全、舒适卧位。	5分
	10.整理用物,查对,洗手,做好记录	
终末评价 （20分）	掌握适应证及注意事项,操作中无不良反应发生(提问)	10分
	操作程序:动作规范、熟练、轻巧	5分
	人文关怀:关心爱护患者	5分

十、思考题

1.电动吸痰术的目的及适应证。

2.气管切开吸痰术的注意事项。

（黄文杰　刘春娥）

实训项目五十一 洗胃术

洗胃(gastric lavage)是将胃管插入患者胃内,反复注入和吸出一定量的溶液,以冲洗并排除胃内容物,减轻或避免吸收中毒的灌洗方法。

一、目的要求

掌握洗胃术的适应证、禁忌证,洗胃术的操作方法及步骤。

二、实训内容

洗胃术。

三、教学模型及仪器设备

洗胃术模型、全自动洗胃机及洗胃液。

四、教学方法

1.讲解洗胃术的目的、适应证、禁忌证、操作步骤和临床经验教训。

2.示范洗胃术的操作方法和操作步骤。

3.分组在模拟人上进行洗胃术的操作实践。

4.个别辅导,解答疑问。

五、适应证

非腐蚀性毒物中毒,如有机磷、安眠药、重金属类、生物碱及食物中毒等。

六、禁忌证

1.强腐蚀性毒物(如强酸、强碱)中毒。

2.肝硬化伴食管胃底静脉曲张。

3.胸主动脉瘤。

4.近期内有上消化道出血及胃穿孔、胃癌等。

七、操作前准备

1.操作者准备 衣帽整洁,洗手,戴口罩。详细评估患者。向患者说明洗胃的目的、方法、注意事项及配合要点,征得患者及其家属的同意和配合,并签署知情同意书。

2.患者准备或使用模型 在操作者的指导下摆好体位。患者了解洗胃的方法、注意事项,愿意配合。

3.物品准备 治疗盘内:无菌洗胃包(内有胃管、镊子、纱布或使用一次性胃管)、塑料围裙或橡胶单、治疗巾、检查标本容器或试管、量杯、水温计、压舌板、弯盘、棉签、50ml

注射器、听诊器、手电筒、液体石蜡、胶布,必要时备张口器、牙垫、舌钳放于治疗碗内。水桶 2 只:分别盛洗胃液、污水。全自动洗胃机 1 台。

八、操作方法

1. 备齐用物至床旁,核对患者信息,解释操作目的及过程,取得配合。

2. 操作前检查　通电,检查仪器功能完好,并连接各种管道。

3. 插洗胃管　用液状石蜡油润滑胃管前端,润滑插入长度的 1/3;插入长度为前额发际至剑突的距离,由口腔插入 55～60cm,检测胃管的位置(可通过三种检测方法确定胃管确实在胃内①抽:用注射器抽到胃内容物;②听:置听诊器于患者胃部,同时用注射器快速向胃内注入 10ml 空气,听到气过水声;③看:将胃管末端置于水中无气泡逸出,如有大量气体逸出,表示误入气管),证实在胃内后用胶布固定胃管。

4. 连接洗胃管,将已配好的洗胃液倒入水桶内,药管的另一端放入空水桶内,胃管的另一端与已插好的患者胃管相连,调节药量流速。

5. 吸出胃内容物　按"手吸"键,吸出胃内容物;再按"自动"键,仪器即开始对胃进行自动冲洗,直至洗出液澄清无味为止。

6. 洗胃完毕,整理床单元,协助患者取舒适卧位休息。

7. 清理用物,消毒洗胃机,洗手、做好记录。

九、注意事项

1. 首先注意了解患者中毒情况,如患者中毒的时间、途径、毒物种类、性质、量等,来院前是否呕吐。

2. 准确掌握洗胃禁忌证和适应证　①适应证:非腐蚀性毒物中毒,如有机磷、安眠药、重金属类、生物碱及食物中毒等。②禁忌证:强腐蚀性毒物(如强酸、强碱)中毒及肝硬化伴食管胃底静脉曲张、胸主动脉瘤、近期内有上消化道出血及胃穿孔、胃癌等。患者吞服强酸、强碱等腐蚀性药物,禁忌洗胃,以免造成穿孔。可按医嘱给予药物或给予物理对抗剂,如牛奶、豆浆、蛋清、米汤等以保护胃黏膜。上消化道溃疡、食管静脉曲张、胃癌等患者一般不洗胃,昏迷患者洗胃应谨慎。

3. 急性中毒患者,应紧急采用"口服催吐法",必要时进行洗胃,以减少中毒物的吸收。插管时,动作要轻、快,切勿损伤食管黏膜或误入气管。

4. 选择合适的洗胃液　当中毒物质不明时,洗胃溶液可选用温开水或生理盐水。带物质明确后,再采用对抗剂洗胃。

5. 洗胃过程中随时观察患者的面色。生命体征、意识、瞳孔变化、口、鼻腔黏膜情况及口中气味等。洗胃并发症包括急性胃扩张、胃穿孔、大量低渗性洗胃液致水中毒、水及电解质紊乱、酸碱平衡失调,昏迷患者误吸或过量胃内液体反流至窒息,迷走神经兴奋致反射性心搏骤停等,及时观察并做好相应的急救措施,并做好记录。

6. 注意患者的心理状态、合作程度及对康复的信心。向患者讲述操作过程中可能出现的不适,如恶心等,希望得到患者的合作;告知患者和家属误吸的可能与风险,取得理解;向其介绍洗胃后的注意事项,对自服毒物者,耐心劝导,做针对性心理护理,帮助其改变认知,要为患者保守秘密与隐私,减轻其心理负担。

7.洗胃后注意患者胃内毒物的清除情况,中毒症状有无得到缓解或控制。

十、教学考核及评分标准(表7-14)

表7-14 洗胃术教学考核及评分标准

操作内容	操作步骤与方法	评分标准
准备工作 (10分)	1.操作者准备:衣帽整洁,洗手,戴口罩。详细评估患者。向患者说明洗胃的目的、方法、注意事项及配合要点,消除其顾虑;征得患者及其家属的同意和配合,并签署知情同意书。	4分
	2.患者准备或使用模型:在操作者的指导下摆好体位。患者了解洗胃的方法、注意事项、愿意配合。	3分
	3.用物准备:备齐用物,性能完好	3分
操作方法 (70分)	1.备齐用物至床旁,核对患者信息,解释操作目的及过程,取得配合。	5分
	2.操作前检查:通电,检查仪器功能完好,并连接各种管道。	5分
	3.插洗胃管:用液状石蜡油润滑胃管前端,润滑插入长度的1/3;插入长度为前额发际至剑突的距离,由口腔插入55～60cm,检测胃管的位置(可通过三种检测方法确定胃管确实在胃内①抽:用注射器抽到胃内容物;②听:置听诊器于患者胃部,同时用注射器快速向胃内注入10ml空气,听到气过水声;③看:将胃管末端置于水中无气泡逸出,如有大量气体逸出,表示误入气管);证实在胃内后用胶布固定胃管。	20分
	4.连接洗胃管,将已配好的洗胃液倒入水桶内,药管的另一端放入空水桶内,胃管的另一端与已插好的患者胃管相连,调节药量流速。	20分
	5.吸出胃内容物:按"手吸"键,吸出胃内容物;再按"自动"键,仪器即开始对胃进行自动冲洗,直至洗出液澄清无味为止。	20分
	6.洗胃完毕,整理床单元,协助患者取舒适卧位休息。	
	7.清理用物,消毒洗胃机,洗手、做好记录	
终末评价 (20分)	熟悉适应证、禁忌证和注意事项(提问)	10分
	动作规范、熟练、迅速、轻巧	5分
	人文关怀:关心爱护患者	5分

十一、思考题

1.洗胃术的适应证及禁忌证。

2.洗胃术的注意事项。

3.常用毒物种类及洗胃溶液。

(黄文杰 刘春娥)

第八章　临床急救基本技能

实训项目五十二　心肺复苏及除颤仪的使用

心肺复苏术（cardiopulmonaryresuscitation，CPR），就是当呼吸终止及心跳停顿时，使用心外按压和人工呼吸及除颤仪来进行急救的一种技术。

一、目的要求

1. 掌握胸外按压的方法，徒手开放起道的方法，口对口人工呼吸方法。
2. 熟悉除颤仪的使用。
3. 了解心肺复苏及除颤仪使用的注意事项。

二、实训内容

1. 观看示范。
2. 现场心肺复苏术的适应证。
3. 现场心肺复苏 CABD 的基本内容。

三、教学模型及仪器设备

1. 心肺复苏模拟人、纱块。
2. 综合模拟人、除颤仪、导电糊（膏）或盐水纱、酒精棉球、生命体征监测仪、纱布。

四、教学方法

1. 讲解现场心肺复苏术的适应证、禁忌证、操作方法和临床经验教训。
2. 示范现场心肺复苏术的操作方法。
3. 分组在模拟人上进行 CAB 的操作实践。
4. 学生分组在模拟人上进行除颤训练，教师从旁指导。
5. 个别辅导，解答疑问。

五、适应证

1. 各种原因所造成的循环骤停（包括心搏骤停、心室纤颤及心搏极弱）。
2. 心室扑动与颤动。

六、禁忌证

1. 胸壁开放性损伤。

2. 肋骨骨折。

3. 胸廓畸形或心包填塞。

4. 凡已明确心、肺、脑等重要器官功能衰竭无法逆转者,可不必进行复苏术。如晚期癌症等。

七、操作前准备

1. 着装整洁。

2. 洗手、戴口罩。

3. 用物准备　心肺复苏模拟人、纱块;综合模拟人、除颤仪、导电糊(导电膏)、或盐水纱、酒精棉球、生命体征监测仪、纱布。

八、操作方法

1. 检查反应

(1)判断意识及呼吸　选择位于心肺复苏模拟人一侧,双腿自然分开与肩同宽跪贴于(或立于)心肺复苏模拟人的肩、胸部。双手轻轻拍打心肺复苏模拟人双肩,同时在心肺复苏模拟人耳边高声呼唤"喂! 您怎么啦?",确认无反应,且没有呼吸或仅有喘息,限4秒完成。

(2)判断脉搏　触摸颈动脉搏动,并抬头巡视四肢和面色改变,限6秒完成。

2. 启动应急救援系统　高声呼救:"快来人啦! 救命啊! 这里有人昏倒了,快帮忙拨打'120'急救电话"。

3. 放置复苏体位　检查心肺复苏模拟人体位是否正常,取仰卧位,仰卧于坚硬的地面或硬床板上(或背部垫宽木板),摆正体位,使头、颈、躯干平直无扭曲,双手置于躯干两侧。解心肺复苏模拟人上衣、腰带。

4. 早期心肺复苏(CPR)

(1)胸外心脏按压(compreessions,C)

①部位:胸骨下 1/3 交界处。

②定位:胸部正中两乳头连线水平的胸骨处,或用手指触心肺复苏模拟人一侧的胸廓肋缘,手指向中线滑动到剑突部位,取剑突上两横指。

③手法:学生一手掌根部置于按压区定位,该手掌的根部横轴与胸骨的长轴重合,再用另一只手掌根重叠于其手背上,呈"一字型"重叠,两手手指互扣上翘,使手指脱离胸壁。

④按压姿势:按压时上半身前倾,双肩中点在按压点的正上方,双臂伸直(肘关节伸直),借助自身上半身体重和肩臂部肌肉的力量,垂直向下用力按压,不可左右摆动。按压力度均匀,保证按压与放松时间比为 1∶1,放松时必须完全解除压力,胸廓完全弹回,尽可能减少胸外按压的中断,但掌根部不能离开胸壁。

⑤按压频率与深度:按压频率每分钟至少 100 次,中断时间最好不超过 5 秒;成年人按压深度至少 5cm。

(2)开放气道(airway,A)　用拇指压心肺复苏模拟人下唇齿使口张开,认真查看口腔。口腔有内容物者应将其头偏一侧,戴上手套,一手拇指压其下排牙,另一手指伸入口腔迅速清除口鼻内的黏痰、污泥、土块、呕吐物等异物,以利于呼吸道通畅。再使心肺复苏模拟人头后仰将气道打开。

①仰头举颏法:用一手的小鱼际压心肺复苏模拟人的前额,另一手示指与中指并拢顶住心肺复苏模拟人下颏将下颌骨上提,使下颌角与耳垂的连线和地平面垂直。

②双手托颌法:用于疑有颈部受伤者。双手放置在心肺复苏模拟人头部的两侧,双手握紧其两侧下颌角,连牵引边用力举起下颌。紧闭双唇者,可用拇指把口唇分开。

(3)人工呼吸(Breathing,B)　一手的小鱼际压伤病员前额使其头后仰,并以拇指和示指捏紧鼻翼,防止气体从鼻孔逸出。另一手托起下颌,深吸一口气,用双唇包严伤病员口唇周围,缓慢持续将气体吹入(吹气时间约 1 秒钟)至胸廓升起,每次吹气量 500 ～ 600ml(心肺复苏模拟人胸廓抬起),用眼余光观察心肺复苏模拟人胸部是否起伏,以确定吹气是否有效。吹气完毕,抢救人员头转一侧再吸新鲜空气,并立即松开捏翼的拇指和示指,让心肺复苏模拟人胸廓自行回缩将气排出,如此重复吹气。成人每 5～6 秒完成 1 次吹气过程,吹气频率 10～12/min。

(4)胸外心脏按压与人工呼吸的比率　现场是单人或是双人施救,成人胸外心脏按压与人工呼吸之比均为 30:2,即以每分钟 100 次的频率胸外心脏按压 30 次后,再以每分钟 10～12 次的频率进行口对口(口对鼻,或口对口鼻)人工呼吸 2 次,胸外心脏按压中断时间应在 10 秒之内。2 分钟不间断地完成 5 个周期后,重新评估伤病员的呼吸、循环征象(10 秒内完成)。仍无呼吸、无脉搏,继续以 30:2 的比例实施心肺复苏。

(5)复检

①判断大动脉搏动是否恢复(5 秒内完成)。

②判断呼吸是否恢复(5 秒内完成)。

5. 电除颤(defibrillation,D)

①准备除颤:检查并除去金属及导电物质,松解衣扣,暴露胸部。接通除颤仪电源,按下电源开关,导联选择开关置于"除颤"位置。电源指示灯亮约 2 分钟,示波器即可出现图像。迅速擦干综合模拟人胸部皮肤,连接电极衬垫电缆。按下胸外除颤按钮和非同步按钮,准备除颤。

②安放电极板:取下两个电极板并涂以导电湖(膏),将前电极板放置在综合模拟人胸骨右缘锁骨中线第 2～3 肋间。标有 Apex 侧电极放置在综合模拟人胸骨左缘锁骨中线第 4～5 肋间(电极中心线在左腋中线上)。电极板与皮肤紧密接触(胸毛较多,会妨碍电极与皮肤的有效接触,可用力压紧电极,若无效,应剔除胸毛后再粘贴电极。),不得歪斜。在安放电极板前停止 CPR。

侧电极:左下胸乳头左侧(电极中心线在左腋中线上)。

③分析心律:急救人员和旁观者应确保不与伤病员接触,避免影响仪器分析心律。心律分析需要 5～15 秒(千万不要接触综合模拟人)。如果发生室颤,仪器会通过声音报警或图形报警提示,仪器分析停止,能量选择单相 360J,或双相 200J,按下除颤手柄上的充电键,仪器将有一声持续的蜂鸣音和 OK 信号指示灯亮起,表示充电完毕,确定自己和

周围人员无直接或间接与伤病员接触,大声说:"旁人离开"。

④放电(电击除颤):放电前要确定非同步状态(也可选择同步状态,按下 SYNC 同步键,确认直流电除颤标志附于 R 波)、检查确认除颤电极板紧贴胸壁,适当加以压力,并观察心电波型,仍为室颤心律时,再次大声说:"旁人离开",双手拇指同时按压手控电极板上的两个放电按钮进行电击。电击时,综合模拟人会出现突然抽搐。仪器会出现 Shock Delivered(发送了除颤电击),表示成功。

⑤电除颤后立即 CPR,连续做 5 组(约 2 分钟)后,复检呼吸、脉搏出现,心肺复苏成功。

⑥除颤结束要求:移开电极板,关闭电源、用纱布擦净伤病员皮肤,擦净电极板,归位,整理用物。

九、注意事项

1. 胸外心脏技术只能在心脏停止跳动下才能施行。

2. 口对口人工呼吸的吹气量不宜过大,不超过 1200ml,胸廓稍起伏即可。

3. 胸外心脏按压和口对口人工吹气应同时进行,严格遵循按压:吹气＝30:2 的比例进行操作。

4. 胸外心脏按压的位置必须准确。

5. 除颤仪使用完后,务必将电源开关设定在"OFF"状态,以确保除颤仪自动释放存储能量。

6. 将除颤仪放回相应的位置,并连接电源插头到合适的电源上,及时充电,确认"电池充电"和"外接电源"指示灯亮。

7. 清洁所有的电极板和接线盒,清点并保管好全部附件,做好使用记录。

十、教学考核及评分标准(表 8－1)

表 8－1 现场心肺复苏术(CAB)教学考核及评分标准

内容	操作要求	标准分	扣分	实得分
1. 准备	戴手套	2		
2. 评估环境	观察周围环境,确定安全	2		
3. 判断意识	拍患者双肩	7		
	分别对双耳呼叫,呼叫声响亮有效	7		
4. 启动急救反应程序	准备除颤监护仪、简易呼吸机和面罩	2		
5. 摆放体位	医生与患者体位正确,解患者上衣、腰带	2		
6. 胸外心脏按压	检查颈动脉搏动方法正确	7		
	判断时间 5～10 秒钟	7		
	扣手,两肘关节伸直	7		
	以身体重量垂直下压,压力均匀	7		

续表

内容	操作要求		标准分	扣分	实得分
6. 胸外心脏按压	有效按压(至少3个绿灯亮为有效同时按压的频率每分钟>100次,每次0.3分)	第一周期	2		
		第二周期	2		
		第三周期	2		
		第四周期	2		
		第五周期	2		
	观察患者面色		3		
7. 开放气道	观察口腔有无异物		3		
	压额抬颏方法正确		3		
8. 人工呼吸	有效人工呼吸(每次0.5分)	第一周期	2		
		第二周期	2		
		第三周期	2		
		第四周期	2		
		第五周期	2		
	观察患者胸廓起伏情况		3		
9. 复检	判断大动脉搏动是否恢复,<5秒		3		
	判断呼吸是否恢复,<5秒		3		
	判断时间5~10秒		3		
10. 从拍患者双肩开始至最后二次人工呼吸结束的时间要求	≤150秒9分;151~155秒5分;156~160秒1分;超过160秒不得分		9		
合计			100		

表8-2 心电除颤仪操作教学考核及评分标准

内容	操作要求	标准分	扣分	实得分	
胸外心脏非同步直流电除颤术	1. 准备除颤	正确开启除颤仪,调至监护位置(5分),安放除颤电极板,报告心律情况"室颤,须紧急电除颤"(5分);迅速擦干患者胸部皮肤(2分)	12		
	2. 安放电极板	取出电极板,在电极板上涂以适量导电糊(3分);电极板位置安放正确(左、右电极板各5分)电极板与皮肤紧密接触,不得歪斜(左、右电极板各5分)	18		

内容	操作要求	标准分	扣分	实得分	
胸外心脏非同步直流电除颤术	3.分析心律	述请"旁人离开"(3分);除颤仪器自动分析心律情况(5分);发生室颤,仪器会通过声音报警或图形报警提示,仪器分析停止,选择除颤能量:单相360J或双相200J(5分);按充电按钮至充完成(4分)	17		
	4.与患者保持安全距离	操作者身体不能与患者接触(3分),除颤前确定周围人员无直接或间接与患者接触(5分)	8		
	5.放电	观察心电示波(10分),双手拇指同时按压放电按钮电击除颤	10		
	6.从擦干患者胸部皮肤开始至除颤放电完毕的时间要求	不超过20秒(21～25秒扣10分,26～30秒扣15分,31～35秒扣20分,>35秒0分)	25		
	7.除颤结束要求	除颤结束,移开电极板,关机,清洁除颤电极板,正确归位(4分);清洁患者胸壁皮肤(4分);报告"继续心肺复苏2分钟后复检,心跳、呼吸恢复,心肺复苏成功"(2分)	10		
合　计			100		

十一、思考题

1.心肺复苏及除颤仪的使用的适应证。

2.现场心肺复苏CAB的操作方法。

3.双人抢救时,胸外按压与口对口人工吹气的比例。

4.心肺复苏和除颤仪使用的注意事项。

执业助理医师技能考试链接

1.患者,性,40岁。因心搏骤停,请你作胸外心脏按压进行急救(在医学模拟人上操作)(20分)

(1)是否注意患者背部需垫板(或硬质床)(2分)

(2)施术者手掌在患者胸前按压着力点选择正确(2分)

解开患者上衣,暴露全胸,考生两手掌重叠,一手掌置于患者胸骨中、下1/3交界处的正中线上,另一手掌置于其手背上,手指不触及胸壁。

(3)按压动作正确(4分)

双臂绷直,双肩中点垂直于按压部位,利用考生上身考、重量有节奏地垂直下压。

（4）按压频率与力度（按压深度）正确（4分）

速率100/min以上，下压深度适宜，一般为5cm以上。

（5）是否注意保持患者气管通畅（2分）

应让模拟人头向后仰，将下颌推向前上方，使患者呼吸道畅通，如有呕吐物应注意清除。

（6）提问加操作：如果患者呼吸停止，且你1人进行抢救，你将如何操作？（6分）

①口对口呼吸操作正确：一手以拇指及示指捏住患者鼻孔，使其闭塞。（2分）

②然后口对口密切接触向模拟人口内吹气，以见胸起伏为度。（2分）

③吹气频率：不论单人操作还是双人操作，胸外按压30次，吹气2次，如此反复进行。（2分）

2. 患者，女，45岁。风湿性心脏病，心房纤颤2周，药物治疗效果不佳，需电击除颤，请你操作（在医学模拟人上操作）（20分）

（1）患者体位（2分）

平仰卧位。

（2）操作准备（12分）

①手控电板，涂以专用导电湖（膏、胶）。（2分）

②开启除颤器，导联选择开关置于"除颤"位置并将选择同步除颤方式。（2分）

③选择能量：200（焦耳）/首次。（2分）

④除颤器充电。（2分）

⑤确定两电板正确安放。（4分）

⑥前电极：胸骨右缘锁骨中线第2~3肋间。侧电极：胸骨左缘锁骨中线第4~5肋间（电极中心线在左腋中线上）。

（3）确定无周围人员直接或间接接触患者。（2分）

（4）操作者双手紧压电极手柄，并用两拇指同时按压电极手柄上放电按钮，电击。（2分）

（5）提问：进行电击除颤，注意事项（2分）

①两电极必须紧压于胸壁。（0.5分）

②两电极必须分开。（0.5分）

③涂在电极上导电胶不能涂到两电极之间的患者胸壁上。（0.5分）

④一次电击未能除颤，即停止，继续CPR。（0.5分）

（李钟峰）

实训项目五十三　气管插管术

气管内插管术是指将特制的气管导管，通过口腔插入患者气管内。是一种抢救患者和气管内麻醉的技术，也是保持上呼吸道通畅的最可靠手段。

一、目的要求

1.掌握气管插管的适应证及禁忌证,气管插管术的操作方法。
2.熟悉气管插管注意事项。

二、实训内容

1.观看示范。
2.气管插管术的适应证及禁忌证。
3.气管插管术是将合适的导管插入气管内的操作,是建立人工通气道的可靠途径。

三、教学模型及仪器设备

气管插管训练模型、弯形喉镜、气管导管、金属管芯、注射器、牙垫与胶布、吸引装置与吸痰管、复苏皮囊、听诊器、4%利多卡因溶液、表面麻醉喷雾器等。

四、教学方法

1.讲解气管插管术的适应证、禁忌证、操作方法和临床经验教训。
2.借助气管插管模型,示范气管插管术的操作方法。
3.分组在气管插管模型上进行气管插管术的操作实践。
4.个别辅导,解答疑问。

五、适应证

1.心跳呼吸停止,需高级生命支持。
2.各种全麻手术。
3.预防和处理误吸或呼吸道梗阻。
4.呼吸功能不全,需接人工呼吸机。

六、禁忌证

1.喉头水肿。
2.急性喉炎。
3.升主动脉瘤

七、操作前准备

1.着装整洁。
2.洗手、戴好帽子和口罩。
3.用物准备 气管插管训练模型、弯形喉镜(灯光良好)、气管导管(充气套囊不漏气)、金属管芯、注射器、牙垫与胶布、吸引装置与吸痰管、复苏皮囊、听诊器、4%利多卡因溶液、表面麻醉喷雾器等。

八、操作方法

1. 摆放体位　仰卧位,头垫高 10cm,置入导管芯。

2. 开放气道　清除口腔内假牙及异物,头后仰,使口、咽、喉三点成一直线。

3. 暴露声门　右手拇、示、中指拨开上、下唇启开口腔,左手持喉镜,将喉镜叶片沿口腔右颊侧置入,将舌体推向左侧,再将镜移至正中,即可见到悬雍垂。再继续深入,沿舌背弧度将镜再稍向前置入咽部,即可见到会厌,把喉镜向上提起,挑起会厌充分显露声门。

4. 直视下插入气管导管　右手以握笔式手势持气管导管从右侧弧形斜插口中,将导管前端对准声门后轻柔地插入气管内,插入深度 5 ~ 6cm。其深度进门齿 24 ~ 26cm(男性成年人)。立即拔出导管金属管芯,用注射器向导管气囊内注入空气 3 ~ 5ml。

5. 检查插管是否在气管内　按压胸壁,检查导管口是否有气流出,或连接复苏皮囊,并挤压皮囊,听诊两肺是否有呼吸音,以确认导管已插入气管内。

6. 确定导管在气管后,置牙垫于磨牙间,退出喉镜,用胶布以"八字法"将牙垫与气管导管固定于面颊。

7. 再次挤压复苏气囊,肺部听诊两侧呼吸音,再次确认导管已插入气管内。

8. 将气管插管训练模型头部放平,整理用物。

九、注意事项

1. 气管导管插入深度适宜。

2. 使用复苏皮囊成人通气量每次 500 ~ 600ml。

3. 气管导管内如有分泌物及时吸出。

4. 气管导管气囊充气(3 ~ 5ml)恰好封闭导管与气管壁间隙为度。

5. 如果气管插管失败或不顺利,应立即停止插管、退出喉镜与导管,不要再盲目地去乱捅,必须马上改为面罩吸氧,1 分钟后再尝试。

十、教学考核及评分标准(表 8 - 3)

表 8 - 3　气管插管术操作教学考核及评分标准

内容	操作要求	标准分	扣分	实得分
适应证	1. 心跳呼吸停止,需高级生命支持	2		
	2. 各种全麻手术	2		
	3. 预防和处理误吸或呼吸道梗阻	2		
	4. 呼吸功能不全,需接人工呼吸机	2		
禁忌证	1. 喉头水肿	2		
	2. 急性喉炎	2		
	3. 升主动脉瘤	2		

内容	操作要求	标准分	扣分	实得分
准备工作	1. 着装整洁	2		
	2. 洗手、戴好帽子和口罩	2		
	3. 用物准备:气管插管训练模型、弯形喉镜(灯光良好)、气管导管(充气套囊不漏气)、金属管芯、注射器、牙垫与胶布、吸引装置与吸痰管、复苏皮囊、听诊器、4%利多卡因溶液、表面麻醉喷雾器等	16		
操作方法	1. 摆放体位:仰卧位,头垫高10cm,置入导管芯	3		
	2. 开放气道:清除口腔内假牙及异物,头后仰,使口、咽、喉三点成一直线	10		
	3. 暴露声门:右手拇、示、中指拨开上、下唇启开口腔,左手持喉镜,将喉镜叶片沿口腔右颊侧置入,将舌体推向左侧,再将镜移至正中,即可见到悬雍垂。再继续深入,沿舌背弧度将镜再稍向前置入咽部,即可见到会厌,把喉镜向上提起,挑起会厌充分显露声门	10		
	4. 直视下插入气管导管:右手以握笔式手势持气管导管从右侧弧形斜插中,将导管前端对准声门后轻柔地插入气管内,插入深度5~6cm。其深度进门齿24~26cm(男性成年人)。立即拔出导管金属管芯,用注射器向导管气囊内注入空气3~5ml	10		
	5. 检查插管是否在气管内:按压胸壁,检查导管口是否有气流出,或连接复苏皮囊,并挤压皮囊,听诊两肺是否有呼吸音,以确认导管已插入气管内	10		
	6. 确定导管在气管后,置牙垫于磨牙间,退出喉镜,用胶布以"八字法"将牙垫与气管导管固定于面颊	5		
操作时间	准备时间<2分钟	2		
	气管插管时间<1分钟	3		
注意事项	1. 气管导管插入深度适宜	3		
	2. 使用复苏皮囊成人通气量每次500~600ml	2		
	3. 气管导管内如有分泌物及时吸出	2		
	4. 气管导管气囊充气(3~5ml)恰好封闭导管与气管壁间隙为度	3		
	5. 如果气管插管失败或不顺利,应立即停止插管、退出喉镜与导管,不要再盲目地去乱捅,必须马上改为面罩吸氧,1分钟后再尝试	3		
合 计		100		

十一、思考题

1.气管插管术的适应证。

2.气管插管术的操作方法。

3.气管插管术的注意事项。

执业助理医师技能考试链接

患者,男,60岁。因呼吸肌麻痹,呼吸停止,神志不清,现急需气管插管进行抢救,请你施行气管插管术(在医学模拟人上操作)(20分)

1.模拟人体位、头、颈项部位置正确:(4分)

仰卧,将枕垫于项部,使头尽量后仰,让口、咽、喉三轴线接近重叠。

2.置入喉镜操作正确:(8分)

①考生左手持喉镜,自口右侧角置入,将舌体挡向左侧,再将镜移至正中,见到悬雍垂。(2分)

②沿舌背弧度将镜再稍向前置入咽部,见到会厌。(2分)

③挑起会厌,显露声门,右手以握笔状持导管从右侧弧形斜插口中,将导管前端对准声门后轻柔地插入气管内。其深度进门齿24~26cm(男性成年人)(3分)

④拔出导管管芯。(1分)

3.检查插管是否在气管内:(4分)

按压胸壁,检查导管口是否有气流出,或向已插导管中注气(或吹气)时,听诊两肺是否有呼吸音,以确认导管已插入气管内,即可置牙垫于磨牙间,退镜,用胶布将气管导管和牙垫妥善固定。

再次连接复苏气囊,挤压气囊,肺部听诊两侧呼吸音,再次确认导管已插入气管内(4分)。

(李钟峰)

实训项目五十四   呼吸机的使用

呼吸机是一种能代替、控制或改变人的正常生理呼吸,增加肺通气量,改善呼吸功能,减轻呼吸功消耗,节约心脏储备能力的装置。

一、目的要求

1.掌握呼吸机使用的适应证和禁忌证,呼吸机的使用方法。

2.熟悉呼吸机的使用注意事项。

二、实训内容

1.观看示范操作。

2.呼吸机的适应证。

3.呼吸机的使用的操作方法。

三、教学模型及仪器设备

综合模拟人,氧气桶(氧气钢瓶),减压表或中心供气系统,呼吸机,模拟肺,呼吸回路(螺纹管道、湿化罐、贮水瓶、Y 型接头)、扳手、灭菌蒸馏水。

四、教学方法

1. 讲解呼吸机的适应证、禁忌证、操作方法和临床经验教训。
2. 示范呼吸机的操作方法和操作步骤。
3. 分组在综合模拟人上进行呼吸机连接与调试的操作实践。
4. 个别辅导,解答疑问。

五、适应证

1. 各种原因引起的急性呼吸衰竭,包括呼吸窘迫综合征(ARDS)。
2. 慢性呼吸衰竭急性加剧。
3. 重度急性肺水肿和哮喘持续状态。
4. 小儿心胸外科的术中术后通气支持。
5. 呼吸功能不全者纤维支气管镜检查,颈部和气管手术,通常采用高频通气支持。
6. 呼吸机使用指征:呼吸浅、慢不规则,极度呼吸困难,呼吸欲停或停止,意识障碍,呼吸频数大于 35/min。

六、禁忌证

1. 气胸与纵隔隔膜积气。
2. 大量胸腔积液。
3. 肺大泡。
4. 急性心梗伴有心功能不全者。

七、操作前准备

1. 根据需要选用性能良好、功能较全的呼吸机。检查呼吸机配件是否齐全,检查电源气源设备是否完好,检查湿化器是否清洁。
2. 正确安装呼吸机回路,在加温湿化器放入滤纸及适量无菌蒸馏水,水温保持 32℃ ~ 35℃,接上模拟肺。
3. 接上电源,把氧气、空气衔接管接中心供应系统或氧气筒上。检查气源压力表,压力调节在 $3 \sim 5 kg/cm^2$。使用瓶装氧气时,应检查氧气钢瓶内氧压力是否足够(氧气压力应大于 $10 kg/cm^2$),并使用减压阀。
4. 协助取舒适体位,吸痰,保持呼吸道畅通。

八、操作方法

1. 接通电源,依次打开呼吸机及加温湿化器开关(空压机、主机、加温湿化器)。

2. 检查回路　检查呼吸机回路是否漏气、接错。通气是否正常,声光报警系统是否完好。

3. 根据病情、年龄、体重选择呼吸机通气模式。

4. 设定呼吸机参数及报警上下限

①选择机械通气模式:容量控制或压力控制或根据实际病情选择其他通气模式。

②潮气量:成人 8~10ml/kg,小儿 10~12ml/kg。

③呼吸频率:成人 12~16/min,小儿 20~25/min。

④呼吸压力:成人 12~20cmH$_2$O,小儿 8~20cmH$_2$O。

⑤呼吸比:一般 1:(1.5~2.0)。

⑥氧浓度:一般从 30% 开始,根据氧分压调节,长时间通气不超过 50%;吸痰前、后可用纯氧键或适当提高氧浓度。

⑦触发敏感度:根据患者自主吸气力量大小调节,一般为 -2~-4cmH$_2$O。

⑧调整报警参数(一般调节为患者实际值的 ±20%~30%)。

5. 模拟肺监测呼吸机功能,再次检查管道是否连接正确,有无漏气,测试各旋钮功能。

6. 使用时与综合模拟人连接,妥善固定管道,观察综合模拟人胸廓是否规律起伏。根据血气分析结果再调整各参数。随时观察并记录综合模拟人的通气状况。出现报警,根据情况给予相应处理。

7. 操作完毕,整理用物。

8. 停用呼吸机时先把呼吸机管路和综合模拟人气管导管分离,再关闭呼吸机及湿化器电源(先关主机,再关空压机)。空气、氧气输入管分别与气源分离。

9. 分离过滤器、呼吸机管路、积水杯、湿化器、加热导丝探头、温度探头,清洗,予灭菌或消毒处理。

九、注意事项

1. 头颈部与躯干间避免成直角。
2. 妥善固定好气管插管和呼吸机螺纹管,小儿应双重固定。
3. 严密监测生命体征、心电及血气等变化,及时调整各种呼吸参数。
4. 长期使用呼吸机者应定期更换管、落水杯及湿化器。
5. 注意机器运转状态,及时排除报警。

十、教学考核及评分标准(表 8-4)

表 8-4　呼吸机的使用教学考核及评分标准

内　容	操作要求	标准分	扣分	实得分
适应证	1. 各种原因引起的急性呼吸衰竭,包括呼吸窘迫综合征(ARDS)	2		
	2. 慢性呼吸衰竭急性加剧	2		

内　容	操作要求	标准分	扣分	实得分
适应证	3.重度急性肺水肿和哮喘持续状态	2		
	4.小儿心胸外科的术中术后通气支持	2		
	5.呼吸功能不全者纤维支气管镜检查,颈部和气管手术,通常采用高频通气支持	2		
呼吸机使用指征	呼吸浅、慢不规则,极度呼吸困难,呼吸欲停或停止,意识障碍,呼吸频数大于 35/min	2		
禁忌证	1.气胸与纵隔隔膜积气	2		
	2.大量胸腔积液	2		
	3.肺大泡	2		
	4.急性心梗伴有心功能不全者	2		
准备工作	1.根据需要选用性能良好、功能较全的呼吸机。检查呼吸机配件是否齐全,检查电源气源设备是否完好,检查湿化器是否清洁	5		
	2.正确安装呼吸机回路,在加温湿化器放入滤纸及适量无菌蒸馏水,水温保持 32℃ ~ 35℃,接上模拟肺	5		
	3.接上电源,把氧气、空气衔接管接中心供应系统或氧气筒上。检查气源压力表,压力调节在 3 ~ 5kg/cm^2。使用瓶装氧气时,应检查氧气钢瓶内氧压力是否足够(氧气压力应大于 10kg/cm^2),并使用减压阀	5		
	4.协助取舒适体位,吸痰,保持呼吸道畅通	3		
操作方法	1.接通电源,依次打开呼吸机及加温湿化器开关(空压机、主机、加温湿化器)	5		
	2.检查回路:检查呼吸机回路是否漏气、接错。通气是否正常,声光报警系统是否完好	5		
	3.根据病情、年龄、体重选择呼吸机通气模式	5		
	4.设定呼吸机参数及报警上下限: ①选择机械通气模式:容量控制或压力控制或根据实际病情选择其他通气模式。 ②潮气量:成人 8 ~ 10ml/kg,小儿 10 ~ 12ml/kg。 ③呼吸频率:成人 12 ~ 16/min,小儿 20 ~ 25/min。 ④呼吸压力:成人 12 ~ 20cmH$_2$O,小儿 8 ~ 20cmH$_2$O			

续表

内容	操作要求	标准分	扣分	实得分
操作方法	⑤呼吸比:一般1:(1.5～2.0)。 ⑥氧浓度:一般从30%开始,根据氧分压调节,长时间通气不超过50%;吸痰前、后可用纯氧键或适当提高氧浓度。 ⑦触发敏感度:根据患者自主吸气力量大小调节,一般为 -2～-4cmH_2O。 ⑧调整报警参数(一般调节为患者实际值的±20%～30%)	16		
	5.模拟肺监测呼吸机功能,再次检查管道是否连接正确,有无漏气,测试各旋钮功能	5		
	6.使用时与综合模拟人连接,妥善固定管道,观察综合模拟人胸廓是否规律起伏。根据血气分析结果再调整各参数。随时观察并记录综合模拟人的通气状况。出现报警,根据情况给予相应处理	10		
	7.操作完毕,整理用物	5		
撤机	1.停用呼吸机时先把呼吸机管路和综合模拟人气管导管分离,再关闭呼吸机及湿化器电源(先关主机,再关空压机)。空气、氧气输入管分别与气源分离	4		
	2.分离过滤器、呼吸机管路、积水杯、湿化器、加热导丝探头、温度探头,清洗,予灭菌或消毒处理	3		
时间	安装及调试过程10分钟内完成	4		
合 计		100		

十一、思考题

1.呼吸机的适应证。

2.呼吸机的操作步骤。

执业助理医师技能考试链接

患者,女,54岁。神志不清,呼吸变浅,来院急诊,在抢救中已作气管切开需用呼吸机辅助其呼吸,请你装置人工呼吸机(在医学模拟人上操作,提示:注意操作前准备工作)(20分)

1.准备工作:(4分)

(1)检查呼吸机各管道接口是否紧密,有无漏气,输送气道、呼气道是否通畅。

(2)检查电源线。氧气钢瓶内氧压力是否足够(氧气压力应大于10kg/cm²),湿化器是否清洁。吸痰,保持呼吸道畅通。

2.呼吸机与患者气管套管连接:(2分)

3.呼吸机的调节:(4分)

通气量,成人 8~10ml/kg。

呼吸频率,成人 12~16/min。

打开氧气阀门,调节给氧浓度:30%~35%(低浓度给氧)。

通气方式:辅助呼吸正压通气方式。

4.接通电源,开启呼吸机,观察呼吸机工作是否正常。(4分)

5.两肺部听诊,呼吸音是否对称?(4分)

6.提问:运用呼吸机的临床指征?(2分)

呼吸浅、慢不规则,极度呼吸困难,呼吸欲停或停止,意识障碍,呼吸频数大于35/min。

(李钟峰)

参考文献

[1] 张百让,于俊玲.诊断学基础实验指导.北京:人民军医出版社,2005

[2] 肖传实,李荣山.诊断学实习指导.北京:军事医学科学出版社,2006

[3] 钱晓路,桑未心.临床护理技术操作规程.北京:人民卫生出版社,2011

[4] 文格波.临床基本技能学.北京:科学出版社,2010

[5] 熊正南.诊断学.2 版.北京:北京大学医学出版社,2011

[6] 医师资格考试指导用书专家编写组.国家医师资格考试实践技能应试指南.北京:人民卫生出版社,2012

[7] 宋博.基础护理操作技术.北京:北京大学医学出版社,2010

[8] 程卫平.诊断学实验指导.北京:军事科学医学出版社,2008

[9] 陈文彬,潘祥林.诊断学.北京:人民卫生出版社,2010

[10] 潘祥林.临床医师基本素质与能力.北京:人民军医出版社,2009

[11] 马明信,孙靖中.国家医师资格考试实践技能应试指南.北京:人民卫生出版社,2012

附　　录

腰椎穿刺术知情同意书			
患者姓名	性别	年龄	病历号

疾病介绍和治疗建议

医生已告知我的脑部或脊髓患有炎症性、出血性、占位性或其他病变,需要在＿＿＿＿＿麻醉下进行＿＿＿＿＿＿＿＿＿＿＿＿＿＿＿＿＿＿＿＿＿＿＿＿＿＿＿＿＿＿＿＿＿术。

腰椎穿刺检查应用于监测脑脊液压力、细胞学及各项生化指标等,对于考虑中枢神经系统感染性疾病、脱髓鞘疾病、肿瘤或其相关疾病等具有重要的诊断意义。

手术潜在风险和对策

医生告知我如下腰椎穿刺术可能发生的一些风险,有些不常见的风险可能没有在此列出,具体的操作方案根据不同患者的情况有所不同,医生告诉我可与我的医生讨论有关我操作的具体内容,如果我有特殊的问题可与我的医生讨论。

1. 我理解任何麻醉都存在风险。

2. 我理解任何所用药物都可能产生副作用,包括轻度的恶心、皮疹等症状到严重的过敏性休克,甚至危及生命。

3. 我理解此操作可能发生的风险和医生的对策:

(1) **穿刺过程中可能会出现如下危险:**

①穿刺部位出血:包括皮肤、软组织出血,甚至椎管内出血、蛛网膜下血肿,严重可压迫脊髓及周围神经引起肢体感觉或运动障碍;

②感染:由于患者免疫力低下有可能出现穿刺部位皮肤或软组织感染,严重可出现椎管内感染甚至中枢神经系统感染、败血症;

③穿刺过程中有发生损伤周围神经、脊神经根以及脊髓的可能,造成肢体感觉、运动障碍,甚至瘫痪、尿潴留、便失禁等;

④有穿刺失败的可能,届时可能需要再次穿刺;

(2) **术后可能出现如下危险:**

①化学药物刺激引起脑脊髓膜炎及白质脑病;

②中枢神经系统感染;

③颅内压力升高,引起头疼、呕吐、抽搐、癫痫发作、蛛网膜下腔出血,严重时可引起脑疝、昏迷,可引起脑功能性障碍、昏迷、甚至呼吸心跳停止,乃至死亡;

④术后低颅压综合征;

⑤鞘内注射药物可引起急性蛛网膜炎,表现为头痛、颈背痛、恶心呕吐、发热、头晕等颅内压增高症状;

⑥鞘内注射药物过敏,如:发热、皮疹,严重可出现过敏性休克、死亡。

4. 我理解如果我患有高血压、心脏病、糖尿病、肝肾功能不全、静脉血栓等疾病或者有吸烟史,以上这些风险可能会加大,或者在术中或术后出现相关的病情加重或心脑血管意外,甚至死亡。

5. 我理解治疗后如果我不遵医嘱,可能影响治疗效果。

特殊风险或主要高危因素

我理解根据我个人的病情,我可能出现以下特殊并发症或风险:

一旦发生上述风险和意外,医生会采取积极应对措施。

患者签名＿＿＿＿＿＿＿＿＿＿＿＿＿＿签名日期＿＿＿＿＿年＿＿＿＿月＿＿＿＿日

如果患者无法签署知情同意书,请其授权的亲属在此签名:

患者授权亲属签名＿＿＿＿＿＿与患者关系＿＿＿＿＿＿签名日期＿＿＿年＿＿月＿＿＿日

医生陈述

我已经告知患者将要进行的手术方式、此次手术及术后可能发生的并发症和风险、可能存在的其他治疗方法并且解答了患者关于此次手术的相关问题。

医生签名＿＿＿＿＿＿＿＿＿＿＿＿＿签名日期＿＿＿＿＿年＿＿＿＿＿月＿＿＿＿＿日

附2:骨髓穿刺/活检术知情同意书(参考)

骨髓穿刺/活检术知情同意书			
患者姓名	性别	年龄	病历号

疾病介绍和治疗建议

医生已告知我需要在麻醉下进行_____术。

□穿刺取骨髓,协助确定诊断及检测病情变化;

□骨髓组织性病理检查,

手术潜在风险和对策

医生告知我骨髓穿刺/活检可发生的一些风险,有些不常见的风险可能没有在此列出,具体的医疗方案术式根据不同患者的情况有所不同,医生告诉我可与我的医生讨论有关我医疗方案的具体内容,如果我有特殊的问题可与我的医生讨论。

1.我理解任何麻醉都存在风险。

2.我理解任何所用药物都可能产生副作用,包括轻度的恶心、皮疹等症状到严重的过敏性休克,甚至危及生命。

3.我理解此医疗方案存在以下并发症风险和局限性:

(1)局部感染或败血症:局部穿刺点发生红、肿、热、痛,或全身感染如发热、寒战等;

(2)局麻药过敏,药物毒性反应;

(3)穿刺部位局部出血血肿;

(4)心血管症状:穿刺期间可能发生高血压、脑血管意外、心律失常、心包填满、心跳呼吸骤停等;

(5)由于疾病原因或患者自身因素导致的穿刺失败,可能需要再次穿刺;

(6)术中、术后出血、渗液、渗血,损伤周围神经、动脉、静脉,致出血、血肿形成;

(7)穿刺针折断;

(8)除上述情况外,本医疗措施尚有可能发生的其他并发症或者需要提请患者及家属特别注意的其他事项,如_____。

特殊风险或主要高危因素

我理解根据我个人的病情,我可能出现未包括在上述所交代并发症以外的风险:

_____

一旦发生上述风险和意外,医生会采取积极应对措施。

患者知情选择

1.我的医生已经告知我将要进行的操作方式、此次操作及操作后可能发生的并发症和风险、可能存在的其他治疗方法并且解答了我关于此次操作的相关问题。

2.我同意在操作中医生可以根据我的病情对预定的操作方式做出调整。

3.我理解我的操作需要多位医生共同进行。

4.我并未得到操作百分之百成功的许诺。

5.我授权医师对操作切除的病变器官、组织或标本进行处置,包括病理学检查、细胞学检查和医疗废物处理等。

患者签名_____ 签名日期_____年_____月_____日

如果患者无法签署知情同意书,请其授权的亲属在此签名:

患者授权亲属签名_____ 与患者关系_____ 签名日期____年__月____日

医生陈述

我已经告知患者将要进行的手术方式、此次手术及术后可能发生的并发症和风险、可能存在的其他治疗方法并且解答了患者关于此次手术的相关问题。

医生签名_____ 签名日期_____年_____月_____日